卫生教育系列创新教材

供卫生教育、公共卫生等专业用

儿童生长与发展

主　　编　侯晓静

副主编　彭文涛　楼建华

编　　者（以姓氏汉语拼音为序）

冯　骏（上海杉达学院）

贺　琴（上海杉达学院）

侯晓静（上海杉达学院）

刘孝美（四川大学华西第二医院）

楼建华（上海杉达学院）

陆群峰（上海交通大学医学院附属儿童医院）

明　星（上海杉达学院）

彭文涛（四川大学华西第二医院）

沈南平（上海交通大学医学院附属上海儿童医学中心）

孙亚文（上海杉达学院）

唐文娟（上海交通大学医学院附属儿童医院）

陶秋吉（四川大学华西第二医院）

张淑平（上海杉达学院）

人民卫生出版社

·北　京·

图书在版编目(CIP)数据

儿童生长与发展／侯晓静主编．—北京：人民卫生出版社，2023.6

ISBN 978-7-117-34869-0

Ⅰ．①儿…　Ⅱ．①侯…　Ⅲ．①儿童-生长发育-教材　Ⅳ．①R179

中国国家版本馆 CIP 数据核字(2023)第 097845 号

人卫智网	www.ipmph.com	医学教育、学术、考试、健康，购书智慧智能综合服务平台
人卫官网	www.pmph.com	人卫官方资讯发布平台

儿童生长与发展

Ertong Shengzhang yu Fazhan

主　　编：侯晓静

出版发行：人民卫生出版社（中继线 010-59780011）

地　　址：北京市朝阳区潘家园南里 19 号

邮　　编：100021

E - mail：pmph @ pmph.com

购书热线：010-59787592　010-59787584　010-65264830

印　　刷：三河市宏达印刷有限公司

经　　销：新华书店

开　　本：787×1092　1/16　　印张：16

字　　数：410 千字

版　　次：2023 年 6 月第 1 版

印　　次：2023 年 7 月第 1 次印刷

标准书号：ISBN 978-7-117-34869-0

定　　价：65.00 元

打击盗版举报电话：010-59787491　E-mail：WQ @ pmph. com

质量问题联系电话：010-59787234　E-mail：zhiliang @ pmph. com

数字融合服务电话：4001118166　E-mail：zengzhi @ pmph. com

主编简介

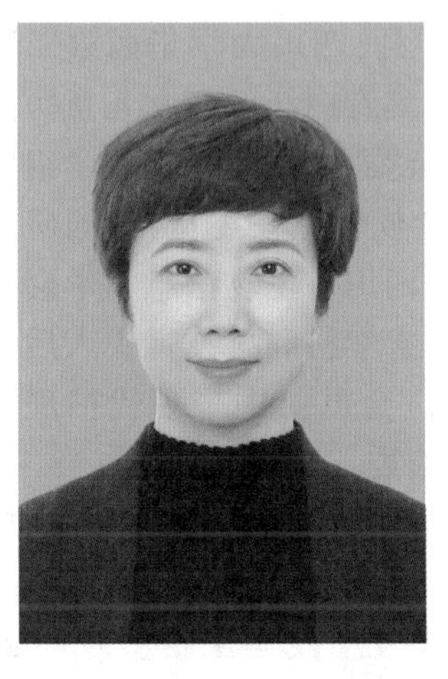

侯晓静，博士，教授，上海杉达学院国际医学技术学院副院长。全国高等医学教育学会护理教育分会理事；中国优生优育协会护理专业委员会儿童生长发育学组副组长；上海市教委教研室专家库成员；上海市学校卫生保健协会健康教育专业委员会委员；上海市健康教育协会理事；上海市预防医学会少儿专业委员会委员；上海市护理学会儿科专业委员会委员；《中国学校卫生》编委；*The Lancet Regional Health-Western Pacific*、*Janpan Jurnal of Nursing Science*、*Early Child Development and Care*、*BMC Medical Education*审稿人。

从事护理教育、卫生教育30余年，主要研究方向为儿童保健、学校健康教育、教育评价。主讲“儿童生长与发展”课程，被认定为上海市一流本科课程；主持完成省部级研究课题12项、市级重点教改项目1项；获上海市育才奖、上海市优秀教学成果奖二等奖、上海市教育科学研究优秀成果奖二等奖、上海市护理学会优秀科技论文一等奖等。参编普通高等教育“十一五”国家级规划教材《护理社会学》、原卫生部规划教材《护理美学》，副主编卫生教育系列创新教材《儿童健康评估》、科普图书《新编家庭护理手册》。以第一作者/通讯作者在重要学术期刊发表研究论文40余篇。

作为核心成员参与创建我国首个卫生教育本科专业，与教学团队共同研发新课程、新教材。作为学科交叉融合的带头人，致力于以儿童健康为线索，建设“医教融合”卫生教育本科人才培养体系，创立“通专相融”儿科护理人才培养模式，开展创新教育实践。承担上海市学校卫生保健工作研训基地的工作，连续7年开展全市中小学校卫生保健人员的规范化培训，致力于推进学校卫生保健教师的专业化发展。

副主编简介

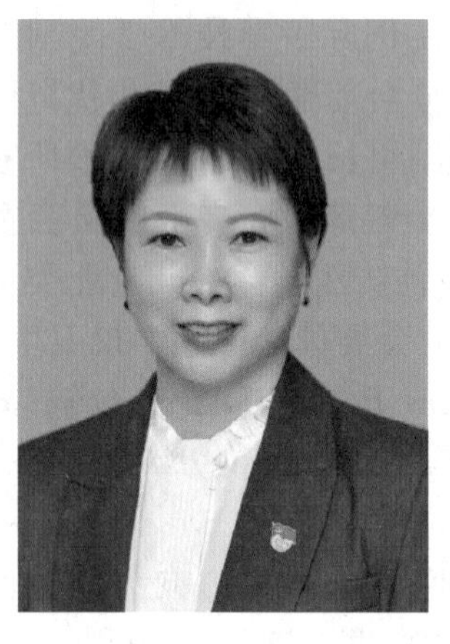

彭文涛，博士，主任护师，硕士生导师，四川大学华西第二医院护理部副主任；四川大学华西第二医院青白江区妇女儿童医院副院长。中华护理学会儿科专业委员会委员、新生儿护理学组副组长；四川省护理学会儿科专业委员会候任主任委员；中国研究型医院学会护理教育专业委员会委员；四川省生物信息学学会智慧护理与信息化建设分会副会长；四川省学科和科技带头人后备人选；美国国际护理博士协会（INDEN）会员；《中华现代护理杂志》《护士进修杂志》《澳门护理杂志》编委。

从事临床护理工作30余年，研究方向为儿童早期健康、护理教育、护理人力资源管理。近年来，主持并参与国家自然科学基金、教育部及省厅级课题19项，获国家发明及实用新型专利20项，出版专著及教材20部，发表论文80余篇。

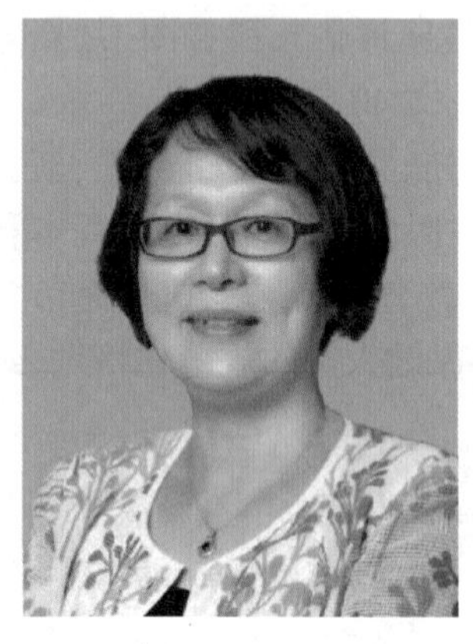

楼建华，主任护师，教授，曾任上海杉达学院卫生教育系副主任、上海交通大学医学院附属上海儿童医学中心护理部主任。中华护理学会儿科专业委员会副主任委员、上海市护理学会儿科专业委员会主任委员。

主要研究方向为儿童健康促进、儿童护理、护理管理和护理教育。在国内率先创建"以家庭为中心"儿科护理模式，开展"儿科护理敏感性质量指标体系建立与实施"研究并荣获中华护理学会科技奖二等奖。与教学团队共同创建国内首个卫生教育本科专业，研发儿童卫生与教育新课程和新教材。主编卫生教育系列创新教材《儿童卫生与保健》、临床护理专科技能与应用丛书《儿科护理》、全国高等医药院校护理系列教材《儿科护理》，以及《儿科护理操作指南》《护理人员的伦理困惑与伦理决策》等。在核心期刊发表研究论文60余篇。

序

我由衷欣喜于这一套卫生教育专业课程教材的问世，沉甸甸的书稿承载着上海杉达学院卫生教育专业的教师们在开创和建设新专业上的生机活力与辛勤付出。在上海市“学生健康促进工程”的大背景下，上海市教委于2011年起对全市中小学的学生健康发展情况和学校卫生保健人员的紧缺现状进行了大范围的调研，发现了一系列令人担忧的问题。第一，中小学卫生保健人员数量不足、质量不高，卫生保健室的健康教育作用不能很好地发挥。第二，中小学生的身体素质状况亟待改善，学生从初中升到高中，力量、耐力素质指标反而下降，肥胖率高达20%以上，视力不良率急速上升。第三，中小学生存在一定比例的焦虑、抑郁、睡眠障碍、人际交往障碍等心理健康问题。第四，近年来食品与饮用水安全、传染性疾病、群体性伤害及意外事件等在学校场所时有发生，针对学生群体的疾病预防和控制、生活环境和食品安全监控、意外伤害预防和紧急处理已成为中小学卫生保健工作的重要任务。第五，不少学校缺乏科学完整的学生健康教育规划，缺少相关的卫生教育课程，难以保障和实现孩子们健康成长。因为这些严峻情况的存在，就需要学校在学生健康教育、卫生保健、心理辅导等方面开展有针对性的、富有成效的工作，这也进一步印证了在中小学校推进卫生教育工作和培养具有良好的健康教育教学与卫生保健服务基本技能的新型学校卫生教育教师的紧迫性、重要性与必要性。

我国卫生教育专业于2014年创办，2016年经教育部批准增列为普通高等学校本科专业，隶属教育学类，专业代码040111T。作为教育部面向中小幼学校培养卫生教育专业人才的本科新专业，没有成熟的经验可以汲取，也无适用的教材可以选择。专业筹办之初，根据当前学校卫生保健工作的实际需要，以岗位任务分析为依据，确立了“医教结合”的专业特色，界定了学校卫生保健教师应具备的三大核心能力：健康教育教学能力、学校卫生保健服务能力、学校卫生管理能力，并以此为基础，设计人才培养方案和课程体系。同时在上海市属高校应用型本科试点专业建设项目的支持下，持续优化应用型人才培养规格要求和培养模式，借鉴发达国家和地区在卫生教育人才培养方面的经验，探索中国特色的卫生教育人才培养之路。

根据卫生教育专业的定位与培养目标，该专业整体规划课程建设和教材编写方案，已基本建立了“学校卫生保健服务、学校卫生管理和学校健康教育”三大专业课程群，并不断开发完善相关课程内容，以保证人才培养方案的全面实施。目前，由卫生教育专业教师和相关行业专家共同建设课程、编写教材，取得了阶段性的成果，核心专业课程的6本教材：《学校卫生导论》《儿童生长与发展》《儿童健康评估》《儿童卫生与保健》《儿童营养教育》《药物基本知识》将由人民卫生出版社出版。在此由衷地感到欣慰，这是创新人才培养的结晶，凝聚着新专业创办者的创新思维、挑战精神和责任担当。

由于专业建设年限较短，这些教材定会有不少缺陷和薄弱之处，希望读者对其提出宝贵意见和建议,也希望能通过卫生教育专业教材的出版,促进我国学校卫生教育事业的发展。

祝愿全国首个卫生教育专业越办越好,祝愿有更多的高等院校加入卫生教育专门人才培养的行列,祝愿我们的下一代健康而智慧!

李　进

2020 年 3 月于上海

前　言

《儿童生长与发展》聚焦正常儿童，希望能为儿童教育者、照料者打开一扇理解儿童的窗户。它涉及儿童的遗传素质，也涉及儿童赖以生存的环境，是一门了解自己及他人的生命过程的课程。从年龄上讲，儿童一般指从出生到18岁的个体；但从儿童身心发展的角度来讲，出生前的胚胎发育、胎儿成长是儿童出生后生长与发展的重要基础，而18岁时某些孩子的青春期发育可能仍未结束。因此，本书所说的儿童，指广泛意义上的儿童，即从受精卵形成到青春期结束的整个过程。

从播种到长大，一棵小树苗会沿着内在的规律发芽露尖、蓄积养分、挺拔树干、繁茂枝叶、开花结果，也会因阳光、土壤、气候、生长环境等多种因素的影响而出现差异化的生长结果，我们要做的是“顺应规律，施肥浇灌，适当矫正”。儿童同样如此！我们需要认真地了解儿童生长与发展的内在规律，理解儿童在身体和心智上的天然特征，探究符合儿童发育特点的养育和教育方式；发现儿童在不同成长阶段的发展需求和常见问题，依据儿童特点，提供帮助和指导。我们需要审慎地认识遗传、环境、教养等多种因素对儿童成长过程的交织影响，避免不良的影响因素，提供建设性的成长环境。我们只有深刻地了解儿童，才能更好地养育、教育和服务儿童。

理解和研究儿童，需要建立三个重要的脉络线索。第一，从生命孕育到长大成人，甚至延续到成年以后，个体的身心发展是连续的过程，不是碎片化的。我们需要建立连续的儿童发展观，用纵向、序贯的视角去看待和分析儿童的发展经历和发展结果。第二，儿童的身体、认知、情感、行为、社会适应性等方面的发展是一体的，不是割裂的。我们需要建立整体的儿童发展观，用横向的、综合的视角去看待和分析儿童的身心表现及其相互之间的复杂联系。第三，每个儿童的成长过程都是一部不可复制的“叙事诗”，生长与发展的固有规律、所处的社会历史背景、家庭的教养方式、个人机遇等交互作用，共同塑造了儿童的成长史，形成了独特而又可循规律的成长经验，我们必须直面儿童成长中的现实问题，而不是聚焦抽象的理论。

基于上述三个基本脉络线索，本书的内容构架体现两个重要特点。第一，发展主题线索与年龄线索共存。上篇总论主要遵循发展主题线索，包括绪论、儿童生长与发展的生物学基础、儿童身体发育、儿童认知发展、儿童社会性发展这5章，分别论述儿童生长发展的基本概念、基本观点以及儿童中枢神经系统、感知觉、动作、语言、体格、认知、自我概念、情绪、人际关系、道德感等纵向和连续的发展过程和规律，并在家庭和社会生态背景下，理解这些发展过程和规律，使读者对儿童发展的每一主题有连续的认识。下篇各论则依据儿童的年龄特征，分章阐述处于不同年龄阶段（生命早期、婴幼儿期、童年早期、童年中期、青少年期）儿童在生理、认知、心理社会性发展方面的独特特点和关键发展内容，帮助读者从身、心、灵一体的视角看待和理解儿童，并充分考虑年龄特征对儿童的意义。第二，以叙事故事开启学习之旅。如同上一段所述，儿童的成长是一部“叙事诗”，我们需要在背景和情境下理解和帮助儿童，故而每章开头以一个典型的儿童成长故事作为“锚点”，这些故事的线索力求读者熟知又能基本统领本章的重要和关键内容。章末以学习路标的形式再次帮助读者对所学内容和故事意义进行深入思考，领悟内容精华。

还需要说明的是，本书书名“儿童生长与发展”是我们在审慎思考和总览国内外相关书籍的基础上确定的。目前绝大多数的相关书籍多为“发展心理学”“儿童发展学”“儿童发育学”“儿童保健学”等。以“发展”命名的多为心理领域的学者所著，侧重于儿童心理和社会性的发展；以“发育”“保健”命名的多为医学领域的学者所著，侧重于儿童保健和行为发育。心理学中的发展一词一般对应英文为“development”，而医学所言的发育，则既包括身体的生长又包括功能上的成熟和衰减，还包括心理社会特征非常明显的行为发育问题（如注意力、言语、社交、情绪等），对应的英文是“growth & development”，但其中“development”所包含心理社会内涵又比心理学领域狭窄。我们认为儿童的身、心、灵是一体的，对儿童问题的观察和分析需基于医学、心理学等多学科的视角，综合考虑生理、心理和社会适应多方面的交互影响。基于上述考虑，本书名确定为“儿童生长与发展”，希望能传递身、心、灵一体成长的整体儿童观。

本书的作者队伍对儿童生长与发展相关问题有丰富的实践经验，大多数有跨学科的学术所长，力求以一种整合的视角，阐述和分析儿童身心发展过程和规律。尽管作者队伍用心专注于这本书的构思、编写、校对等工作，但难免仍存疏忽或遗漏之处；医学、心理学、教育学背景的作者之间的衔接交融也恐有不够深入之处，敬请读者和同行批评指正。

本书出版过程中，得到上海市属高校应用型本科试点专业建设项目和上海杉达学院教材建设项目的经费支持，得到上海市教育委员会、上海市民办教育发展基金会、上海市教育发展基金会“民师计划”项目资助，在此表示由衷感谢！

侯晓静

2022 年 8 月于上海

目 录

上篇 总论……1

第一章 绪论……3
第一节 儿童生长与发展概述……4
一、基本概念的界定……4
二、儿童生长与发展的阶段划分……5
三、儿童生长与发展的内容领域……5
第二节 儿童生长与发展的基本理论问题……6
一、儿童观的变迁……6
二、儿童生长与发展的基本理论争议……7
第三节 儿童生长与发展的基本规律……8
一、生长与发展的顺序性……8
二、生长与发展的连续性和阶段性……9
三、生长与发展的关键期或敏感期……10
四、生长轨迹现象与赶上生长……11
第四节 儿童生长与发展的影响因素……11
一、遗传因素……11
二、胎儿成长环境……12
三、养育环境……12
四、社会历史环境……13
五、经历的时机……14
六、个体的易感性和复原力……14
第五节 生命早期经历及其意义……14
一、生命早期的界定……15
二、健康与疾病的发育起源……15
三、早期成长逆境……15

第二章 儿童生长与发展的生物学基础……18
第一节 脑的发育……19
一、脑结构发育……19
二、脑功能发育……20
三、脑发育的影响因素……22

四、神经反射 …… 24
第二节 感知觉的发育 …… 26
一、感觉的发育 …… 26
二、知觉的发育 …… 29
三、感知觉的发展进程 …… 29
四、感觉统合 …… 30
第三节 运动的发育 …… 31
一、粗大运动发育 …… 31
二、精细运动发育 …… 32
三、儿童运动发育特点 …… 32
第四节 语言的发育 …… 33
一、语言产生的机制 …… 33
二、语言发育的影响因素 …… 34
三、语言发育的过程 …… 36

第三章 儿童身体发育 …… 39
第一节 儿童体格生长 …… 40
一、儿童体格生长的常用指标 …… 40
二、儿童体格生长的评价方法 …… 45
第二节 与体格生长有关的各系统发育 …… 50
一、骨骼发育 …… 50
二、牙齿发育 …… 51
三、生殖系统发育 …… 52
第三节 体格生长偏离 …… 53
一、生长迟缓 …… 54
二、超重与肥胖 …… 55
第四节 儿童体能发育与评价 …… 59
一、体能概述 …… 59
二、儿童体能发育的评价方法 …… 60

第四章 儿童认知发展 …… 64
第一节 皮亚杰的主要观点 …… 65
一、皮亚杰的智力发展观 …… 66
二、认知发展的四个阶段 …… 67
三、皮亚杰理论的贡献与局限 …… 72
第二节 维果斯基的社会文化观 …… 72
一、文化在智力发展中的作用 …… 73
二、早期认知能力的社会起源和最近发展区 …… 73
三、对教育的意义 …… 74
第三节 信息加工观 …… 75
一、发展的信息加工观 …… 75

二、认知资源——信息加工的容量和速度 …… 76
三、变化的机制 …… 76
四、认知及其发展变化 …… 77
五、对信息加工观的评价 …… 79
第四节 智力的发展 …… 80
一、智力的概念 …… 80
二、智力的测量 …… 83

第五章 儿童社会性发展 …… 87
第一节 儿童个性 …… 88
一、弗洛伊德的性心理发展阶段论 …… 88
二、艾瑞克森的心理社会发展理论 …… 90
三、对精神分析理论的评价 …… 93
第二节 儿童自我与性别角色 …… 93
一、自我概念 …… 94
二、自尊 …… 95
三、自我控制 …… 97
四、性别角色 …… 98
第三节 儿童情绪 …… 100
一、情绪的产生与识别 …… 100
二、情绪的获得 …… 103
三、重要情绪 …… 104
四、情绪的调节 …… 108
第四节 儿童社会关系 …… 110
一、家庭关系 …… 110
二、同伴关系 …… 112
第五节 儿童道德 …… 114
一、皮亚杰的道德发展理论 …… 114
二、柯尔伯格的道德发展理论 …… 115
三、儿童亲社会行为与反社会行为 …… 117

下篇 各论 …… 121

第六章 生命的开始 …… 123
第一节 孕育新生命 …… 124
一、生物学基础 …… 124
二、受孕过程 …… 126
三、孕前保健 …… 127
第二节 胎儿的发育 …… 129
一、胎儿的发育阶段 …… 129
二、胎儿的感觉 …… 131
三、胎儿发育的影响因素 …… 131

第三节　出生和新生儿 …… 134
一、新生儿的出生 …… 134
二、新生儿的评估 …… 137
三、新生儿的照护 …… 142

第七章　婴幼儿期 …… 147
第一节　生理发育 …… 148
一、身体发育 …… 148
二、运动发育 …… 150
三、感知觉发育 …… 154
四、婴幼儿保健 …… 155
第二节　语言发育 …… 157
一、早期语言发育的准备 …… 157
二、早期语言发育过程 …… 159
三、早期语言的特征 …… 160
第三节　认知发展 …… 160
一、条件反射与记忆 …… 160
二、基于感知的学习 …… 161
三、客体永久性 …… 162
四、信息获取与加工 …… 162
五、游戏与认知 …… 163
第四节　社会性发展 …… 164
一、情绪 …… 164
二、气质 …… 165
三、自我概念 …… 165
四、亲子依恋 …… 166
五、同伴关系 …… 166
六、道德发展 …… 167
第五节　常见健康问题 …… 168
一、感染性疾病 …… 168
二、非感染性疾病 …… 169
三、常见心理问题 …… 170
四、意外伤害 …… 171

第八章　童年早期 …… 174
第一节　生理发育 …… 175
一、身体发育 …… 175
二、运动发育 …… 177
三、感知觉发育 …… 178
第二节　语言发育 …… 179
一、口语 …… 180

二、内部语言 …… 181
三、绘本阅读 …… 181
第三节 认知发展 …… 182
一、象征性符号思维 …… 182
二、空间和因果关系 …… 182
三、类别化 …… 183
四、集中化 …… 183
五、自我中心思维 …… 183
六、信息获取与加工 …… 183
第四节 社会性发展 …… 186
一、情绪情感 …… 186
二、自我概念 …… 186
三、性别角色 …… 187
四、个性 …… 188
五、人际关系 …… 189
六、道德 …… 189
第五节 游戏对童年早期儿童的意义 …… 191
一、游戏的类型 …… 191
二、游戏的性别差异 …… 192
三、游戏对儿童发展的价值 …… 192
第六节 常见健康问题 …… 193
一、常见疾病 …… 193
二、营养问题 …… 193
三、情绪问题 …… 193
四、睡眠问题 …… 194
五、意外伤害 …… 194

第九章 童年中期 …… 196
第一节 生理发育 …… 197
一、身体发育 …… 197
二、运动发育 …… 198
三、感知觉发育 …… 199
第二节 认知发展 …… 199
一、可逆性思维 …… 200
二、守恒概念 …… 200
三、记忆力 …… 201
第三节 社会性发展 …… 201
一、自我概念与自尊 …… 201
二、性别角色 …… 202
三、情绪 …… 202
四、道德 …… 203

五、人际关系 …… 203

第四节　常见健康问题 …… 205

一、肥胖/超重 …… 206

二、近视 …… 207

三、睡眠障碍 …… 208

第十章　青少年期 …… 210

第一节　生理发育 …… 211

一、体格和器官系统发育 …… 212

二、生殖系统和内分泌系统发育 …… 213

三、身体动作发育与体能发育 …… 214

第二节　认知发展 …… 215

一、皮亚杰的形式运思观点 …… 215

二、信息加工论的观点 …… 215

三、语言与思维 …… 216

四、认知发展的影响因素 …… 216

第三节　社会性发展 …… 216

一、性心理活动 …… 216

二、自我同一性 …… 217

三、人际关系 …… 222

第四节　常见健康问题 …… 225

一、营养异常 …… 225

二、意外伤害 …… 225

三、吸烟 …… 226

四、网络成瘾 …… 227

五、过早性行为 …… 228

附录　年龄线索下的主要发展任务 …… 231

主要参考文献 …… 237

中英文名词对照索引 …… 238

上篇　总　论

第一章

绪　论

学 习 目 标

◆ **掌握**

生长、发育、发展的概念内涵；儿童生长发展的内容和发展阶段；儿童生长发展的基本规律及其表现；儿童生长发展的主要影响因素及其相互关系。

◆ **熟悉**

生命早期经历对儿童身心发育及成年期健康风险的影响；儿童生长与发展相关的基本理论。

◆ **了解**

不同历史时期儿童观的变迁及其主要观点。

● 典型成长故事 ●

"狼孩"的故事

1920 年印度传教士辛格在一个巨大的白蚁穴附近，发现狼群中有两个与狼一起生活的人类孩子。一个约七八岁，一个两岁左右。辛格把她们送进了孤儿院，大的取名卡玛拉，小的取名阿玛拉。

"狼孩"刚被发现时具备狼的特点，有明显的动物习性：吞食生肉，喜欢地上舔食；四肢爬行，不会直立行走；喜暗怕光，白天总是蜷缩在阴暗的角落里，夜间则四处游荡，凌晨 1 时到 3 时像狼似地嚎叫；目光炯炯，嗅觉敏锐，但不会说话，也不会笑；不肯穿衣服，没有人的羞耻感。身体检查发现除了营养不良外，其他基本正常。

辛格夫妇给了两个孩子悉心的照料，精心规划了教育内容，做了各种各样的尝试。小的阿玛拉适应性好一些，到第 2 个月时可以发出"啵、啵"音，诉说饥饿和口渴了，她开始学习人类语言了。遗憾的是第二年阿玛拉就死去了。大孩子卡玛拉对人类社会的适应性很差，据记载：

1 年后她才能站起来，之后走几步就又开始爬行；2 年后卡玛拉学会了笑，当每天早上辛格夫人亲热地拥抱她时，她会露出一丝微笑；3 年后卡玛拉习惯了晚上睡觉，白天活动；4 年后学会了 6 个单词；将近 5 年的时间学会了用手握勺子喝汤，学会了两脚步行，但快跑时又会用四肢；6 年后学会了 35 个短句。经过人类生活的学习，她能照料孤儿院幼小儿童，她会为受到赞扬而高兴，她为自己想做的事情（例如解纽扣儿）做不好而哭泣。这些行为表明，卡玛拉正在改变野孩的习性,显示出人的感情和需要进步的样子。卡玛拉一直活到 17 岁,但她直到离开人世时还没真正学会说话,智力只相当于三四岁的孩子。

为什么"狼孩"卡玛拉学不会人类的语言?为什么她的智力发育始终没能达到人类儿童的一般发育水平?是否存在智力发育的关键时期?遗传因素和后天的养育环境哪个更重要,它们在儿童的成长中分别发挥着什么作用?为什么小孩子阿玛拉对人类社会的适应性比大孩子卡玛拉要好一些?许多问题的答案线索将在这一章展开。

探讨儿童的生长与发展,首先需要弄清楚一些基本问题,如:儿童生长与发展的基本过程和内容?是否存在一些普遍的生长与发展规律?我们从什么样的视角看待和研究儿童的生长与发展?本书开篇首先对儿童生长与发展的基本概念、过程与内容、基本规律及其影响、生命早期经历对终身发展的意义等问题进行阐释。

第一节 儿童生长与发展概述

"儿童生长与发展"这一组合名词中包含了三个基本概念:儿童、生长、发展。对这三个基本概念及其变化过程的理解是我们了解儿童的基本前提。

一、基本概念的界定

(一)儿童

从生命的孕育到生命晚期,人的一生都处在不断发展变化之中,儿童期是发展变化中一个特别的阶段,对人的整个生命历程的发展具有极为重要的作用。从年龄上讲,联合国发布的《儿童权利公约》将儿童界定为"18 岁以下的任何人"。但是个体发育早晚存在差异,从生理上讲,青春期结束意味着一个人从儿童迈入青年;从心理社会性角度讲,儿童向青年的过渡可能是一个更长期的、界限并不明显的过程。本书所关注的"儿童"是指处于胚胎形成到青春期结束这一阶段的人。

(二)生长

生长(growth)指儿童各个器官、系统和身体的长大,是形态学上的变化,有相应的测量值,是一种量的变化。比如,儿童的身高、体重、头围的增长属于生长,器官组织随着年龄增长而发生的形状和体积变化也是生长,但器官组织在功能上的成熟则不属于生长的范畴。

(三)发展

发展(development)指细胞、组织、器官,包括人的心理和社会能力的分化和成熟,是一种质的变化。这种质的变化表现为两个方面,一是生理功能上的分化与成熟,医学领域常称之为"发育";二是心理能力和社会能力的成熟,发展心理学领域常称之为"发展"。

医学领域常用"生长发育"一词。生长是"growth",发育指细胞、器官等在功能上的成熟,也包括儿童行为发育。发展心理学领域更倾向于把"development"理解为发展,甚至将体格上的生长也称为身体发展,将"growth"理解为发展的一部分。

尽管有"儿童生长发育"和"儿童发展"这样的不同说法,侧重点也有所不同,但本质上都包含了"growth"和"development"两个方面,而且这两个方面相互促进和相互影响,共同决定着儿童身心成长的整体情况。

二、儿童生长与发展的阶段划分

儿童的生长与发展是一个连续的过程,但在这个连续过程中,每个阶段的生长发展重点和特征有所不同。为了更好地理解儿童成长特点,通常将儿童的生长与发展分为若干个阶段,每个阶段与一定的年龄段相对应,各有相对重要的生长发展任务。一般有两种大同小异的划分方法(表1-1)。

表1-1 儿童生长与发展的阶段划分

五阶段划分	七阶段划分	年龄范围
Ⅰ. 生命的开始	1. 胎儿期	怀孕~出生
	2. 新生儿期	出生~28天
Ⅱ. 婴幼儿期	3. 婴儿期	>28天~1岁
	4. 幼儿期	>1~3岁
Ⅲ. 童年早期	5. 学龄前期	>3~6岁
Ⅳ. 童年中期	6. 学龄期	>6~11/12岁
Ⅴ. 青少年期	7. 青少年期	>11/12~18岁

正如前面所述,个体发育有早晚差异,以上所列的年龄范围是一个大致年龄,不一定适用于所有个体。当我们讨论年龄范围时,通常是指“平均的年龄范围”“大多数孩子达到某个特定‘里程碑’的时间”。比如,一个10岁的孩子如果已经进入青春期,可以归为青少年。

三、儿童生长与发展的内容领域

儿童生长与发展的基本内容包含了生理发育、认知发展、社会性发展三大方面,这三个方面也被称为三大主题领域。

生理发育(physical development)指身体方面的变化,这种变化包括了大脑发育、体格发育、动作技能发育、感知觉变化、器官组织功能成熟、激素水平变化等。生理发育是认知和社会性发展的重要基础,也是影响认知和社会性发展结果的重要因素。

认知发展(cognitive development)指个体的思维和心智的变化,主要考察儿童的学习、记忆、问题解决能力和智力,它以儿童大脑的发育、感知觉和动作技能的发育为基础。

社会性发展(social development)包括了一个人的人际关系、自我概念、情绪情感反应、个性、人格、道德感等方面的发展,是个体社会适应性的重要体现。

对个体而言,生理、认知和社会性三个方面密不可分,它们相互交织在一起,相互作用和影响。比如,有的人在同伴中很受欢迎,有的则不然,这是个体社会性发展的典型问题,热情、友好、善于沟通交流等是受欢迎儿童的普遍特点。然而,我们须看到其他因素对儿童社交生活的影响,如拥有某种娴熟的身体运动技巧、良好的学业表现的儿童通常比那些运动技巧差、学业表现不好的儿童更受同伴欢迎;进入青春期更早、身体发育较早的男孩,通常容易在同伴中获得更高威信。可见,儿童的受欢迎程度靠的不仅仅是社会性能力的成熟,还会受到生理和认知方面发展情况的影响。因此,儿童的生长与发展不是零碎的、割裂的,而是一个整体,我们需要用一种整体的视角去理解和研究儿童,从生理、认知、社会性三个方面综合地看待儿童。

第二节 儿童生长与发展的基本理论问题

一、儿童观的变迁

儿童观的变迁，可以分为三个不同的历史阶段：哲学思辨时期的儿童观、近代科学视域下的儿童观以及现代儿童健康和福利视域下的儿童观。

（一）哲学思辨时期的儿童观

西方历史上儿童曾被认为是“小大人”，也就是成人的雏形，整个社会并没有给儿童特殊的地位，没有清晰的年龄意识，一些绘画艺术中通常将儿童描述成缩小的成人，法律中也并不区分成年人犯罪和未成年人犯罪，因此也可以说没有明确的儿童观念。随着古希腊教育思想和基督教文化的逐步发展，西方历史上形成了三种最有影响力的儿童观：性恶论、性善论、白板论。

中世纪时期，受基督教教义的影响，认为人生来有罪，儿童是带着原罪来到人世的，生来性恶，故儿童需要严加管教，以控制其邪恶的本性，使之成为高尚的人。在这一时期，基督教会中也有一些开明的思想家、教育家对人的本质和儿童观问题提出了不同看法，认为人性是善的，有罪的原因在于人的自由意志，这些观点弥足珍贵，但在当时社会中并非主流意识。16 世纪，欧洲文艺复兴运动所倡导的人文主义精神向人生来有罪的“原罪说”提出了挑战，催生了全新的儿童观。捷克教育家夸美纽斯把儿童比作“上帝的种子”，认为人生来就是具有道德、学问和信仰的种子，这颗种子如何发展则取决于他所受的教育。17 世纪英国教育家洛克提出“白板说”，认为儿童来到世界时，其精神方面是一块白板，他主张“允许儿童有适合他们年龄的自由和自主，不阻碍他们做游戏和要做的事情，但是不要让他们做坏事”。“白板说”使得“原罪说”的儿童观受到了致命的打击，失去了立足之地。但真正把儿童看作“自然存在”的是启蒙思想家卢梭，他被认为“发现了儿童”。卢梭并不认为儿童生来是“白板”，他认为儿童与生俱来的是自然赋予的冲动，这种冲动不是天生的罪恶，而是未经污染的纯洁的心灵，他说“大自然希望儿童在成人以前就要像儿童的样子”“如果我们打乱了次序，我们就会造成一些早熟的成果，他们长得既不丰满也不甜美，而且很快就会腐烂；我们将造就一些年纪轻轻的博士和老态龙钟的儿童”。卢梭提出“把儿童看作孩子”，要认识到儿童与成人的不同，将儿童期看作特殊的发展时期；强调儿童的教育应符合儿童的身心特点，顺应儿童的天性，这在儿童观的发展史上具有划时代的意义。

中国传统文化中关于人性的研究上也有性恶与性善之分。这种善恶区分反映在对儿童的看法上，也同样出现了“以成人为本位，儿童需要训诫和严加管教”或“仁爱、慈幼”教育思想的差别。

（二）近代科学视域下的儿童观

18 世纪后期，随着自然科学理论和研究方法的出现，哲学思辨向自然科学研究转变。西方教育史上出现了一批主张“教育学应以心理学作为依据”的学者，如裴斯泰洛齐、福禄贝尔等。他们认为教育的前提是认识和研究儿童，其重要贡献在于提出要科学地认识儿童，从而为近代科学视域下对儿童的研究造就了时势，打下了基础。

这个阶段出现了以下几个显著的变化：一是出现了受过生物、医学等自然科学研究方法训练的心理学家，如皮亚杰、弗洛伊德等；二是出现了以观察法、实验法为代表的自然科学研究方法；三是基于实验设计，开发了用于收集观察数据的研究工具。

这一时期的儿童发展心理学家对儿童的神经系统、认知、性心理、道德、自我概念、行为等进行了系统的研究。比如行为主义心理学家华生把儿童行为和引起行为的环境影响解释为两个简单的要素，即刺激(S)和反应(R)，强调环境刺激在儿童培养中的作用。他说过，“给我十几个健康而没有缺陷的婴儿，我可以担保，随便拿出一个，无论他的能力、嗜好、才能、种族是怎样的，我都能把他训练成为医生，或律师，或艺术家，或商界领袖，甚至也可以训练他成为一个乞丐或小偷。”华生是一个典型的环境决定论者。而心理学家格赛尔则通过著名的双生子爬楼梯研究，提出了不同的观点。格塞尔采用实验的方法对许多幼小的动物和儿童进行了研究，包括狼孩卡玛拉。他认为：儿童的学习取决于生理上的成熟，成熟之前的学习和训练难有显著的效果，因此遗传与教育都极为重要，他相信人类行为的许多方面是通过遗传获得的。“遗传和环境哪个更重要”成为这一时期争论的一个焦点问题。

（三）现代儿童健康和福利视域下的儿童观

20 世纪各国教育改革中“尊重儿童”的呼声高涨，认为儿童期的生活有自身的价值，而不应该是成人生活的预备；倡导激发儿童的创造性潜力，让儿童主动、自主地学习。反映在教育领域中，则“以学生为中心”“以激发学生主动自主学习”“教师作为观察者、引导者”等理念相继出现。20 世纪国际儿童组织先后通过了《儿童权利法案》《儿童权利公约》，随着国际范围内对儿童权利和发展机会的重视，以改善儿童健康和福利为目的的临床研究模式相继出现。儿童的早期发展及其对个体终身发展的影响受到空前的重视，强调儿童基本能力、身体素质、情感、社会性等全面发展；倡导将儿童发展放在一个更广泛的社会环境中进行观察。以改善儿童福利和健康为宗旨，关注家庭教养、学校教育，也关注社会文化经济背景、性别差异、种族差异、社会公共政策等对儿童健康和发展结果的影响。

二、儿童生长与发展的基本理论争议

儿童观的变迁孕育着有关儿童生长与发展的各种基本理论问题的变化。目前虽然学术界对儿童发展阶段的划分已达成共识，但各阶段之间如何相互联系和影响，哪些因素在儿童成长中起着关键作用等，许多问题仍存在争议。其中，最基本的争议聚焦在三个方面。

（一）“天性”与“教养”

“天性”与“教养”之争是关于遗传和环境哪个更重要的争论。“天性”指人们通过遗传而获得的天生具备的某些禀赋和特质，“教养”指儿童成长中所接触的环境因素。今天人们已经不再偏激地认为人的发展是遗传或环境单一因素作用的结果，但依然存在哪个更重要的争议。偏向于天性论者认为，生物遗传是儿童生长发展的最重要的影响因素，虽然人的成长所遇到的环境因素大不相同，但由基因所预定的成长蓝图决定着某个特定群体的共同的生长发展规律；而偏向于教养论者则认为，环境和经验会对儿童的发展产生最重要的影响，他们认为生物环境如营养、居住条件、医疗条件等，以及社会环境如家庭、同伴群体、学校、社区等，对儿童的生长与发展有着重要的影响。

（二）量变与质变

量变与质变之争本质上是关于发展的连续性与阶段性之争。强调“教养”的学者通常认为，发展是一个渐进的过程，而强调“天性”的学者则通常将生长发展描述为一系列不同的阶段。渐进发展的过程是一种量变的积累，而不同阶段的蜕变则属于质变过程，也就是说，儿童的生长与发展实质上是一种连续性与阶段性并存的过程。比如，孩子开口说出第一个单词，这是一种质变，看似突然的非连续性事件，但事实上是日复一日在成人语言示范、发音器官发育和儿童反复练习等综合因素作用下出现的结果。

（三）早期经验与后来经验的作用

早期经验和后来经验对发展的影响有很长的争议历史。早在两千多年以前，柏拉图就相信那些经常被大人"摇动"的婴儿将来更可能拥有优秀的运动能力，育婴方式会决定孩子将来的个性。当今，发展心理学家认为在生命的第一年，如果没有一个安全温暖的环境，孩子的发展状况将永远无法达到他应该达到的最佳水平。我国著名教育家陈鹤琴认为"幼稚期（出生到7岁）"是人生最重要的一个时期。然而，这一问题没有定论，关注后来经验的学者认为，儿童具有生理和心理上的修复能力。比如，早产儿喂养得当会出现"赶上生长"现象；原生家庭和早期经验对人的心理和社会性特质的影响固然很大，但很多研究和事实都证明了个体后来的调适和复原能力不可忽视。

对上述问题的不同意见，形成了我们看待儿童的不同视角和观点，影响着儿童相关的公共政策和教育方式。绝大多数的学者认为，不可全盘肯定或否定哪一方面。在儿童的生长和发展过程中，遗传和环境、连续性和阶段性、早期经验和后来经验都发挥一定的作用，但各因素的影响程度大小依然存在争议。

第三节 儿童生长与发展的基本规律

基本规律是指基于人群研究所发现的总体的、一般的规律。也就是一般情况下，绝大多数儿童在生长发展过程中出现的具有共同性的一般特点。

一、生长与发展的顺序性

生长与发展的顺序性是指儿童身心发展有一定的先后顺序，它不仅表现在生理方面，也表现在认知和社会能力发展方面。宏观上，这种顺序性主要表现为儿童作为一个整体，其各方面的发育有相应的顺序性。比如，大脑和中枢神经系统是最优先得到发育的重要器官，先有神经系统的发育，然后儿童的感知觉、动作才有了发育的可能；有了感知觉和动作发育作为条件，儿童才有了与他人和社会互动的资本，才有条件去发展心智。微观上，这种顺序性主要表现在不同发育阶段的身体发育顺序性有区别。比如，婴儿期和青春期是儿童身体发育的"两个快速生长期"，但却有着完全不同的顺序规律。

1. 婴幼儿生长发育的顺序特点　婴幼儿的生长发育通常遵循"从头到尾，由近及远，由粗到细，由简单到复杂"的顺序。

从头到尾表现在多个方面。孩子出生的时候头部最大，四肢相对较小；出生后的体格发育，头部生长在先，躯干、四肢生长在后。动作发育上，婴儿先学会抬头，学会控制自己的头部，然后抬胸和尝试坐起来，之后才有条件练习爬行、站起和独立行走。由此可见，无论是从体格发育还是动作技能的成熟，都呈现了"从头到尾"原则。

由近及远指从躯干到四肢的发育顺序。孩子先抬肩、伸臂，再会双手握物；先会控制腿，再控制脚的活动；先会用全手掌抓握物品，再发展到能用手指抓取物品。总体上，儿童先学会控制躯干，然后再发展四肢功能。

由粗到细指婴幼儿的动作技能发育遵循从粗大动作开始，再到精细的发育顺序。孩子总是先掌握一些身体大动作技能，学会坐起、行走、弯腰、转身等，而灵活使用手指拾物、翻书、做手工、绘画等往往需要更长的时间才能逐渐发育。

由简单到复杂指婴幼儿能力发展的进阶顺序。比如，孩子先会听、会看，通过感官感觉事物、认识事物；然后再模仿，通过练习，逐渐习得语言能力、观察能力、动手能力；再学会分析、判断事物的类别属性等。

2. 青春期生长发育的顺序特点　到了青春期，儿童生长发展的顺序性则发生了逆转，身体发育表现出“自下而上，由远及近”的显著特征。即下肢发育早于上肢，四肢发育早于躯干，长度发育早于围度。因此，一些处于青春期的孩子四肢显得很长，但是躯干部分还不够稳定，孩子重心不稳，容易发生跌倒和运动性骨折。

二、生长与发展的连续性和阶段性

儿童的生长与发展变化是连续的还是分阶段的？目前较为综合的看法是：

1. 变化是连续的，量的积累到一定程度时，又表现出质的飞跃，进入一个新的阶段。比如儿童之间的友谊，3 岁时的友谊与 10 岁时的友谊不仅仅是朋友数量的区别，儿童从对同龄人不感兴趣到发生兴趣，从一种形式的同伴关系发展到另一种形式的同伴关系，每种变化都改变了儿童与其同伴关系的质的状况。

2. 前一个阶段是下一个阶段发育的基础，但每一个阶段的发育速度和发育重点有所不同。比如，儿童身高增长是一个持续的过程，但整个生长周期中有两个高峰期(快速生长期)，一个是出生后的第一年，也就是婴儿期，另一个是青春期。再如，小学阶段儿童身高增长缓慢，但其营养蓄积又是青春期发育的重要前提。

以身体发育为例，体格生长指标在出生后前半年最快，后半年次之。第 2 年以后速度逐渐减慢，至青春期早期每年稳定增长，到青春期又迅速加快，出现第 2 个生长高峰。男女身高、体重生长速度曲线见图 1-1。

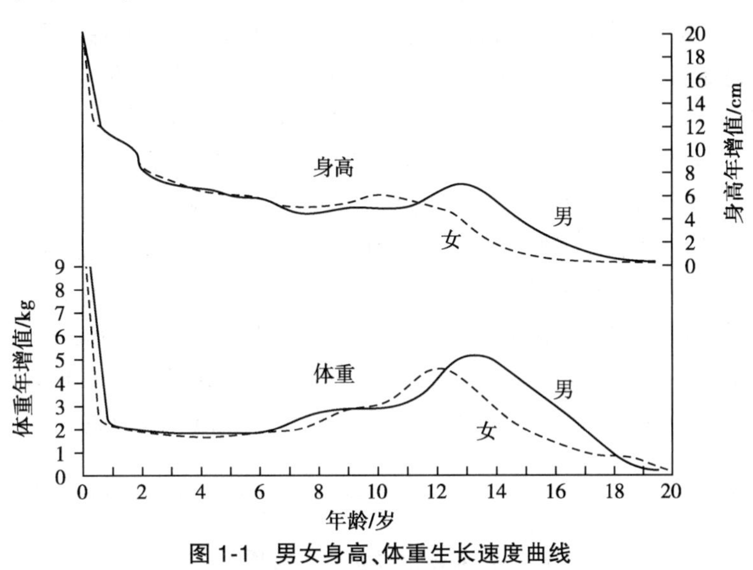

图 1-1　男女身高、体重生长速度曲线

再如，人体内部器官和系统的发育也呈现一些阶段性的特点，发育水平并不平衡。不同系统在开始时间、发展速度、达到成熟的时间点不同；同一系统在发展的不同时期(年龄阶段)有不同的发展速度。比如，儿童大脑发育高峰期在 3 岁之前，6~7 岁时已达到成人水平的 80%以上，12 岁左右已经非常接近成人的水平；体格发育相对平缓，在婴儿期和青春期出现两个小高峰；淋巴系统在出生后迅速发育，11~12 岁达高峰，以后逐渐下降到成人水平；生殖系统发育较晚,至青春期才迅速发育(图 1-2);而呼吸系统、循环系统、消化系统、泌尿系统的发育基本与体格生长的规律同步。

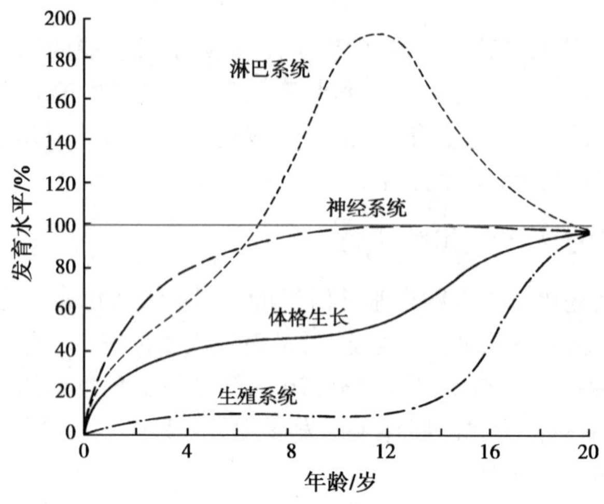

图 1-2 生长与发展的阶段性与不平衡性

三、生长与发展的关键期或敏感期

对儿童而言,很多重要的身体、认知和社会能力发展有自己的关键期(critical period)(或称敏感期(sensitive period)),如果错过了这样一个时期,有一些组织器官发育或者能力发展可能会出现永久性的缺陷,以后很难达到正常儿童应该达到的水平。

比如,怀孕前 3 个月,是胎儿大器官分化的一个关键时期,此时胚胎对外界有害因素非常敏感,一旦孕妈妈受到不良因素的侵袭和刺激,则可能出现大畸形或发育终止。0~1 岁,是人对外界建立信任感的一个很关键的时期。这个时期的孩子没有生存能力,他需要外界的照顾,如果他的需要得到了及时满足,孩子感受到了来自环境的安全感,那么这个孩子就会逐渐建立对外界的信任感。这种在人生第一年建立的基本信任感会影响到人一生对世界和他人的基本态度。3 岁以前是儿童大脑发育的关键期,安全的成长环境和丰富的环境刺激就尤为重要。

目前对于关键期这一概念还存在很多争议。对儿童的研究,包括生物和神经领域的研究已经发现,某些功能存在可塑性、可改变性,在关键期的发展缺失对人的发展造成的负面影响,常可以通过后天的途径得到不同程度的弥补。因此,使用敏感期(sensitive period)概念可能更为帖切,即处于敏感期的个体更倾向于对某种特定经验做出反应,更容易进行某种形式或内容的学习。

学习链接

生物学家劳伦兹的“小鸭孩子”

关键期的研究始于诺贝尔生理学或医学奖获得者奥地利生物学家康拉德·劳伦兹(K. Z. Lorenz)对动物行为的观察。在其 1937 年发表的论文《鸟类的感情世界》中,首先提出“印刻”(impriting)一词,用以描述动物出生后不久的一种本能的特殊学习方式。他发现刚出生的小鸭子会模仿第一眼看到的动物进行学习。劳伦兹在刚孵化出的小鸭面前,像鸭子那样摆动自己的双臂,摇摇摆摆地走路,小鸭子将第一眼看到的劳伦兹当作母亲进行追随,在幼小时跟在他身后走，像爱母鸭那样地爱他。这种印刻发生的时期正好是小鸭辨认母亲的关键期，它只发生在生命早期的一个固定、短暂的阶段。超过那一阶段之后，无论人与小鸭怎么接触，印刻现象不再明显。

四、生长轨迹现象与赶上生长

生长轨迹现象(canalization phenomenon of growth)是指在正常环境下，群体儿童的生长发育呈现一定的轨迹现象，而个体的生长发育水平在群体中保持非常有限的上下波动。在外环境无特殊变化的情况下，儿童的发育过程处于一个复杂的、动态的轨迹调控系统中，它使正在生长发育中的个体在群体中尽力保持有限的上下波动幅度。当儿童患病、营养缺乏时，生长发育会逐渐偏离正常轨迹，从而出现生长发育迟滞。而一旦这些阻碍因素被去除，儿童会表现出向原有轨道靠近和发展的强烈倾向，在阻碍因素去除后，表现出的加速生长发育并恢复到正常轨迹的现象，称为赶上生长(catch-up growth)。

图 1-3 呈现了一名甲状腺功能减退儿童的身高变化曲线。图中的三条实线分别代表同龄群体身高的第 10 百分位、第 50 百分位、第 90 百分位。80%的人身高会落在 *P*10～*P*90，上下波动幅度非常有限，正常人出现极端值的可能性很小，这就是生长轨迹现象。虚线表示这个甲状腺功能减退儿童的身高生长曲线。其在接受治疗后，赶上了平均生长水平。需要注意的是，开始药物治疗正好赶上青春期这一儿童体格生长的高峰期，所以其身高增长很顺利。但如果在青春期结束后开始治疗，他的身高就很难回到正常水平。这说明在生长关键期还没错过时，赶上生长才有可能出现。

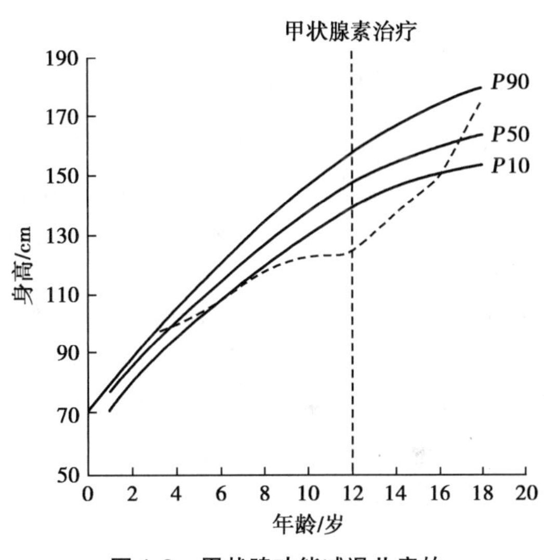

图 1-3　甲状腺功能减退儿童的身高变化比较

第四节　儿童生长与发展的影响因素

个体的生长与发展为什么会彼此不同？由于个体成长的复杂性，人们无法对影响生长发展的各种因素进行精细测评，常常难以全面回答这个问题。基于已有的研究，我们可以认为，儿童生长发展的过程和结果是在儿童自身与成长环境相互作用下实现的，影响生长与发展的因素是复杂的、多方面的。

一、遗传因素

遗传(heredity)是指从父母那里继承的一些先天特质。父母双方各种基因的不同组合，决定了子代发育的遗传性状。通过基因传递，子代可以显现亲代的形态、功能、性状和心理素质等特点，每个儿童拥有各自的生长发育潜力。

不同种族在身高、骨龄、齿龄、月经初潮年龄等方面存在显著差异。比如,亚洲主要地区的人群青春期启动晚、结束早,第二个生长高峰期较短;生活在赤道中部热带雨林中的俾格米人,成年人身高通常在1.2~1.4m,性成熟早,寿命相对较短。尽管他们体内的生长激素水平与其他种族差异不大,但激素在他们身上似乎唤不起相似的应答反应。

家族遗传对个体的身高、生长突增模式、性成熟早晚等有明显的影响。目前基于对同卵双生子的研究发现,身高75%来自遗传,25%取决于后天的营养和锻炼;一些家族的儿童身高增长相对平稳,而有的家族则会出现"启动较晚,但一旦启动则快速生长"的身高突增模式;如果外祖母和母亲的月经初潮时间较晚,往往女孩子的月经初潮时间多会遵循同样的规律。

由于遗传特性的不同,男女发育速度和发育模式会有差异。比如男孩子身高发育相对变化较大,女孩子则相对平稳。10岁之前,男孩子的平均身高略高于女孩子;10~14岁左右的这一段时间,女孩子的平均身高常高于男孩子;青春期以后,大多数男孩子身高会再一次领先于大多数女孩子。

遗传对个体生长发展的影响,还体现在先天的气质类型、情绪反应模式、器官组织功能状态等方面。

二、胎儿成长环境

胎儿在母体内的环境因素是直接促进或限制儿童生长潜力的最主要因素。胎儿生长与母亲的生活环境、营养、疾病、情绪等情况密切相关。妊娠期母亲若身体健康、营养丰富、心情愉快、环境舒适,则胎儿发育良好。如母亲妊娠期吸烟、酗酒、发生感染、使用药物均易致胎儿畸形或先天性疾病。

基于近年对胎儿的感觉和记忆能力的研究,母亲妊娠期的不良身心经历,也将影响胎儿出生后的生长模式、情绪反应类型和敏感性。出生方式已被证实与儿童呼吸道疾病易感性、儿童感知觉统合能力、儿童焦虑特质有关。

胎儿出生时所发生的产伤、窒息、败血症等严重情况,容易影响儿童生长发育情况。

三、养育环境

儿童的遗传素质是先天条件,在出生后的养育过程中,很多因素会影响遗传潜力的发挥程度。

1. 气候、地理环境　生活在不同地域的儿童,因气候差异、日照时间差异等,其身高发育往往会出现一些群体可见的差异。就个体儿童而言,通常春夏季身高增长较快,秋冬季体重增长较多。

2. 环境中的理化因素　比如铅污染与儿童的体格生长和智力发展落后有关;室内空气污染和噪声会对儿童健康构成威胁;食物、保健品、化妆品中存在的雌激素已被证实可导致月经初潮年龄提前。

3. 营养　儿童热能需要量主要取决于基础代谢率、生长速度和活动表现。当热量摄入轻度不足时,体重可维持不变,身体进行"适应"的结果是基础代谢率偏低,同时伴有明显的身体活动减少;若摄入热能进一步减少到需要量的80%以下,出现体重下降。长期的热量摄入不足,则会影响到身高增长。除了热量之外,蛋白质、矿物质、微量元素的合理摄入也是影响儿童身体发育的重要因素,一些矿物质和微量元素的过量或缺乏会影响儿童智力的发展。

4. 体育锻炼　体育锻炼对儿童的生长发展有很多促进作用,显而易见的好处是强健肌肉、骨骼。此外，体育锻炼可以增强神经系统的灵活性和协调性；可以促进心肺功能，锻炼身体耐力，增加体成分中肌肉的比例，增强代谢率；还可以促进生长激素和性激素的分泌；能够促进人体免疫能力增强。已有研究发现，经常性的体育锻炼能帮助个体释放压力，调适情绪，促进人际关系的良好发展。“狼孩”故事中的卡玛拉，长期与狼群一起生活，四肢着地行走，肩部发育强壮，但下肢关节痉挛，不能伸展直立行走，后来通过按摩理疗等多种方法才拥有直立行走的能力。这是狼群生活中的锻炼方式对儿童体格发育影响的典型例子。

5. 睡眠与作息时间　正常规律的睡眠与作息时间是保证儿童身心发展的重要条件，睡眠与作息时间的安排需符合儿童的年龄和身体发育特点。比如，儿童在睡眠中大量分泌生长激素，长期睡眠不足的儿童身高发育会受到影响；深睡眠是人释放压力和缓解情绪的重要途径，睡眠不足会导致儿童出现一些情绪和行为问题。再如，小学儿童的有意注意时间通常为20~25min，学校的学习活动时间的安排则应顺应这一规律；饭后适当休息，能保障胃肠道血液供应，有利于消化吸收营养物质。因此，睡眠和作息时间与儿童身心发育关系密切。

6. 其他因素　疾病因素、长期的居住条件和生活方式也是影响儿童发育过程和结局的重要方面。比如，母亲妊娠期合并糖尿病易出生巨大儿，合并妊娠期高血压可导致胎儿宫内发育迟缓。儿童患甲状腺功能减退症可导致身材矮小；先天性心脏病儿童因供氧不足，常伴随生长迟缓；垂体功能不全的儿童，可因生长激素分泌不足而出现侏儒症。儿童在生长发育的关键时期，若遭受重大疾病打击，则会出现一定程度的发育落后。

四、社会历史环境

人是社会性生物。从出生开始，人就生活在社会历史环境之中，社会历史背景带来的影响可能涉及一代人。一代人所面临的社会文化背景，经历的特殊或重大的历史事件，都会影响这一代人的思维方式、生活方式、行为方式，社会学家用“同层人”来描述在同一年龄阶段经历了相同历史事件的一群人。因此，每一代人的成长都有一些共同的特点。

对于儿童而言，家庭通常是他所处的第一个社会环境，家庭又受到来自邻里、社区，甚至社会的更大范围的持续影响。父母的收入、受教育程度和职业［常被称为社会经济地位（SES）］与发展过程（如母亲与儿童的互动交流）和发展结果（如儿童的健康状况、认知发展水平等）相关。儿童的家庭成员，尤其是母亲，能给儿童提供的刺激类型（如玩玩具、做游戏、读书等）影响着儿童认知能力的发展情况。儿童家庭所处的社区或儿童就读的学校，又常常能够通过树立榜样、提供必要的机会或条件等方式，影响儿童的发展过程和发展结果。

社会历史的大环境通常显著影响着一代人的发展。比如，以技术和智能化发展为显著特征的时代，儿童面临着更多的近视、肥胖和行为问题；在核心家庭（父母双亲或单亲和他们的子女组成的家庭）成长的孩子与在大家庭（由儿童、父母、祖父母等多代人组成的家庭）成长的孩子相比，会因为人际关系和家庭氛围的不同，而发展出差异化的社会性能力。因此，近年儿童发育的生态学观点受到越来越多的重视。

学习链接

年龄相关变化的三个类别

同龄人：显示每个年龄段的常规变化，这是一个物种中所有个体在特定年龄所共有的变化。

同层人：显示标准历史等级变化，这种变化使得一代人与另一代人之间有某些不同。同层人描述的是一群年龄相仿、具有相似历史经历的人群，也就是在同一年龄阶段经历了相同历史事件的一群人。

个体人：显示非标准化变化（个体差异），这些变化是由于个体经历的非共同的、独有的事件造成的。

五、经历的时机

某些特定时间发生的经历所产生的影响，会远远大于其他时间发生的相同经历的影响。最著名的例子就是奥地利动物学家康拉德·劳伦兹曾做过的小鸭子实验。对刚孵化出来的小鸭子而言，任何在它身边会叫、会动的物体都会在它的记忆中留下深刻的烙印，小鸭子见到第一个活体生物时，无论这个生物是否与它属于同一物种，它都会本能地学习这一生物的动作。但这个“深刻的烙印”仅仅发生在小鸭子孵化后的 15 个小时之内，这 15 个小时，被称为鸭子动作响应发育的关键期。儿童经历的重大事件如果与他身心发育的某个关键期、敏感期交织重叠，那么这种经历就会给儿童带来更大的影响。

对人类儿童的研究发现，童年早期的不良经历对儿童的发展具有更为显著的影响。比如，儿童早期与父母长期分离，儿童中期经历父母离异或家庭变故，则儿童所受影响会比其他时期更为严重。

六、个体的易感性和复原力

有一点非常重要，相同的环境或经历对不同特质的儿童会产生完全不同的影响。许多在问题家庭长大的孩子在经过了适当的调整之后，得到了很好的发展结果，儿童发展学家用复原力或心理弹性来形容这种在高风险环境下获得积极发展结果的儿童。

有研究认为，每个儿童在出生时都有特定的弱点，同时也会带有保护特质。所有的弱点、保护因素与儿童所处的环境相互作用后，将产生完全不同的结果。关键因素包含两个方面：一是孩子本身是有弱点的还是有弹性的，二是所处的环境是否有“助长性”。一个有“弹性”的儿童，即使在很差的环境下也会做得很好，因为这样的儿童能将环境中得到的所有激励和机会加以利用；同样，一个有弱点的孩子，如果能在非常有助长性的环境中成长，他也会做得很好。只有在一个有弱点的孩子，又处在较差的成长环境中时，才会导致不良的结果。需要注意的是，儿童的弹性也受来自家庭和社会的支持程度的影响。

总体上看，在上述众多的影响因素中，遗传决定了生长发展的潜力极限，个体儿童可达到的实际发展程度受多种环境因素的影响，而个体的弹性能力在其中发挥着重要的调节作用。

第五节 生命早期经历及其意义

人类的胚胎就像一粒种子，在母体中发芽、成长，感受着来自母亲提供的土壤的温度和气候，隔着腹壁也在感受着来自母体外环境的声音、光照等，直到娩出母体拥抱人类世界。之后，个体会经历从新生儿到婴幼儿、学龄前、学龄期、青少年期一系列的以增长和成熟为主要特征的生长发展过程，然后进入青年期、壮年期以及以削弱和退化为主要特征的老年期。在这持续的变化发展过程中,人生早期的经历往往对其终身的身心发展和健康状况有着极为重要的影响。

一、生命早期的界定

有关生命早期经历对儿童乃至成年人终身发展的影响是儿童发展领域的热点和前沿话题。“生命早期”如何界定?什么样的年龄阶段属于生命早期?目前尚无公认的时间范围的界定。就人的一生历程而言,未成年之前的所有阶段似乎都可以算作生命的早期,但在这一广泛的生命早期的范围中,不同阶段的经历对人的终身发展又有着不同的影响方式和意义。

目前,关于生命早期经历对人的终身发展和健康的影响,全球公共卫生及儿童保健领域的研究最为活跃。比较集中的几个研究领域主要有“成年疾病的胚胎起源”“生命早期 1 000 天”“早期成长逆境”等。

二、健康与疾病的发育起源

20 世纪 80 年代后期,英国一些研究人员发现低出生体重的群体在成年以后,其冠心病死亡率高;后来通过一系列的群体追踪研究发现,低体重出生与成年期的高血压、肥胖、非胰岛素依赖型糖尿病和血脂代谢异常之间明显相关。依据这些发现,英国著名的临床流行病学专家 David Barker 提出“慢性病胚胎起源假说”,该假说认为胎儿在母亲宫内经历的不良营养状态,使其自身代谢和器官的组织结构发生适应性调节,这种适应性调节将导致包括血管、胰腺、肝脏和肺脏等机体组织和器官在代谢结构上发生永久性改变,进而演变为成人期疾病。

研究者认为,孕期营养缺乏、新生儿低出生体重(出生体重小于 2 500g),除增加其成年期心血管疾病的发病率外,糖代谢异常、中心性肥胖和血脂异常、骨质疏松等成年疾病发生率也明显增加。换而言之,人的生长发育似乎在胚胎期就已经规划好了。为了解释这种现象,Barker 提出了“节俭表型”假说,即胎儿为了适应宫内营养不良的环境而发生了一系列适应性改变,包括身体变小、代谢率降低,生长速度减慢、胰岛素分泌减少等,这些改变都是为了节省能量,以有利于生存。出生后一旦营养环境好于预期,就会造成脂肪堆积、胰岛素抵抗等问题。不仅如此,大量的流行病学调查和动物实验研究还证明,出生后的发育可塑期也同样有着类似的“规划”后来发育的功能,甚至出生后早期是比胎儿期更为重要的敏感时期。于是学者们将慢性疾病程序化的敏感时期,从宫内延续至婴儿期,甚至儿童期,形成了“健康和疾病的发育起源”(developmental origins of adult health and disease,DOHaD)学说。这是生物医学领域的突破性进展,它认识到生命后期的某些严重健康问题可能起源于生命的早期。世界卫生组织因此将从胚胎期到出生后两年的早期 1 000 天,定义为一个人生长发育的“机遇窗口期”。

我国在 1959—1961 年,全国范围内出现过食物短缺和民众营养不良的情况。近年来,研究者通过对这一特定时期前后出生的人群进行研究发现,这一期间出生的人,其成年期 BMI 更高;且发生超重和肥胖的风险与其他年份出生的成年人相比,增加约 30%~40%。

三、早期成长逆境

早期成长逆境(early life adversity)是一个更为广泛的概念,它关注一系列持续较长时间的、比较严重的环境事件。早期成长逆境对健康的远期影响效应的研究起源于一项“自然实验性质”的回顾性调查,这项研究发现,第二次世界大战期间成长于孤儿院或亲子分离儿童,或有国际收养经历的儿童,成年后精神健康不良、发生心血管代谢疾病和免疫系统疾病风险较高。儿童、青少年正处在脑结构与功能发育及其适应性受到经验塑造的这一具有高度发育可塑性的敏感期，成长逆境将造成包括内分泌系统、免疫系统、神经系统在内的多个系统的广泛、持久的影响。

目前对于早期成长逆境有两种分类方法。

（1）二分类法：将复杂的早期逆境拆分为2种核心维度，一是威胁性（threat），即伤害或伤害威胁，包括目睹暴力、长期遭受躯体虐待；二是剥夺性（deprivation），即缺乏预期的环境输入，包括处于贫困、被忽视、由机构抚育等。已有研究结果显示，威胁性早期逆境与青少年生物学老化加速相关，而剥夺性早期逆境更容易造成发育缺陷或迟缓，狼孩即属于早期人类生活环境的剥夺，造成了语言、动作、智力发育受损。

（2）三分类法：根据不同逆境成分的生物学特性及其潜在的生理结局分为3类，一是躯体创伤；二是不良抚育经历；三是不可预测性环境。反复暴露于任何一种类型，可能导致儿童发生不同的生理进程，如早期经历情感应激（如忽视、遗弃、情感剥夺）的人群，成年后痛觉敏感性会增加；不良的抚育经历会出现抑制性情绪应答，与多种精神疾病症状风险有关；长期处于不可预测环境下的儿童，其免疫系统的应答反应会加强；童年期被养育者忽视和虐待，可预测认知方面表现水平下降，社交方面的发育受到损害，人格障碍发生可能上升等。

早期成长逆境对不同个体的健康风险并不均等，不同程度的逆境也会出现不同的远期效应。动物研究提示，生命早期中等强度社会心理应激可使大鼠成年后获得良好的应激应答模式。发表在《自然》杂志上的一份研究成果表明，在年轻时遭受一些压力，实际上可能有助于延长人类寿命，其主要原因可能是在生命早期阶段经历的氧化应激会增加生命后期的抗压能力。

生命早期逆境的健康风险的研究，已由妊娠期、童年期，扩展至青春期、成年早期，人们基于生命历程的视角开展研究，认为在人生的不同阶段，生物和社会因素以独立、积累、交互的方式影响人的疾病和健康。这是一个尚待深入探究和发现的领域。

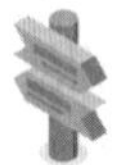

学习路标

1. 你认为“生长”和“发育/发展”的区别和联系是怎样的？

“生长”是儿童各个器官、系统和身体的成长，是形态学上的变化，有相应的测量值，是一种量的变化。比如，儿童的身高、体重、头围增长，器官形状和体积变化等。

“发育/发展”指细胞、组织、器官，包括人的心理和社会能力的分化和成熟，是一种质的变化。表现为两个方面，一是生理功能上的分化与成熟，医学领域常称之为“发育”；二是心理能力和社会能力的成熟，发展心理学领域常谓之“发展”。

生长通常是发育的前提，生长的质量和速度往往会影响到发育/发展的质量。

2. 儿童生长和发展阶段通常是如何划分的？

依据儿童的年龄，目前有两种大同小异的划分方法。国际上比较常用的是5阶段划分法：生命的开始、婴幼儿期、童年早期、童年中期、青少年期。我国比较常用的是7阶段划分法：胚胎期（怀孕～出生）、新生儿期（出生～28天）、婴儿期（>28天～1岁）、幼儿期（>1～3岁）、学龄前期（>3～6岁）、学龄期（>6～11/12岁）、青少年期（>11/12～18岁）。

这种年龄阶段的划分是一个相对的概念，是基于人群的普遍和一般的特征所做的划分，对于个体儿童而言，可能会出现实际发育水平与各年龄段应有的生长发育水平不一致的情况。

3. 儿童的生长与发展包括了哪三个方面的内容？

儿童生长与发展的基本内容包含了生理发育、认知发展、社会性发展三大方面，这三个方面也被称为三大主题领域。三个方面密不可分，它们相互交织在一起，相互作用和影响，共同决定一个人的发展历程和发展结果。

4. 历史上关于儿童观的变迁经历了哪些阶段，各阶段的主要特征有哪些？

儿童发展观的变迁经历三个主要的历史阶段：哲学思辨时期的儿童观、近代科学视域下的儿童观以及现代儿童健康和福利视域下的儿童观。哲学思辨时期，西方历史上形成了性恶论、性善论、白板论三种不同的儿童观；中国传统文化中关于人性本恶与人性本善之分，反映在对儿童的看法上，同样出现了“儿童需要训诫和严加管教”或“仁爱、慈幼”教育思想的差别。18世纪以后，自然科学研究的蓬勃发展，催生了科学视域下的儿童观，皮亚杰、弗洛伊德、华生、格赛尔、柯尔伯格等以观察法、实验法为主要手段对儿童的神经系统、动作、认知、性心理、道德、自我概念、行为等进行了系统的研究。20世纪以后，世界范围内倡导将儿童发展放在一个更广泛的社会环境中进行观察，以改善儿童福利和健康为宗旨，关注家庭、学校、社会文化经济、性别、种族、社会公共政策等对儿童健康和发展结果的影响。

5. 儿童生长与发展的基本理论争议表现在哪几个方面？

争议主要表现在三个方面：①“天性”与“教养”；②量变与质变；③早期经验与后来经验的作用。对上述问题的不同意见，形成了人们看待儿童的不同视角和观点，影响着儿童相关的公共政策和教育方式。绝大多数的学者认为，不可全盘肯定或否定哪一方面。

6. 儿童生长与发展中存在哪些普遍的基本规律？

儿童生长发展的基本规律包括：①生长发展的顺序性。儿童身心发展有一定的先后顺序，它不仅表现在生理方面，也表现在认知和社会能力发展等方面。就身体发育而言，婴幼儿呈现“从头到尾，由近及远，由粗到细，由简单到复杂”的特点；而青春期则呈现“自下而上，由远及近”的特点。②生长发展的连续性和阶段性。生长发育是一个连续的过程，前一个阶段是下一个阶段发育的基础，但每一个阶段的发育速度和发育重点有所不同，发育水平并不平衡。③生长发展的关键期或敏感期。如果错过了这一时期，儿童某些身体、认知和社会能力发展可能会出现永久性的缺陷，以后很难达到正常孩子应该达到的水平。④生长轨迹现象与赶上生长。儿童的发育过程处于一个复杂的、动态的轨迹调控系统中，个体在群体中保持有限的上下波动幅度。当儿童受疾病、营养缺乏影响时，生长发育会逐渐偏离正常轨迹，而一旦这些阻碍因素去除后，儿童会表现出加速生长发育并恢复到正常轨迹的现象，称为赶上生长（catch-up growth）。

7. 儿童生长发展过程与结果受哪些因素的影响？

包括：①遗传因素；②胎儿的成长环境；③养育环境，包括了气候、地理环境、环境中的理化因素、营养、体育锻炼、睡眠与作息时间、疾病因素、长期的居住条件和生活方式等；④社会历史环境；⑤经历的时机；⑥个体的易感性和复原力。总体上看，遗传决定了生长发展的潜力极限，个体儿童可达到的实际发展程度受多种环境因素的影响，而个体的弹性能力在其中发挥着重要的调节作用。

【思考题】

1. 你如何看待生命早期经历对儿童当下和未来终身发展的意义？

2. 你如何看待遗传、环境和个体弹性因素在儿童生长发展的作用？

3. 狼孩卡玛拉经过多年的学习，始终未能真正习得人类的语言，智力发育落后，但她会照顾幼小儿童，会为自己想做而做不好的事情哭泣。你如何看待和解释这些现象？

（侯晓静）

第二章

儿童生长与发展的生物学基础

学 习 目 标

◆ **掌握**

脑的结构；不同阶段的脑生长发育特点；正常发展的感知觉概念及不同的感知觉障碍；粗大运动及精细运动的正常发育过程及异同点；正常的语言发育过程。

◆ **熟悉**

脑发育过程中的相关影响因素；感知觉的特点及其发展变化；运动、语言发育过程的相关影响因素。

◆ **了解**

大脑发育与感知觉、运动、语言发育之间的关系；孤独症患儿的感知觉发育异常情况；感知觉异常的筛查手段。

典型成长故事

海伦·凯勒的故事

黑暗将使人更加珍惜光明，寂静将使人更加喜爱声音。

——海伦·凯勒

海伦·凯勒（1880—1968）是美国著名的聋盲作家。她出生时是一个正常、健康的婴儿，活泼可爱，发育良好。19 个月时，一场高烧导致她丧失了听力，随后视力也明显退化，此后她再也没有看见过日落日出、山脉河流、月亮星星等任何事物。

患病后，海伦变得面无表情，反应迟钝，她总是捏着母亲的衣角，不停地抚摸她的脸。患病前她已开始学说话，学会的第一个词是“water”，患病后依然不停地发出这个词的音，别无其他进步。她的父母带她去看专科医生，依然看不到治愈的希望。在儿童发展的关键时期，通往海伦感官世界的大门“砰”地一声关闭了，不过并非完全关闭。在丧失了听力和视力的情况下，海伦借助嗅觉、触觉进行学习，后来海伦说她能够通过分辨人身上的气味是乙醚味还是木屑味来区分医生和木匠。

海伦意识到自己与众不同，但最初她很迷茫。有时候当家人聊天时，她会站在中间，触摸他们的嘴唇，然后发疯似的活动自己的嘴唇，却发不出任何声音。因为挫败和绝望，她脾气乖戾，学会使用钥匙后，她曾经将母亲反锁在储藏室里。6 岁时，父母为她请了一位有盲校读书经历的女教师安妮·沙利文，安妮带着海伦在花园散步时，将海伦的手放在水龙头喷嘴下，同时在她的另一只手掌上反复拼写“water”，这一天海伦取得了她在语言上的第一次突破。她后来写道：“我全部的注意力都集中在她手指的移动上，我感觉到了一种朦胧的意识，这种感觉曾经被我遗忘了。我知道了‘water’是流淌在我手心上的这种奇妙的、凉爽的东西。……能够再次想起来我很兴奋，我开始感受到一些语言的奥秘”。这样，海伦在她无声、无色的世界，在教师的协助下，靠着自己的努力，学会了读书、写作，最终完成了许多的著作，其中最出名的是《假如给我三天光明》。

对于我们正常人来说，很难想象自己在听不到、看不见的世界里还能做什么。听障、视障患者由于受到听觉、视觉的影响，与外界的交流减少，不能正常接受外界的刺激，同时也会影响语言、思维、记忆等的发展，如果不加以干预，则会导致一定程度的大脑、运动、语言发育等方面的落后，给日常的生活带来极大的困难。而伟大的海伦·凯勒克服了这种种困难，成为一个令人感叹的文学作家，常年做演讲、做慈善、坚持文学创作，使她原本的黑暗的世界变得熠熠生辉。

当我们还是婴儿时，就开始探索关于自己的世界，我们捡起物体，把它放进嘴里，或放在手里玩来玩去，并从不同的角度去观察它。通过触摸和运动（触摸物体、直接移动它和/或移动自己的身体），我们开始形成对世界的认识，开始认识汤勺、球、苹果、书、盒子。当我们靠近物体，从不同的方向接近物体，停在物体的前面，站在物体下方或上方，或抓住物体、吞咽物体时，我们都用到了躯体。从某种角度来说，开始认识世界就意味着开始去“抓握”它。

我们理所当然地认为，人类可以唱出美妙的歌曲，可以两条腿直立行走，可以进行各种体育活动等，在这一切的行为背后，都是大脑感知觉、运动、语言发育的结果。从呱呱坠地的新生儿成长为蹒跚学步的婴幼儿，再到充满朝气的青春期少男少女，个体的语言、动作等都在不断地进步与发育，本章将一一解释儿童大脑、感知觉及语言、运动的起源，以及大脑发育与其他发育之间的关系。

第一节　脑的发育

在儿童成长过程中，神经系统的发育是感知、运动、语言、记忆、思维、情感及性格等日常行为、心理活动的基础，因此神经系统的发育至关重要，尤其是脑的发育。

一、脑结构发育

胎儿时期神经系统最早开始发育，此时脑发育最为迅速。胚胎 3 周时，形成神经管，4 周开始，其两端的前后神经孔关闭，头端发育成脑泡，逐渐形成前、中、后脑，后端则发育成脊髓。

1. 脑实质的发育　小儿脑实质的生长速度很快，出生时脑的平均重量约为 390g，相当于其体重的 1/9~1/8，已达成人脑重量的 25%（成人脑重量约为 1 500g），大脑的体积约为成人脑体积的 1/3。到 6 个月时，脑重量约为 700g，1 岁时达 900g 左右，6~8 岁时儿童脑重量约 1 200g，约为成人脑重量的 90%。新生儿时期，脑的形态与结构和成人基本相似，有主要的沟和回，但脑回较宽，脑沟较浅，脑皮质较薄，脑细胞的数目已与成人基本相同，但其细胞分化不全，树突与轴突少而短。出生后脑重量的增加主要为神经细胞体积的增大、树突的增多加长，以及神经髓鞘的形成与发育。

2. 脑皮质的发育 大脑皮质的形成从胚胎第8周开始,16周后皮质外板发育较内板迅速,因此就在大脑的表面形成了沟和回,胎儿6~7个月时,沟和回已经非常明显。胚胎5个月时,皮质细胞开始分化,并逐渐形成六层(分子层、外颗粒层、外锥体细胞层、内颗粒层、内锥体细胞层及多形细胞层)结构,皮质细胞的增生、分化在胎儿末期及新生儿初期达到最高峰,以后逐渐减弱。3岁时皮质细胞已基本分化完成,8岁时接近成人水平。有研究表明,出生后皮质细胞的数目不再增多,以后的主要变化为细胞的增大、分化及功能的完善。

新生儿时期,皮质下如丘脑、苍白球等在功能上发育已较成熟,但大脑皮质尚未发育成熟,因此新生儿时期的活动主要由皮质下调节,此时会出现很多无意识的手足徐动、肌肉张力高。以后,随着脑发育逐渐成熟,运动逐渐转为由大脑皮质中枢调节,且脑皮质对皮质下的抑制作用也日趋明显。

3. 延髓的发育 延髓有"生命中枢"之称,它是维持呼吸、循环、吸吮、吞咽等重要生命活动的调节中枢,在出生时已基本发育完善,随着年龄的增加而增重、延长。由于脊髓与脊椎的生长速度不平衡,胎儿期脊髓下端位于第2腰椎下缘,4岁上移至第1腰椎。脊髓的重量在出生时约为2~6g,到成年时可增至4~5倍。

4. 神经传导系统的发育 神经传导系统的发育是从胎儿第7个月开始的,神经纤维逐渐从白质深入到皮质,但在出生时仍很少,以后则迅速增加。2岁时神经纤维不仅可以向水平方向发展,还可以向斜线和切线方向发展,因而神经细胞之间的联系也就复杂起来。

髓鞘是具有绝缘作用的脂肪鞘,它包裹神经纤维,保证了神经传导的效率及速度。神经纤维外层髓鞘的形成代表了传导通路及神经纤维形态的成熟程度,其形成的时间在中枢神经系统各部分有所不同。首先是脊髓神经,在胎儿4个月时开始,其次是感觉神经(生后2~3个月开始)及运动神经,锥体系运动传导通路是在出生后5个月到4岁时完成的,皮质则更晚。婴儿时期由于神经纤维髓鞘化不全,兴奋传导易波及邻近的神经,导致冲动传导慢且容易泛化,在大脑皮质内不能形成一个明显的兴奋灶,因此婴儿易产生疲劳而进入睡眠状态。多数神经纤维髓鞘化自胎儿或婴儿时期持续至10岁左右。

5. 脑组织生化代谢的发育 脑组织生化代谢特点:新生儿的脑富含蛋白质和水分,而类脂质、脑苷脂及磷脂的含量则较少。有研究表明,小儿脑化学成分在1.5岁以后才和成人相同。蛋白质占婴儿大脑组织的46%,而成人占27%;类脂质在婴儿时期占大脑组织的33%,成人占66.5%。营养成分的缺乏,无论对于成熟脑组织还是生长期的脑组织影响都很大。完全缺氧,几分钟即可对大脑造成不可逆的损伤。生长期的脑组织氧耗量较大,儿童脑氧耗量在基础代谢状态下,为总氧耗量的50%,而成人仅为20%。因此,生长期的脑对营养物质的缺乏尤为敏感,它不仅会影响大脑的形态及重量,而且也将影响大脑的功能。

二、脑功能发育

人体新陈代谢能够正常进行,体内各组织系统能够密切配合、协同合作,与外界环境相适应,使人成为一个统一的整体,这主要是因为神经系统的调节。神经系统由中枢神经系统和周围神经系统组成,而脑是中枢神经系统的最高级部分,也是人进行思维和意识活动的场所。脑位于颅腔内,分为大脑、小脑、脑干及间脑四部分。

1. 大脑 大脑的表面由皮质所覆盖,内部为白质、基底核及侧脑室。两侧大脑半球在功能上不完全对称,因此可分为优势半球及非优势半球。优势半球为语言、计算、逻辑思维及分析综合等方面占优势的半球,多位于左侧;非优势半球主要在音乐、美术、空间、几何图形、面容识别及视觉记忆等占优势，主要位于右侧大脑半球。

两侧大脑半球经胼胝体连接，每侧半球由中央沟、大脑外侧裂及其延长线、顶枕沟和枕前切迹的连线划分为额叶、顶叶、颞叶及枕叶，其各部位具有独特的功能。额叶占大脑半球表面的前 1/3，其主要功能与儿童的躯体运动、语言、执行功能及高级思维活动有关。顶叶主要与躯体感觉、精细运动、语言、计算能力有关。颞叶主要与儿童的听觉、语言、记忆有关，颞叶主要的功能区包括：感觉性语言中枢（Wernicke 区）、听觉中枢、嗅觉中枢、颞叶前部及颞叶内侧面。枕叶主要与视觉、头部等运动有关。

大脑皮质和皮质下结构共同形成边缘系统，边缘系统与网状结构及大脑皮质有密切的联系，参与躯体功能的控制、情绪、记忆和内脏活动。边缘系统受损时，可出现情绪和记忆障碍、行为异常、幻觉等。

2. 小脑　小脑的中央为小脑蚓部，小脑半球位于两侧。小脑主要功能为调节躯体运动，并与前庭核、脑干网状结构等共同维持躯体平衡，控制姿势及步态，调节肌张力及随意运动的准确性。小脑系统的纤维联系分为传入及传出两组，其中传出纤维在传导过程中有两次交叉，对躯体活动起到同侧协调作用，并具有躯体各部位代表区，如小脑半球上半部分为上肢代表区，下半部分为下肢代表区，中央蚓部则是躯干部分的代表区。儿童 2~3 岁时，小脑尚未发育完善，随意运动不准确，共济运动完成较差。小脑发育在约 6 岁时可达成人水平。当小脑病变时，其主要的症状表现为共济失调。

3. 脑干　脑干上连接间脑，下连接脊髓。自上而下包括中脑、脑桥及延髓。内部结构主要包含神经核、上下行传导束及网状结构，有 3~12 对脑神经与脑干相连。脑干网状结构中有很多调节中枢，与选择性注意、意识、呕吐、肌张力、睡眠周期、觉醒、心率、血压及血管收缩等有关。延髓是调节呼吸循环的生命中枢，脑桥是调节身体左右运动的重要部位，中脑有视觉及听觉反射中枢。

4. 间脑　间脑位于两侧大脑半球之间，是脑干与大脑半球连接的中继站。间脑包括丘脑、上丘脑、下丘脑及底丘脑四个部分。丘脑是间脑中最大的卵圆灰质团，其对运动系统、感觉系统、上行网状系统、边缘系统及大脑皮质活动有着重要影响。上丘脑主要结构有松果体，松果体可分泌激素，调节睡眠周期及防止性早熟。下丘脑体积很小，约占脑重量的 0.3%，但其纤维联系广泛且复杂，主要调节内脏活动及内分泌活动。下丘脑某些细胞既是神经元又是内分泌细胞，可对体温、摄食、水盐平衡等进行调节，同时也参与情绪调节。底丘脑参与锥体外系的功能。

5. 脑功能发育的时间顺序　中枢神经系统各结构发育有一定的时间顺序。种系发生上，较古老的结构比进化出现较晚的结构发育早，如脊髓发育早于脑干，皮质下结构早于皮质，大脑皮质初级运动区早于感觉区，大脑的额叶联络皮质是最晚完成发育的大脑皮质。人体的感觉系统发育也有一定的时间先后，前庭、躯体感觉、嗅觉与味觉在出生时已发育较好，听觉、视觉在出生时相对发育较差。虽然运动皮质的发育早于感觉皮质发育，但运动行为发育晚于感觉行为，这可能与小脑和运动神经通路不成熟及感觉-运动联络皮质发育不完善有关。

6. 脑的可塑性　在生命的早期，脑的代偿能力最强，可塑性也最大。可塑性是指环境可以塑造或者改变脑功能，脑的可塑性分为结构可塑性及功能可塑性两个方面，是脑适应环境和发挥功能的重要基础。研究表明，丰富的环境刺激可以促进大脑功能的发展，特别是在某一能力的发育敏感期，例如在语言发育的敏感期，如果没有语言的输入和学习，儿童的语言功能就可能发育迟缓。另外，可塑性还体现在一些早期脑损伤的患儿，及早进行干预会使受害的区域得到部分代偿,脑功能得到改善。但可塑性的大小受年龄、受损部位及程度、大脑功能区等因素的影响。

三、脑发育的影响因素

脑的生长发育是一种生物现象,包括脑的形态及髓鞘发育、神经通路和突触的发育等。儿童的大脑发育是一个动态变化的过程,脑的生长发育受环境因素和遗传因素的共同调节,遗传物质是脑发育的基础,而良好的环境刺激可以通过促进神经细胞的生长、突触联系及修剪、神经网络联结等促进大脑的发育。由于遗传因素很难改变,因此提供良好的养育环境,避免儿童暴露在高危风险因素下,促进儿童的早期发展,是儿童保健工作的重要内容之一。

1. 遗传因素　儿童的智力、气质、个体化差异受基因的调控,通常年龄越小,受遗传因素的影响越大。总体来说,低级的发育能力受环境的影响较小,受遗传因素的影响较大;反之越高级的发育能力受环境影响越大。导致神经系统发育异常的先天遗传因素主要有遗传病和先天代谢缺陷疾病。目前已知的遗传病超过 4 000 余种,其中约一半的疾病均有神经系统的功能异常。近年来,随着分子生物学和转基因生物技术的发展,越来越多的研究提示,基因缺陷会影响脑的发育,从而影响脑功能。如有研究指出,儿童的攻击行为可能与单胺氧化酶 A (monoamine oxidase A,MAOA)功能缺陷有关,在体内缺乏 *MAOA* 结构基因的小鼠模型上,其脑结构发生明显改变,表现出明显的攻击行为。

2. 环境因素　并非所有的脑发育障碍均由遗传因素决定。在儿童早期,突触对环境的影响十分敏感,环境改变可通过突触的连接、修剪、神经细胞的增长及迁移等多个环节影响神经系统发育。影响儿童发育的环境因素有宏观的,也有微观的。前者是指国家及地区的经济发展水平、文化传统、环境卫生等,后者指家庭环境,如家庭的经济地位、家庭教育、家庭结构、照顾者的文化水平及家庭氛围等。

(1)营养物质:营养的供给是脑发育的基础,在大脑发育的关键期,当缺乏某种营养物质的供给时,则会影响脑功能的发育。如胎儿时期母亲孕期叶酸缺乏,则会使胎儿出现神经管畸形的概率增高。有研究表明,对于早产儿,母乳中的乳铁蛋白、长链多不饱和脂肪酸、母乳低聚糖等营养成分对早产儿促进大脑神经结构发育、减少脑炎症、促进认知发育都有着非常重要的作用。除此之外,营养物质如蛋白质、牛磺酸、脂肪酸、铁、锌、碘、硒及各种维生素等都对脑发育起到至关重要的作用(表 2-1)。

表 2-1　营养物质对脑发育的影响

营养物质	对脑发育的影响
蛋白质	在脑细胞中,蛋白质的合成和氨基酸代谢非常活跃,蛋白质对于细胞的增生和体积的增大十分重要,蛋白质缺乏对于脑细胞增殖期的影响是永久性的,但婴儿期的食物配方中不宜含有过量蛋白质,因其肾脏和消化器官尚未发育完全,过量会加重肾脏负荷。
牛磺酸	牛磺酸是一种含硫氨基酸,它在大脑皮质、小脑、海马区域的含量非常高。牛磺酸能促进脑细胞 DNA、RNA 的合成,增加脑细胞对蛋白质的利用率。从而促进脑细胞,尤其是海马细胞的结构、功能发育。缺乏牛磺酸会使脑重量、脑细胞容积达不到正常水平。

续表

营养物质	对脑发育影响
脂肪酸	脂肪酸是大脑所需营养物质的重要组成成分,包括胆固醇、磷脂、糖脂等,它们绝大部分是作为细胞膜及髓鞘的结构成分。长链多不饱和脂肪酸如二十二碳六烯酸(docosahexaenoic acid,DHA)和花生四烯酸(arachidonic acid,AA)能够促进脑和视力的发育,缺乏 DHA 及 AA 会导致儿童视力下降,学习能力不足。
铁	脑组织中铁的含量分布不均,含铁最丰富的部位是锥体外系的核团,如基底节、苍白球等。在脑细胞中含铁细胞主要是少突胶质细胞,它的主要作用是参与中枢神经系统髓鞘的形成,另外铁还参与神经递质的代谢,因此铁的缺乏会导致脑组织持久性的损伤,同时还会影响儿童的智力发育,但是值得注意的是,铁过量也会造成脑组织的损伤。
锌	锌在大脑皮质、灰质及端脑的含量最高,在大脑发育的早期,缺锌易导致脑发育畸形,脑发育晚期缺锌将会影响神经元的生长和突触的发生,引起脑功能障碍。
碘	碘是合成甲状腺激素的必需元素,而甲状腺激素与儿童的脑发育有着密切的联系。碘缺乏不仅会引起大脑和神经系统发育异常、智力下降,甚至会导致痴呆,还会影响儿童的体格发育,造成身材矮小。因此,儿童摄入含碘食物对于脑发育及脑功能有着重要的作用。
硒	硒是人类早期胚胎发育所必需的微量元素,硒的生物学功能主要以硒蛋白的形式呈现,硒蛋白主要参与体内抗氧化酶的形成,从而保护脑组织免受自由基损伤。
维生素	维生素多作为辅酶,参与体内各物质的代谢,保障大脑的发育及正常生理活动的进行,如缺乏时,将引起神经或精神障碍,如惊厥、外周神经病变、记忆力减退、痴呆等。维生素 A 主要对儿童的视觉发育起重要作用;B 族维生素及维生素 C 主要参与脑发育及与学习记忆密切相关物质的代谢;叶酸严重缺乏是导致胎儿神经管发育畸形的主要原因。

(2)经济发展水平:经济水平决定着文教资源的供给,我国自改革开放以来,经济飞速发展,生活水平不断提高,对儿童的早期发育投资也越来越高,儿童在丰富的环境刺激下成长,可促进其各项能力的发展。

(3)环境卫生:环境中的有毒物质,如铅可导致儿童智力下降、注意缺陷、多动障碍、攻击行为等。使用含铅汽油、金属冶炼等都会造成环境中铅含量过高,使儿童血铅增高,引起发育异常,目前国内已开展临床血铅水平的筛查与检测。

(4)家庭环境:照顾者的过度关爱及社交剥夺可对儿童的早期功能、认知及情感发育产生负面影响;而儿童处于较低的社会经济地位,由于过度暴露在疾病、经济压力等环境因素下,早期的认知发展也可能受到影响。

(5)胚胎时期的宫内环境:胚胎时期的宫内环境对脑发育至关重要,对儿童未来的生长发育及健康起着决定性作用。缺氧是胎儿及新生儿时期脑损伤最常见的原因,严重的缺氧会导致脑损伤及各器官不同程度的病理改变,严重时会留有不同程度的神经系统后遗症,如脑性瘫痪(简称脑瘫)、癫痫、智力下降等。若孕期暴露在烟草烟雾,对胎儿有很多负面影响,可引起神经发育及行为的异常。酒精暴露是西方国家出生缺陷的一个常见原因,母亲孕期饮酒导致胎儿暴露于酒精环境中,早期的胎儿酒精暴露可引起广泛的神经行为缺陷,称之为胎儿酒精综合征。主要表现为认知功能障碍、行为紊乱、惊厥,这些症状常持续到成年。

儿童发育过程中有敏感期，神经生物学家用经验-期待（experience-expectant）来描述儿童在某些能力上的敏感期：大脑内部预先提供了发展某些能力的信息通路（突触），然后通过儿童的经验，某些通路得到了保留、强化，某些被修剪掉。也就是说，大脑期待和需要适当的环境刺激，如果在敏感期缺乏这样的刺激，将会造成此发育的缺陷。相反，经验-依赖（experience-dependence）则与敏感期无关，它描述大脑功能与技能发展取决于经验：大脑无法预期某些特定行为，必须依赖经验刺激形成新的突触，发展新的信息通路，然后形成新的行为或能力，它与特定的时期无关。例如在语言发展过程中，涉及经验-期待和经验-依赖两种环境信息加工模式。大脑语言中枢偏侧化发展是经验-期待加工过程的结果，与早期的语言环境暴露有关，但学会某种特定的语言则与敏感期无关，它由于环境输入所决定，与每个儿童特定的家庭及教育经历有关。

四、神经反射

神经反射是最基本的神经活动，可分为非条件反射和条件反射两大类。

1. 非条件反射　非条件反射是与生俱有的反射活动，即在人类进化过程中产生，是对外部环境的稳定的反应方式，是最基本的生存能力。非条件反射不受大脑高级中枢所控制，其包括终身存在的生理性非条件反射，如瞬目、角膜反射、瞳孔反射、咽反射、腱反射及浅反射等；还包括出生早期所特有的反射，又称原始反射（拥抱反射、觅食反射、吸吮反射、握持反射、踏步发射、紧张性颈反射）。原始反射是婴儿早期对特殊刺激所做出的反射，随着大脑皮质的发育而逐渐消退。如 3～4 个月额叶发育使握持反射逐渐消失。在新生儿时期如果原始反射未能引出或者持续存在，则属于异常现象，可能提示有神经发育异常或颅脑疾病（表 2-2）。

表 2-2　原始反射及维持月龄

原始反射	维持月龄
拥抱反射	4 个月
觅食反射	4 个月
吸吮反射	4 个月
握持反射	5~6 个月
踏步发射	2 个月
紧张性颈反射	3~4 个月

（1）拥抱反射（Moro reflex）：它是指当拖住新生儿肩颈部，使身体上部离开台面，突然改变其体位，使头向下 10°～15°，此时新生儿会出现双手握拳、双臂外展后内收的“拥抱样动作”。拥抱反射由平衡觉、听觉、视觉、触觉或本体觉受到刺激而触发。

（2）觅食反射（rooting reflex）：指当用手指或乳头触及新生儿面颊时，新生儿转头至受刺激一侧，并张口寻找乳头，出现“觅食样动作”。

（3）吸吮反射（sucking reflex）：吸吮反射与觅食反射同时出现，指当用手指或乳头触及新生儿面颊或口唇时，新生儿出现“吸吮样动作”。

（4）握持反射（grasp reflex）：是指将手指或笔杆触及新生儿手心时，新生儿立马将其握紧不放，抓握的力量很大，足以承受其重量在空中停留几秒钟。它是机体适应环境和保护自身所产生的必要生存反射。

(5)踏步反射(walking reflex)：是指从背后将手放在新生儿腋下，并以拇指扶住其头部背侧，使新生儿直立稍向前倾，以其足部接触地面，新生儿的反应为髋与膝关节弯曲和受刺激的脚踩住地面。当轻缓地移动新生儿向前走时，以其一脚置于地面，另一脚会举步向前，产生了几个一连串步伐交替的"踏步样动作"。

(6)紧张性颈反射(tonic neck reflex)：指当新生儿仰卧位时，将其头部转向一侧，则同侧上肢伸直；当对侧上臂外展时，前臂则屈曲向后。

2. 条件反射　条件反射是大脑高级神经活动的基本方式，随着大脑和各感觉器官的发育，在先天性反射的基础上，经过出生后的反复训练，产生了各种后天性反射，即条件反射，使儿童能更快地适应其周围的环境。条件反射的形成快慢和稳定性受儿童年龄、健康状况及个体神经特性影响而有所不同。

为了适应外部环境，新生儿时期习得性条件反射与进食有关，生后母乳喂养的婴儿，在出生后的9~14d时开始，当母亲以哺乳的姿态抱起新生儿时，新生儿即出现吸吮动作。这是由于每次母乳喂养时，抱起新生儿的触觉、三对半规管平衡觉、关节内感觉这一系列刺激组合与紧接而来的食物相强化结合而产生的。这一研究结果说明，在新生儿两周左右，大脑皮质已经有了接通功能，但由于大脑发育不成熟，形成的条件反射数量较少，速度也慢。出生2个月后，婴儿即可形成视觉、触觉、听觉和嗅觉等条件反射，但不稳定。婴儿3~4个月时，出现兴奋性和抑制性条件反射，这意味着大脑皮质鉴别功能的开始。新生儿及婴儿时期深腱反射较弱，腹壁反射及提睾反射不易引出，到1岁时才开始稳定。2岁以后，儿童可以运用第一信号系统，即以具体事物为条件，建立条件反射；也可以利用第二信号系统，即以词汇为条件，建立条件反射。随着条件反射的形成和不断积累，儿童的综合分析能力逐步提高，智力发展也日益趋于复杂和完善。

儿童行为发育中，很多习得性行为的发展基础也是基于条件反射，条件反射可以帮助儿童建立良好的生活习惯，如规律睡眠、进食、如厕等行为。值得注意的是，建立条件反射的条件刺激及非条件刺激的强度、匹配次数及强化等因素对儿童行为学习和固化非常重要。巴甫洛夫的"狗分泌唾液"实验为著名的条件反射实验。

学习链接

巴甫洛夫"狗分泌唾液"实验(图2-1)

巴甫洛夫(Ivan Pavlov，1849—1936)是最早提出经典条件反射的人，他在研究消化腺分泌时，意外发现除食物之外，在食物到来之前的其他刺激，如送食物人的脚步声等也会引起狗唾液的分泌，因此，他设计了铃声与狗的进食实验。他的实验方法是将食物给狗，并测量其唾液的分泌，在给食物的过程之前，反复给予一个中性刺激，即不会引起唾液分泌的刺激，如响铃，此时狗逐渐学会在只有铃声没有食物的情况下分泌唾液。实验发现，如果开始时动物对某个刺激(如食物)有一个特定的先天反应，那么这个刺激就叫无条件刺激，因为动物不必经过学习就会对它做出反应。如果一个刺激原本是不会引起动物做出反应(中性刺激)，但它在无条件刺激之前，多次重复出现后，便能引起动物做出反应，那么这个新刺激就叫条件刺激，这一整个过程就叫条件反射。

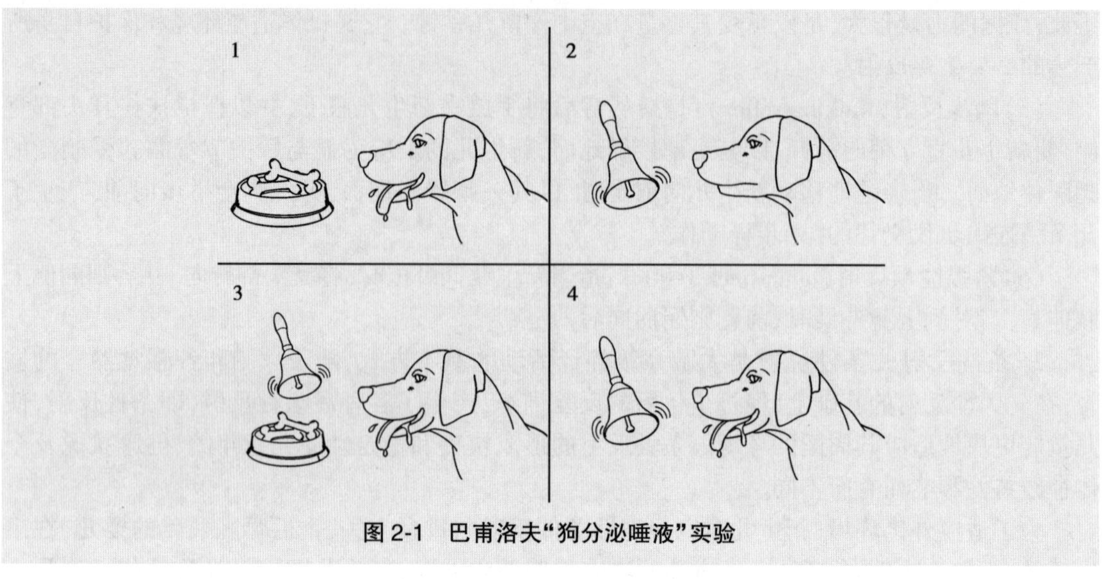

图 2-1　巴甫洛夫"狗分泌唾液"实验

条件反射的原理还应用在儿童情绪学习中,心理学家华生的恐惧情绪习得实验是一个备受伦理争议的实验,但由于其是少有的直接证据,心理学界仍经常应用。华生在 1920 年应用条件反射对一婴儿艾伯特进行情绪实验,实验初让小艾伯特习惯白色绒毛的白鼠,小艾伯特在接触白鼠时毫无惧色,但接着华生在小艾伯特接触白鼠时,同时敲击铁棒发出尖锐的声音,小艾伯特每次听到这种声音都很惧怕,几次后,即使无敲击的尖锐声,艾伯特也表现出惧怕白鼠,后来甚至出现泛化现象,艾伯特对一些带毛的白色对象,如兔子、狗、白胡子都很害怕。华生的实验证实人的复杂情绪是通过条件反射形成的,并且条件反射形成的情绪可以扩散和转移。情绪研究是情绪问题儿童系统脱敏治疗的理论基础。

3. 病理反射　亦称锥体束征,指在正常情况下不出现,仅在中枢神经系统损害时才发生的异常反射,如巴宾斯基(Babinski)征、查多克(Chaddock)征、奥本海姆(Oppenheim)征、戈登(Gordon)征等。2 岁以下,巴宾斯基征对称阳性可为正常生理现象,若出现单侧阳性或 2 岁以后出现阳性则为异常,提示锥体束损害。

4. 脑膜刺激征　包括颈强直、克尼格(Kernig)征、布鲁津斯基(Brudzinski)征,阳性则提示有脑膜病变或颅脑压力增高。3~4 月龄前的儿童肌张力较高,克尼格征可呈阳性。

第二节　感知觉的发育

触摸可以传达温度和压力的信息,味觉可以带来舌尖上的享受,听觉能让人感受语言的魅力,视觉可以带我们去发现事物。人们通过感觉和知觉对事物进行反应,从而认识世界。感知觉的发育是人类认知活动的开端和基础,对儿童早期发展意义重大。

一、感觉的发育

感觉(sensation)是人脑对直接作用于感觉器官的客观事物的个别属性的反应。感觉器官包括眼睛、耳朵、鼻子、舌头、皮肤,当事物刺激这些感觉器官,人脑就会对这些刺激产生反应,如听到呼叫自己名字的声音,这个声音就会被外耳收集,然后通过内耳的听小骨传给听神经,由此产生了听觉。当光线作用于眼睛，集中在视网膜上，然后由视神经将信息传递给大脑的视觉中枢，由此产生了视觉，我们就会看到外界的缤纷多彩。感觉是人认识事物的开端和知识的源泉，一切较高级、复杂的心理现象（比如知觉）均是以感觉为基础而产生的，它也是维持正常心理活动、保证机体与环境平衡的重要条件。

1. 听觉的发育　人通过内耳的毛细胞将声波转化为电信号波，再将电信号波传递到大脑负责该区域的位置，从而产生听觉。从双耳接收到的信号会被传入到不同的大脑半球，左耳接收到的大多数信号会传入到右脑，而右耳接收到的信号会传递到左脑。大脑对这些电信号进行处理，可被不同的人理解成不同的声音，比如鸟鸣声、音乐声等。脑对听觉的运作原理目前还是一个未解之谜，现有的看法认为，所有的声音在强度、音量高低、节奏、旋律、音色等方面有一些共同的特性，每一种特性都以不同的方式来代表自己的神经通路，有相应的整体传导轨迹，这些轨迹有着自身的逻辑性和差异性，同时这些异同又依赖着各个不同类型的刺激，不同的信号来源，传导轨迹亦不同。

在胎儿期的第6个月左右，胎儿在母亲子宫内便能听到外界的声音，如妈妈的呼唤声、音乐等。曾有学者做过这样一项研究：请16位孕妇在怀孕的最后2个月向腹中的胎儿朗读故事“戴帽子的猫”，婴儿出生后不久，妈妈们又向他们读“戴帽子的猫”和另一个有着不同的韵律且怀孕期间没有读过的故事“国王、老鼠和奶酪”。结果发现，母亲读这两个故事时，婴儿的吸吮方式是不一样的，这表明婴儿能识别出“戴帽子的猫”。

刚出生时，婴儿对较弱声音的听觉比成年人差，往往需要较大的刺激才能听见。当离婴儿有一定距离时，以呼唤成年人的正常音量呼唤婴儿，则婴儿不会有反应。随着时间的推移，婴儿的听觉也逐渐增强，且婴儿会对不同的声音表现出不同的喜好。研究者发现，新生儿喜欢母亲的声音胜过不熟悉女性的声音，喜欢母亲说母语胜过说外语，喜欢贝多芬的经典音乐胜过摇滚乐。有趣的是，脑最原始的结构是脑干和内耳的耳蜗神经核，它们能够帮助识别声音究竟是令人愉悦的还是令人不悦的。所以，刚出生的婴儿就能够辨别出令人愉悦的声音。在3~4个月时，婴儿头可转向声源；4~6个月时，能区别父亲或母亲的声音；8~9个月时，能分辨各种声音，对严厉或者和蔼的声调做出不同的反应。在儿童的生长发育过程中，正常连贯发音的能力需要得到听觉反馈的支持，尤其是复杂声音的发展。因此，听觉丧失严重的儿童往往也会伴随着一定程度语言能力的丧失。

左右大脑半球在听觉的感知中分工不同，左侧大脑半球主要关注单词、词语和语音结构，而右侧大脑半球则更多地参与乐感、音律和音色的加工。婴儿早期接触的大多数是类似于音乐的语言，所以可能出现右侧偏好，因此，在婴幼儿期间右侧大脑半球为优势半球。

2. 视觉的发育　视觉是人类重要的感觉，主要是由光刺激作用于眼睛而产生，人类所获信息大部分来源于视觉。视觉同其他感觉器官一起构成人体的信息收集站，当我们看一样东西时，形状、颜色、深度、距离以及物体的运动等不同的信息，会激活不同的神经元模式，然后信息会传递到更高级的皮质区，大脑通过对信息的分析、整合，进而识别所看到的是什么。

视觉的产生受很多因素的影响，视觉的体验主要受两种因素影响，一是自身的主观经验，二是客观的物品本身。以婴儿看人脸为例子，在视觉系统成熟的情况下，婴儿不仅能够看到人脸这个客观事物，还能感知到人脸所包含的面部表情，从而出现不同的情绪、感觉的变化，当看到妈妈和陌生人时，婴儿的面部表情是完全不一样的。

人的视觉相比其他感觉的发展要稍微晚一些。婴幼儿时期，眼球较小，眼轴较短，晶状体较扁平,因而绝大多数时候为远视,这种远视称为生理性远视,后期可以变为正常。随着年龄的增长,眼轴长度也逐渐增加,至14岁时接近成人的水平。婴儿的颜色视觉其实非常差,这也许是因为子宫内的色彩有限。出生时,婴儿只能分辨红色和绿色。在2~3个月,对红色、黄色和绿色敏感,对蓝色不敏感。随着年龄的增长,颜色视觉会逐渐成熟,到4个月大时,婴儿就能够加工颜色视觉,此时婴儿看到的颜色与成人基本匹配。另外,婴儿的颜色知觉随着年龄的增长也有所提高。

学习链接

"视觉悬崖实验"中的深度知觉体验

"视觉悬崖实验"是深度知觉研究中最著名的一项经典实验。1960年,埃莉诺·吉布森和理查德·沃克首次开展实验,发现婴儿在学习爬行的时候,便产生了深度知觉。10年后,其他研究人员也证实,不到2个月的婴儿能够分辨骤降面与固体表面的区别。他们将婴儿面朝下放在视觉悬崖的边缘,并测试婴儿的心率。在视觉悬崖的边缘时,婴儿的心率大幅降低,而对于婴儿而言,心率降低表示他们在全神贯注。

3. 嗅觉和味觉的发育　婴儿天生就具有四种基本的味觉——酸、甜、苦、咸。同时,婴儿天生就有嗅觉,并且能在出生几小时,就可以根据母亲散发的母乳的味道将其同其他女性区分开来。嗅觉、味觉的神经传导通路与视觉相同,嗅觉和味觉是人体所必需的,并同视觉、听觉一样,具有重大的意义。它们在一定程度上,表达躯体或者情绪的信号。例如,部分儿童会对某一种物品表现出强烈的偏爱或厌恶。在成长过程中,幼儿会通过自己的泪水、口水、汗水等"营造"一个他熟悉的环境,2岁之前,会特别依恋自己使用的毯子、玩具等。如果这类东西被毁坏或者丢失,婴儿可能就会表现出哭闹不止等行为。

学习链接

新生儿是否能够识别父母的气味?

理查德·波特和他的同事在实验中,使用带有父母味道的纱布片(父母将纱布置于胳膊下数小时)用来测试新生儿的嗅觉反应。发现母乳喂养的新生儿在生后2周,会将头转向有母亲气味的方向。然而,新生儿并不能识别父亲的味道,可能与气味(非母乳散发的味道)有关。

4. 触觉的发育　皮肤和肌肉所感受的位置信息能够彼此结合,负责感知所接触物体的形状、尺寸、体积等。我们通过触觉来感受、发现物体的形状、温度、重量、质地等。婴儿用嘴咬物体与用手拿起物体之间也存在联系,当婴儿能够拿到(咬到)物体时,他们就会感知物体。

触觉是人体发展中最早的一种能力,而且这种能力的成熟也比较早。婴儿对外界事物的触觉探索活动主要包括口腔触觉和手触觉。一个月的婴儿已经能凭口腔触觉辨别不同软硬的奶嘴,4个月的婴儿则能辨别不同形状的奶嘴。所以,在日常照护中,婴儿哭闹时,母亲通过抚触能起到较好的安慰效果。

皮肤感觉的发育不仅仅是触觉，还有痛觉、温觉、深感觉；皮肤的触摸和经常性的温和刺激，还能促进婴幼儿体格、心智、依恋关系等的发展。因此，皮肤是人体最大和重要的感觉器官。

二、知觉的发育

知觉(perception)是人脑对直接作用于感觉器官的客观刺激物的整体属性的反应。知觉的发育与感觉密切相联，知觉在感觉基础上产生，随着儿童运动的发展，各种复杂知觉逐步发展，主要有空间知觉和时间知觉。

1. 空间知觉　空间知觉指人对物体的空间特性如物体形状、大小、距离等的反应。针对一个物体，当感觉器官发生作用后，知觉就会进行分析以及综合。空间知觉表现为一种对空间里各种物体的相互关系进行识别和做出反应的能力。在空间知觉方面，儿童先学会辨别上下方位，然后能够辨别前后，最后才能辨别左右。在5~7岁时，儿童能比较固定地分辨自己的左右方位；在7~9岁时，儿童能初步、具体地掌握方位的相对性，能同时辨别自己和别人的左右；到9~11岁时，儿童能比较概括、灵活地掌握作业概念和理解左右的相对性。

2. 时间知觉　时间知觉是对客观事物运动的延续性和顺序性的反应。儿童首先感知一日之内早、中、晚的顺序，然后认知一周内的时序，最后认知一年之内季节的时序。时间知觉的精确性随着年龄的增长而递增，到青年期达到高峰。2~3岁儿童能分辨“现在”和“等一会儿”，但对时间长短分辨不够精确，会发生混乱；4~5岁开始有时间概念，能区分昨天、今天、明天；5~6岁开始掌握相对时间概念；8岁儿童时间知觉逐渐接近成人。

三、感知觉的发展进程

1. 起源　大脑任何一个动作、语言等外部表现，在脑中都以神经冲动的形式进行加工，我们每个人真正可以察觉到的感知觉都是独立且特殊的。感觉会通过各种机制转化为神经递质，然后再转化为语言、动作、情绪等外部表现。巴洛格曾提出敲击手指时，至少需要有四个脑区的神经元被激活，如果这些脑区任何一个部位出现差错，那么从大脑开始理解指令到执行任务的整个过程都会存在问题，此时即便是一个简单的任务也会变得很难完成，如一些简单的日常生活，如吃饭、穿衣等都会出现障碍。

大脑皮质深处的杏仁核通常被作为边缘系统的一部分，所有来自感觉系统的信息都会反馈到杏仁核，更多的是反馈到杏仁核所分离出的三个区域其中的一个区域，虽然所有的感觉都有不同的联结方式，但是杏仁核将所有的信息联系到了一起。达马西奥认为，杏仁核是视觉、听觉刺激以及情感触发的一个非常重要的接口，它会对各种意识到的和未被意识到的信息做出反应。而泰瓦特恩等人将脑干的网状系统描述成内在动机构造，认为特定脑结构与感觉存在有关。这些发现说明了大脑中支撑情绪加工、感觉信息加工、加工“回路”的发展以及与个体反应相关的区域是最重要的脑区。

学习链接

巴洛格所提出的“敲击手指时运作的脑区”观点

敲击手指时，至少有四个脑区的神经元会被激活。第一个被激活的脑区是前额叶皮质，主要负责与任务相关的精细决策；第二个被激活的脑区是前运动区皮质，主要用于制订执行任务的指令；第三个被激活的脑区是运动区皮质，它是前运动区皮质给手臂和控制手指活动的手部肌肉发出动作指令的信息中转站；最后一个被激活的脑区是小脑，它负责监督整个加工过程，并根据外部线索对行为进行必要的校准，比如手指到桌子的距离。

2. 中间枢纽 感觉器官是信息的第一来源，我们通过嗅觉、味觉、听觉等感受周围环境，同时感知物体本身以外的附带信息。触摸可以传达温度和压力的信息，但同时也可能会传达一些触摸时厌恶的情绪。听觉能让我们经历许多美妙的、动听的声音，但同样也会让我们感受到冲突、绝望、难过等。

3. 各感觉系统相互协调 来自躯体的信息通过不同的脑结构和大脑皮质在多种回路之间传递，所有这些类型不同但相关的信息，都会以一种平行的方式通过这些设计结构，然后在高级区域进行整合。当感觉信息传递到边缘系统时，我们还会产生一些对自己经历的事情的情绪反应，这些情绪反应也会成为我们所表达的整体信息的组成部分。

感知觉发展进程研究中，婴儿时期的感知觉研究相对困难，研究者们采用不同的方法来探索婴儿的感知觉发展过程，其中典型的代表有视觉偏好法、习惯化与去习惯化实验、经典的条件反射实验等。视觉偏好法由美国发展心理学家罗伯特·范兹最早应用于婴儿视觉的研究。通过给婴儿呈现出两个或更多的刺激物，如面孔、同心圈、白报纸和没有图案的盘子，观察婴儿更喜欢哪一个，如果婴儿看某一个图案的时间比其他图案长，就认为他更喜欢该图案。视觉偏好法的优点在于操作方便且应用广泛；但不足之处是，不能区分婴儿是如何分辨的，不能识别婴儿所使用的信息是什么。习惯化与去习惯化实验是当多次对婴儿呈现某一种刺激时，如果呈现几次后，婴儿对该刺激的反应降低，则表明婴儿对该刺激不再感兴趣，如果研究者此时再呈现一个新刺激，婴儿的反应会再次出现，这表明婴儿能够在新旧刺激间做出辨别。

四、感觉统合

感觉统合（sensory integration，SI）是指人脑将各种感觉器官传来的感觉信息进行多次分析，综合处理，并做出正确的应答，使个体在外界环境的刺激中，机体能和谐、有效地运作。机体在环境内有效利用自己的感官，以不同的感觉通路（视觉、听觉、味觉、嗅觉、触觉、前庭觉和本体觉等）从环境中获得信息，输入大脑，大脑再对其信息进行加工处理（包括解释、比较、增强、抑制、联系、统一），并做出适应性反应。20 世纪 60 年代，美国临床心理学家 Ayres 首先提出感觉统合的概念，认为只有经过感觉统合，神经系统的不同部分才能协调整体运作，使个体与环境相适应。

人体的感觉统合功能在儿童生长发育的过程中，通过机体对外界环境的应答，主动利用自身的感觉功能搜集外界环境信息，对前庭平衡系统、触觉防御系统以及最原始的动作技能产生有效的刺激，而这些刺激使儿童的动作技能、心理健康状态、身体基本素质等儿童生活、学习的基本能力都得到了积极的发展。感觉统合功能的良好发育在一定程度上，能够为提高儿童的身体素质水平和运动技能的发展打下坚实的基础。感觉统合的发展主要包含四个阶段：初级感觉统合阶段（3 岁前）、中级感觉统合阶段（3～7 岁）、高级感觉统合阶段（大于 7 岁至青春期）和感觉整合后阶段（15 岁左右）。有研究表明，人体的感觉统合功能在 13 岁以后，就很难再被纠正和更改，因此，一旦错过 3～7 岁这一时期，就只能通过把握儿童生长发育的黄金阶段——小学时期，来弥补儿童感觉统合的发育不足。皮亚杰曾说："感觉运动成熟与否，是处于前运算阶段的孩子成功与否的基础，缺乏这方面能力的孩子，即使能够用大脑进行记忆型的学习,但在观察、组织、想象以及推理上,会出现大脑功能应用上的困难。”感觉统合功能发育良好的儿童较其他儿童注意力集中程度更高,学习能力更好,理解能力更强,社会交往能力也更好,而其具有的远期效应在一定程度上对儿童成年以后的学习生活、日常生活都产生着不可忽视的作用。

当感觉统合过程无法正常运转时,就会引起感觉统合失调。儿童感觉统合失调(sensory integrative dysfunction)是指各种原因使感觉刺激信息不能在中枢神经系统进行有效地组合,使整个机体不能和谐有效地运作。一旦感觉统合功能出现问题,儿童相应的触觉防御系统、前庭平衡系统以及本体感觉功能都会受到影响。对外界环境信息接收和处理的不准确、不及时会随着时间的推移和儿童年龄的增加,进而导致儿童与同龄人之间的差距明显,儿童容易出现如注意缺陷障碍、孤独症、焦虑症等常见的心理问题。

第三节 运动的发育

运动发育是身体肌肉控制姿势、动作和运动能力的发展,与脑的形态和功能以及脊髓、肌肉的功能密切相关,主要包括粗大运动和精细运动发育。新生儿出生时具有一些原始反射,部分反射运动最终会合并成较复杂的自主动作,是日后运动发展的基础,部分反射会由于脑发育的成熟以及对许多行为自主控制的发展,在出生后几个月就会消失,原始反射的消失延迟将妨碍动作的发育。

一、粗大运动发育

粗大运动(gross motor)指由大块肌肉参与的,如抬头、翻身、翻滚、走、爬等动作,是人类最基础的移动、姿势发育,而这些外观可感知的躯体运动、姿势都与我们的原始反射息息相关,粗大运动的发育与原始反射之间互相影响和制约。

1. 姿势控制 粗大运动的动作与姿势控制紧密相关,完成一些姿势并不是单纯的保持静止和直立,而是与感觉信息相联系的一个动态的过程,这些感觉信息的来源有:皮肤、关节、肌肉的本体感觉、视觉和听觉等。新生儿不能自主地控制姿势,随着颈部肌肉的发育,尤其是颈后肌群的优先发育,2 个月的婴儿能完成俯卧位抬头 45°,6~7 个月的婴儿能独坐,站立也在 1 岁内逐渐发展完成。移动与姿势紧密相联,尤其是个体在学习走路时,如果要直立行走,婴儿必须能够做到一条腿向前摆出的同时单腿平衡,也要具有将重心从一条腿移动至另外一条腿的能力。

2. 平衡 婴儿在很小的时候就会进行两腿的活动,踏步反射就是为了学会走路做准备。控制婴儿两腿交替的神经通路在成长的早期就已经发育完全,几个月的婴儿便会频繁地进行腿的交替活动和踢腿活动。但婴儿从腿部活动到完成独立行走,需要至少 12 个月。这个过程依赖于复杂的机制,其关键在于姿势转变时需要具有高度的平衡感。

3. 动作练习 研究者凯伦·阿道夫在一项研究中比较了熟练行走的婴儿和刚会爬行的婴儿在下坡道时的差异,刚会爬行的婴儿会“不分青红皂白”地往下爬,但常常中途失败。在经过几周的练习之后,会爬的婴儿非常擅长判断哪个斜坡太过陡峭,哪个斜坡能够安全地去探索。刚学会走路的婴儿也同样无法确定哪个斜坡是安全的,而熟练行走的婴儿会通过对环境的评估,选择合适的坡度来爬行,他们很少在坡上摔倒,走路时极为小心谨慎。这是因为重复的动作练习,同时加强了婴儿的记忆和思维能力,随着经验的积累,婴儿将自己观察和积累到的信息和动作结合起来,同时这也体现了知觉-动作在动作技能发展中相伴而生的重要性。

二、精细运动发育

精细运动(fine motor)指个体主要依靠手及手指等部位的小肌肉群的运动,在大脑感知觉、意识等的控制下完成的精细运动技能。精细运动技能不仅仅是手指间的功能,它还涉及感觉、知觉等各种体验。

1. 协调　相比大运动的协调而言,精细运动则涉及手指间精巧动作的活动,婴儿对于精细运动的控制能力很弱,但他们已经具备了协调手臂、手和手指动作的基本能力。伸出手臂抓取物品就是婴儿与周围环境互动能力的重要显示。刚开始,他们只会大幅度地移动肩膀和手肘,甩出手臂去抓取物品。随后,他们渐渐地会移动手腕、旋转手臂、协调手指。感知-运动的相互协调对婴儿的发育也起着必不可少的作用,例如 4 个月大的婴儿非常依赖于触觉来决定如何抓握物体,而 8 个月大的婴儿更倾向于视觉引导。

2. 经验　与粗大运动一样,重复的动作练习会加强婴儿的精细运动,婴儿的经验对其抓物和够物起到了重要作用,特别是当他们能够将示指和拇指对捏的时候,婴儿非常乐意捡起细碎物品,多数婴儿练习示指与拇指对捏的时间与练习爬行的时间一致,婴儿在练习爬行时,会捡起地上一切东西放进嘴里。有研究发现,婴儿一只手戴着"黏性手套"玩要,手套的边缘粘住玩具的边缘,这样婴儿的另一只手可以较容易地抓取玩具。结果发现,戴手套的婴儿比不戴手套的婴儿在伸手抓物上较同龄婴儿领先。

三、儿童运动发育特点

1. 儿童运动发育规律

(1)从头到尾:运动的发育体现出从头侧到尾侧的规律。"二抬四翻六会坐,七滚八爬周会走"的发育规律即从头开始发育,先学会抬头;然后腰部发育;随即会坐、会滚、会爬;最后会走路。

(2)由粗到细:协调运动会先发生于近侧的肌肉群,然后是四肢。正如我们的翻身、爬、坐等粗大运动是精细运动的基础。

(3)由不协调到协调:从一个简单的翻身到爬、走、跳,或又是从简单的握持玩具到会用汤匙,会写字、画画,这都是儿童从不协调、无意识运动到各个系统相互协调、精细运动的发展。

(4)由无意识转变为有意识:婴儿的动作由刚开始的无意识慢慢表现为有意识、带有思维的语言及行为。

(5)运动发育存在着个体差异:运动发育不仅跟神经系统发育有关,可能还与儿童性格特点、骨骼发育等其他因素有关。在评估儿童运动发育情况时,不能使用标准年龄界限的运动里程碑来进行界定,还需全面评估儿童的性格、心理,再判断是否有运动发育的落后。

2. 运动与平衡　婴儿的运动依赖于其出生时唯一髓鞘化的感觉系统——前庭系统。前庭系统的发育与躯体位置和运动共同保障了人的日常生活。头部的运动能够被内耳的某些结构所感知,这些结构帮助人体保持平衡和方向。婴儿迈出的第一步绝对是他所经历的躯体位置与运动的结合,这也暗示着婴儿与周围的环境是双向协调平衡且同步的。

3. 运动与其他感觉　抱起、亲吻、嬉笑、逗闹和慢慢摇晃婴儿,可以帮助婴儿感觉的发育。马勒等人认为,儿童早期的视觉发展依赖于张望和移动的经验以及之后突触强度和神经放电模式的变化。所以,父母抱孩子这个动作,可以为婴儿的感觉系统提供所需要的信息。另外,脑对躯体运动信息的加工都会涉及感觉反馈,婴儿会根据自身和较远空间的躯体感觉来移动手、胳膊、腿和头，从而达到目的。

4. 运动与大脑　大脑中邻近的动作地图和感觉地图证明了躯体感觉系统和运动之间的密切关系，这些功能主要分布在运动皮质、额叶以及顶叶。这些地图依据躯体部位的灵敏性、使用度以及特定躯体部位对感觉信息的敏感性，将躯体置于一个小规模、尺度可变化的量表上。各个地图之间相互协作，即使地图被安排在特定的区域，信息的向上传递仍需要所有皮质和其他脑区的参与。然而，只有通过反复尝试错误、模仿他人以及整合感觉反馈系统，大脑才能形成足够复杂的“电路联结”模式，进而为人脑提供框架，促使其顺利完成活动和反应，也促进了大脑功能自身的不断丰富与完善。

因此，儿童粗大运动和精细运动发育，一方面需要神经系统的支持才能得以实现；另一方面运动本身又很好地促进了神经纤维之间的联络通路连接和反应灵敏性，从而促进了大脑的发育。

第四节　语言的发育

语言是基于符号系统的口头表达、书面及标记等的一种交流形式，是我们日常生活与交流中不可缺少的部分，是我们连接彼此的纽带。不同的文化形成不同的语言，我们借助语言来进行沟通、交流、读写。语言和其他形式的交流方式都是从最初的信号逐渐发展成为思维的标志。语言的发展不仅需要思维、认知的结合，还与语言环境有着密切关系。

一、语言产生的机制

对语言产生机制的探究离不开神经科学，人类大脑约有 860 亿个神经元，每个神经元又有上千个突触并与其他神经元相连接，构成非常复杂的连接网络，而每一个突触又都是一个复杂的个体，内含数千种不同的信号传输蛋白。我们做任何活动，使用的都只是大脑整合的部分资源，在这个过程中部分脑区是活跃的，另一些脑区是不活跃的。如枕叶皮质一般在实施视觉功能时是活跃的，小脑一般在实施运动知觉协调功能时是活跃的。我们所有的认知活动都是通过特定脑区的神经活动产生和实现的。

1. 语言产生机制的探索　由于大脑的高度复杂化，目前对大脑语言机制的研究还没有定论，尤其对儿童语言发育的大脑机制的探讨更为有限。心理学家埃里克·勒纳伯格探讨语言的生物机制，提出语言习得的关键期假说，研究者开始探索儿童如何能在如此短的时间内，获得如此多的语言知识，其背后的神经生物基础是什么。有研究者提出，大脑发育过程中，灰质减少和白质增加可能与语言习得的敏感度及语言习得的关键期存在紧密关联。其中比较有影响的一个猜想是白质纤维束的髓鞘化和语言学习的敏感度直接关联，髓鞘化的过程强化了已经建立的神经网络连接，并抑制了目标区域新的神经元的生长。运用到语言习得上，白质髓鞘化尚未完成时，白质纤维束是灵活、具有可塑性的，因此大脑学习语言的能力比较强；而随着髓鞘的增加及髓鞘化的完成，白质纤维束固定了，因此大脑的可塑性就降低了，语言学习的能力也就变弱了。

2. 语言产生的相关理论

(1)强化理论：强化理论强调后天学习在婴儿语言发展中的作用，以斯金纳为代表的操作性条件反射为基础的强化理论表明，婴儿言语的获得是通过操作性条件反射而形成的。该理论强调的是强化的作用，认为父母总是对孩子的语言、发音活动进行适当的鼓励以及父母及时做出反应,会刺激孩子语言的表达和发音。成人的语言强化对婴儿的语言学习发展起着重要的作用,比如婴儿最常先说的话是父母最常重复的“mama”或者“baba”。

(2)转化生成理论:语言是人类与生俱来的一种能力,在多样的语言下存在着人类不同种族、不同地区之间共同的基本形式,即语法形式。只要有适当的言语信息输入,婴儿就能够学会任何一种语言。但是由于人类的语法规则十分复杂,而婴儿的认知水平很低,所以婴儿不能在短时间内学习正确的语法规则,从而表达语言。美国语言学家乔姆斯基认为,婴儿先天具有一种普遍语法,语言获得过程是由普遍语法向个别语法转化的过程。这一转化是由先天的“语言获得装置”实现的,这个“装置”是一个先天的系统,存储着人类的所有语言的共同语法法则。婴儿启动了该“装置”,就会容易理解别人的语言,从而掌握这门语言。但该理论还没被证实。后来,乔姆斯基对其理论进行了补充,作为语言获得基础的这种先天机制需要后天及时地暴露于语言刺激下才能被激活,否则就会失效。

(3)相互作用理论:以皮亚杰为代表的认知发展理论强调,环境和主体的相互作用对语言发生和发展有重要影响。他们认为,在婴儿的语言发展中,不仅受到遗传因素的影响,还受到环境的影响。语言是儿童的一种符号功能,语言源于智力并随着认知结构的发展而发展。这一理论主张儿童语言的学习,要结合儿童先天的语言能力及后天语言学习的环境。

二、语言发育的影响因素

正常的成年人从外界接收信息后,就会由大脑分析、理解,然后再传递到感觉器官进行表达。而对于儿童来说,他要一步一步地学习如何通过感觉器官去发音、去感知,综合环境中收集到的信息,再通过自己尚未完全发育的语言加以表达出来。语言的发育受生物学、环境等因素的影响。

1. 生物学因素对语言发育的影响 语言的表达是人类作为高级动物的象征,在理解和表达语言阶段,都需要特定的发音器官以及特定功能的神经系统支持。

(1)大脑皮质特定的语言区域:在大脑损伤的患者身上,发现两个涉及语言的区域(图 2-2):①布洛卡区,即大脑左侧额叶的一个区域,负责产生词汇;②韦尼克区,即大脑左半球中参与语言理解的区域。一般情况下,布洛卡区与口语加工相关,但研究者将其具体界定为与语言产出相关的区域,比如负责嘴部的部分。韦尼克区与语言理解和短时记忆功能有关。它们任何一个区域的损伤都会引起失语症的发生,即语言产生的缺失或损伤。布洛卡区受损的个体在产生语言上出现困难,但能理解他人的语言。韦尼克区受损的个体语言理解能力差,但通常能够流利地说出无意义的语言。可见,正常的生理学基础是语言发育的重要基础,只有保证大脑、发音器官等的正常发育,发音和表达才不会受到影响。

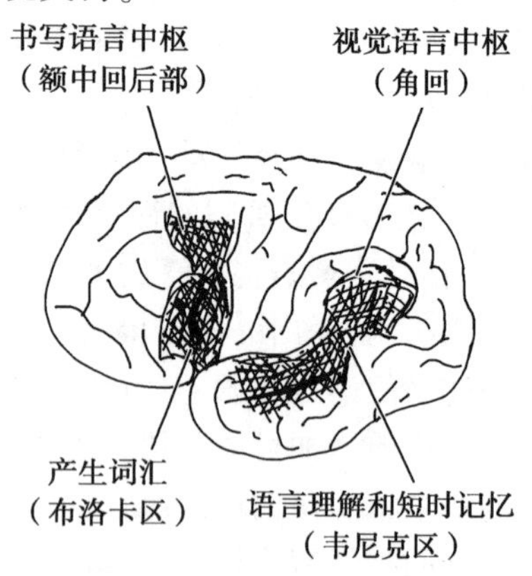

图 2-2 语言中枢的分布

(2)正常的语言发音器官:人类语言的发生过程是听觉器官、发音器官和大脑语言中枢共同作用的结果。语言信号通过感受器传入到大脑中枢分析器,信息通过中枢系统的综合、整理,然后通过语言表达中枢进行表达。其中的任意部位出现问题,都会直接导致语言的发育障碍。当听觉器官受损,就接收不到外界的大部分刺激,当然也就不会有语言的交流。而我们的发音器官是语言表达的一个重要器官,发音器官受损,就只能通过我们的肢体、动作、手势等来表达内心的想法。大脑语言中枢是一个信息整理、发送指令的中枢,语言中枢的受损,可能会表现出词不达意、胡言乱语、答非所问等情况。就像本章成长故事中的海伦·凯勒,尽管她的发音器官正常,但当听力丧失后,语言习得遇到了极大的困难,家庭教师利用她的触觉来刺激中枢神经系统接受和整合信息。

2. 环境对语言发育的影响　语言并非在远离社会的孤立环境中学习。在日常生活中,社会互动对婴儿的语言学习有着极大的促进作用,“狼孩”的故事便是很好的体现。一个婴儿从小在狼群中长大,外观既像人类又像狼,不会发出词语或者句子,听不懂人类讲话。“狼孩”的大脑发育及听觉、发音器官等没有问题,但由于缺乏语言环境的刺激,他便不会发音或者与人交流。

大量研究者描述了环境经验对儿童语言技能的影响,很多语言专家认为,儿童的经验、所要学习的特定语言、学习语言的情境,都会强有力地影响语言的学习。

(1)模仿——婴儿语言发育的开端:母亲是与婴儿接触时间最久的照护者,也就成为了婴儿最常交流的对象。婴儿的交流是通过面部表情、身体活动和眼睛注视进行的。在与外界的交流中,尤其是声音、语言的刺激对婴儿来说更为敏感。母亲与婴儿的交流中存在一种奇妙的同步状态,这种同步状态如母亲说话和唱歌并停下来让婴儿模仿发声和活动(这本身就是一种对话),是婴儿语言发展的开端。刚出生42天的婴儿就能模仿吐舌头,婴儿通过模仿来记住他人,当婴儿长大到7~8个月,模仿变得越来越重要,婴儿开始重复成人的动作,他们甚至能将自己的行为同特定的情境结合起来,比如在适当的场合挥手表示再见。大约到了14个月时,婴儿开始意识到被模仿并做出反应。模仿作为一种交流工具,有助于婴儿语言的学习和发音。

● 学习链接 ●

梅尔佐夫“婴儿模仿记忆实验”

1977年,梅尔佐夫在*Science*上发表了他对新生儿模仿能力的研究。刚出生2~3周的婴儿能够面对面模仿成年人所做的面部表情,如伸舌头、张大嘴和嘟嘟嘴。尽管2~3周的婴儿看不到自己的脸,但面对大人所做的表情,婴儿可以用自己的对应面部器官,做出相同的动作,完成模仿。而且,婴儿不只会当面模仿,他们还会延迟模仿,这种方式相比即时模仿,展示了婴儿强大的记忆力。

(2)儿化语——婴儿接触最早的语言:从婴儿出生到3岁左右,母亲以及大多数的成人对孩子的说话方式是十分有趣的,无论是讲话的速度、音调还是语气,都充满着温暖、柔和,这种用儿化语说话的方式,在与婴儿交流中也起着重要的作用。研究发现,早产儿在听见儿化语时,似乎比在被触摸时更容易得到抚慰。许多研究发现,即使是来自不同的国家和不同文化背景的成人,都采用了相似的说话方式。例如在汉语中,不同的声调会使同一个词具有不同的含义,但即使是这样,中国的母亲都不约而同地使用了同样的音调,各国的摇篮曲也具有跨文化的相似性。

(3)语言发展的关键期:在儿童发育时期,语言能力受大脑右半球的支配。在成长过程中,语言能力要从右半球转移到左半球,即大脑侧化效应。侧化效应一般发生在2~12岁这一关键期,在大脑发生侧化效应之前,如果左半球受损,语言能力就能留在右半球;如果在侧化效应发生之后左半球受损,就会失去语言能力。

三、语言发育的过程

语言发育过程可分为发音、词义理解和词汇掌握、表达三个阶段。

1. 发音阶段 刚开始的语言发音阶段跟母语没有关系,因为此时的婴儿还不能准确地对语言的含义进行分析、综合。婴儿期是学会发音、最初音节和词语的阶段,多数婴儿在1岁左右可以说第一个词语。从呱呱坠地开始,婴儿将哭声分化为单个音节,慢慢地变为多个音节,最后正确模仿大人的音色,说出第一个有意义的词语。

(1)单音节阶段(约0~4个月):此时的婴儿只能发出单个音节,如"ha""ma"等,慢慢地婴儿会通过发出不同高低的声音来表达自己的诉求和心情。

(2)多音节阶段(约4~10个月):可发出双音节,如"mama"等重复多见的发音。婴儿可自言自语地发出声音,但自己并不懂其中的含义。

(3)喃语阶段(1岁左右):语言进一步发展,开始学会向大人模仿一些词语,可以感知到大人的面部表情,通过对大人的观察与分析,理解词语的一定含义,也会对大人说的词语表示反应。比如当你跟小朋友说"拜拜"时,他会对你摇摇他的手。

2. 词义理解和词汇掌握阶段 随着各个系统的发育,听觉、语言中枢的功能也逐步加强,该阶段的语言发展与本身的母语和语言环境有着很大的关系,不同地区、民族的语言对同样的事物所定义的词语不同,婴儿所接触到的词语含义也就不同。婴幼儿对于词语的理解先从单个词语开始,一般先为名词,然后再是动词、形容词等。有学者把该阶段分为以下几个步骤。

(1)语言理解阶段(约1~1.5岁):1岁左右的儿童可大约理解20个词汇,此阶段的婴幼儿不能准确地用语言表达自己的诉求,但能通过手势、动作来交流。随着词汇量的增加,婴幼儿讲话的积极性也会增强。

(2)语言词汇增加阶段(约1.5~3岁):这一阶段婴幼儿的词汇量飞速地增加。刚开始,婴儿只会使用单个词语来表达自己的诉求,如"妈妈""车车"等简单词语,随着词汇量的增加,慢慢会出现多个词汇的表达,然后会是一个短句,如"我吃饭"等一些表达基本需要的句子。随即会慢慢地用对话的形式进行交流,一般是回答的形式,而有些婴儿也会向你表达出日常生活中他所关注的问题。

3. 表达阶段 表达贯穿着整个婴幼儿阶段,1岁以下的婴儿最擅长通过自己的哭声来表达自己的诉求与心情,伴随着一些肢体动作和面部表情来与外部的世界进行交流。慢慢地,表达方式转变为发音的表达,由单个音节到词语,再到句子,直到正常地与人交流。语言的表达是人类区别于其他动物的高级形式,是思维、记忆、感知觉等共同的结合体,加上区域、民族等不同环境的文化熏陶,形成每个婴幼儿独特的语言表达方式。所以,该阶段的语言学习氛围直接决定了以后儿童语言的表达方式和表达水平。

3岁左右的儿童能说出自己的姓名、年龄、日常生活中常见的物品、图画等。对于学龄期的儿童来说,他们对于词汇的理解更具有分析性和逻辑性,开始出现更复杂的语言形式,喜欢听父母讲故事。7~8岁儿童能使用抽象的语言来探讨及思考问题,其语言能力与儿童的学习成绩相关。渐渐地,儿童的表达也从口头表达转变为书面表达,此阶段与儿童已经上学有关,随着大量的信息接触,儿童的语言表达能力大幅度增强。12岁左右儿童语言表达能力已经基本与成人相似。

大脑的发育是生命活动的起源，感知觉作为人类认识世界的基础，随着其发展，婴幼儿的运动、语言能力也逐渐发育。三者相互影响、相互促进，作为儿童发展的生物学基础，缺一不可。

拓展专栏

儿童孤独症

相比于鲜艳亮丽、阳光朝气、欢声笑语的儿童节，世界上有这样一个日子，叫作“世界自闭症日”。从2008年开始，每年的4月2日为孤独症儿童的关注日。患儿童孤独症的小朋友如同来自另外的星球，对周围的事物很少感兴趣，与父母、朋友等不易建立亲密的关系，喜爱在自己的世界里畅游，对数字、曲谱、排列组合等尤其感兴趣。孤独症儿童语言、社交等能力不足，患儿自身的发展、生活存在着很多的困难。

1. 概念　儿童孤独症(childhood autism)是发病于婴幼儿时期的心理发育障碍性疾病，是以社会交往障碍、交流障碍、活动内容和兴趣的局限及刻板重复样的行为方式为基本特征的严重神经发育行为障碍性疾病。因孤独症患儿有不同的临床表现，故称孤独症为谱系疾病。

正常人面对日常生活中的语言、颜色、物体活动等刺激时，会表现出各种不同的个体反应。而孤独症患儿对这些刺激不会表现出明显的反应，甚至表现为漠不关心、不感兴趣。比如患儿会回避目光接触，对他人的声音、呼唤及逗弄缺少兴趣和反应，呼之常常不理，对陌生人也缺乏相应的恐惧。

2. 临床表现

(1)社会交往/交流障碍：社会交往障碍是孤独症患儿最主要的临床表现。儿童缺乏与他人的交流与接触，即使是对父母也表现不出太多依赖的情绪，很少主动寻求父母的关爱与陪伴，对身边亲人的离去与归来，不能表现出如常人般喜悦和悲伤的心情。喜爱独自玩耍，不喜欢与身边的小伙伴交流或者不知道如何与其他人交流。即使自身听力不存在问题，也会对父母的指令不为所动，很少回应外界刺激。孤独症患儿的语言交流存在明显的障碍，可出现语言发育迟滞或者倒退的现象，这也是大多数孤独症患儿就诊的原因。

(2)兴趣狭隘及重复刻板行为：孤独症患儿会对某些特定的玩具或者物品感兴趣并出现重复刻板行为。比如反复转圈圈、来回走动、排列组合等，对自己感兴趣的物品，如转动的风扇、车轮等，会一直循环重复地观察，会反复地听自己喜欢的音乐等。对大多数小朋友感兴趣的物品，如摇摇车、动画片等，一般无兴趣。部分孤独症患儿还会出现感知觉的异常，会对某些声音等，表现出极度的喜欢或者恐惧，不喜欢身体接触，有的还会伴有痛觉的缺失。

(3)智力不协调：孤独症患儿的智力发育大不相同，有的患儿智力超群，也有的患儿表现为智力低下。其中智商较高的患儿更难确诊为孤独症。部分患儿表现为记忆超群，尤其是机械记忆较好，或音乐、绘画等艺术能力较好；或对于数字、车牌等记忆，计算能力超强。

孤独症的确诊存在一定的难度，不同的患儿临床表现不同，及早发现其存在的问题，早期识别、早期诊断及治疗，能最大程度地改善患儿的生活质量。

3. 分级　不同程度的孤独症患儿感知觉受损的严重程度也不同。

(1)三级：迷恋固定的仪式和/或重复行为，很难从自己感兴趣的事物中挣脱出来，伴随着严重的社交功能及语言表达障碍。

(2)二级：重复刻板行为及固定的仪式、动作，即使只是随意地观察便能发现。伴随明显的语言表达、交流障碍，缺乏主动性社交。

(3)一级:社交兴趣降低,存在社交困难。固定的仪式和重复动作会在某一个场合显著影响患儿的功能。

4. 治疗 目前对于孤独症没有统一的治疗标准,对不同程度的孤独症患儿给予的帮助不同,以教育训练为主,促进患儿在社交、学习、生活方面的能力,改善患儿日后的生活质量。患儿的预后与其病情的严重程度、智力发育水平、治疗干预时间、干预程度有关。开始干预时的年龄越小,患儿的智力发育越好,以及教育强度越大,预后会相对较好。

因孤独症病因未完全阐明,所以目前尚无药物能对症治疗。应排除可治疗的医学疾病及改善相关的环境因素,患儿的行为症状仍然明显影响功能或对治疗反应不理想,可以考虑在专科医生的指导下,适当采用精神药物辅助治疗。

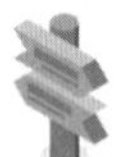

学习路标

1. 结合海伦·凯勒的故事,讨论她的感知觉之间是如何相互作用及发展的。

感知觉是我们接触和认识世界重要的基础,当某种感知觉因故缺失时,其他感知觉能力就会被增强。如盲人的听力和触觉会超于常人。海伦·凯勒是一位听障、视障患者,她通过触摸的方式,一步一步地认识世界。感知觉的发展受很多因素的影响,在儿童发育的过程中,不同的感觉之间相互影响,当部分感觉缺失时,可以通过不断练习另外的感知觉来弥补缺失。

2. 对运动发育的进程进行概括。

在婴儿阶段,许多原始反射进一步退化为更高级的运动形式,此时粗大运动与精细运动共同发育,大肌肉的运动得到进步的同时,手指间的精细运动也逐渐进步。运动的发育不仅与神经、肌肉的发育息息相关,还与我们的感知觉发育有着密切的联系。儿童运动能力也随着神经系统的发育逐渐发展,从爬、走等基本运动功能的形成,到跑、跳、踢等高级运动技能的建立,再到高级运动能力的综合发展与逐渐协调并精细,至青少年时期,运动发育几乎与成人一致。

3. 讨论语言发育迟缓与感知觉发育之间的相互联系。

语言能力包括听、说、读、写。语言发育迟缓除了语言器官本身受损,大多与感知觉统合不足有关。婴幼儿的听觉、视觉等发育都会直接影响语言的发育,神经传导的任何部分受损,都会造成语言能力、阅读理解不足等,形成听、说、读、写困难。

【思考题】

1. 脑解剖结构与脑功能发育之间存在怎样的联系?

2. 大脑的发育是如何与运动、感知觉、语言的发育产生联系的?

3. 从胚胎到儿童期结束,你认为哪些成长过程或环节可能影响儿童的感觉统合能力的发展?

4. 结合海伦·凯勒的故事,思考在人类的发育过程中,听觉、视觉的受损会影响哪些功能的发育。

(陶秋吉)

第三章

儿童身体发育

学 习 目 标

◆ **掌握**

儿童体格生长的常用指标;儿童体格发育的评价方法。

◆ **熟悉**

儿童常见的体格生长偏离类型;与生长发育有关的各系统的发育规律。

◆ **了解**

儿童体能发育与评价方法。

典型成长故事

梅西与生长激素

1987 年 6 月 24 日,在阿根廷圣菲省罗萨里奥市,一个名叫里奥内尔·安德雷斯·梅西的婴儿出生了。7 岁那年,梅西进入纽维尔老男孩足球学校。11 岁时,医生发现梅西体内生长激素分泌出现问题,梅西生长发育相当迟缓,快满 13 岁时,梅西的身高看起来仅仅像个 8 岁的孩子,这对于一名足球少年来说是致命的,这会阻碍他的骨骼生长,这个问题也给梅西的整个少年时期带来很多困扰。

幸运的是,在那个年代,生长激素已经可以从动物体内提取,于是梅西开始接受生长激素治疗,但是每月 1 500 美元的治疗费用是梅西的家庭无法承受的。为此,父亲不得不为球队打工,以换取治疗费用,但这不是长久之计,很快梅西的治疗中断了。就在他足球生涯几乎就此中止的时候,事情出现了转机。2000 年 9 月,梅西的父亲前往巴塞罗那工作,并不时为梅西寻找机会。在著名经纪人明戈利亚的引荐下,梅西参加了巴萨(球队)的试训,试训场上的他连中 3 球,引起时任巴萨技术总监雷克萨奇的注意,并且巴萨俱乐部毫不犹豫地同意他在俱乐部注册并且安排他去最好的医院治疗。经过注射生长激素的治疗,梅西身高达到 170cm,为他未来成为足坛名将起到了重要作用。之后,梅西通过自己的努力,加上他自身具有的天赋,2004 年上演巴萨一线队处子秀。从此,梅西开始崭露头角,渐渐成长为巨星。

若当初梅西的父母未及时关注孩子的生长情况,未发现梅西生长激素缺乏的问题,可能将使其错过最佳的治疗时机。

儿童处于不断生长发育的过程中，这是儿童与成人之间最大的区别。梅西曲折的身高增长过程揭示了怎样的规律？本章将主要探讨儿童体格生长常用指标与评价方法，儿童常见的体格生长偏离类型，儿童体能发育与评价方法等，从而认识儿童的身体发育特征。

第一节 儿童体格生长

对儿童体格生长情况的定期监测和评价，是儿童保健的重要内容。通过监测评估并与群体水平进行比较，可早期发现儿童的生长偏离，查找原因，进行干预，以帮助儿童顺利地完成生长发育过程。

一、儿童体格生长的常用指标

（一）体重

体重（weight）是身体各组织、器官系统及体液重量的总和，骨骼、体脂、内脏、体液是体重的主要组成成分。因体脂和体液重量易受营养和疾病影响，使体重易于波动，所以体重是反映体格生长与近期营养状况的灵敏指标，也是计算儿童用药量、液体量和奶量的重要依据。

1. 增长规律　年龄越小，体重增长越快。新生儿出生体重与胎次、胎龄、性别及宫内营养状况有关。根据国家卫生健康委员会《7 岁以下儿童生长标准》（WS/T 423—2022），男婴出生体重第 50 百分位数为 3.5kg、女婴为 3.3kg，超过世界卫生组织（WHO）的参考值（男婴第 50 百分位数 3.3kg、女婴 3.2kg）。

新生儿出生后可有生理性体重下降，大约在出生后 3~4d 降至最低点，以后逐渐回升，至 7~10d 可恢复到出生时体重，下降的体重不超过出生时体重的 10%，但早产儿体重恢复则较迟。

出生后体重增长应为宫内体重增长曲线的延续，与营养、疾病等因素密切相关。随着年龄增加，体重增长速度将逐渐减慢。生后 3~4 个月体重约等于出生体重的 2 倍，1 岁时体重约为出生体重的 3 倍。生后第一年是体重增长最快的时期，系第一个生长高峰。生后第 2 年体重增长约 2~2.5kg，2 岁时体重约为出生体重的 4 倍。2 岁至青春期前体重增长减慢，稳速生长，年增长值约为 2kg。青春期开始后，体重增长又再次加快，每年增长 4~5kg，持续 2~3 年，这是第二个生长高峰。

可用以下公式粗略估算儿童体重：

1~6 个月：体重（kg）= 出生体重+月龄×0.7

>6~12 个月：体重（kg）= 6+月龄×0.25

2~12 岁：体重（kg）= 年龄×2+7（或 8）

体重增长过程中，同一年龄男童与女童增长情况不一致。10 岁前男童较女童重，10~14 岁女童体重超过男童，14~16 岁时男童体重又可超过女童。因此，儿童时期，男童和女童的体重增长程度会出现两次交叉；同一年龄同一性别儿童体重的增长，也有一定的个体差异，其波动可在±10%范围。所以，大规模儿童生长发育指标测量所得的数据均值，只能提供参考，对个体连续监测并和自身进行比较才更能说明儿童的体重增长相关问题。

2. 测量方法　体重测量前，均应检查体重秤是否归零，宜在空腹、排空大小便、裸体或穿贴身单衣单裤的情况下进行。如果不只穿单衣单裤测量,则应设法扣除衣服重量。称体重时,婴儿可取卧位;1~3 岁可取坐位;3 岁以上可取站位,两手自然下垂。3 岁以下儿童最好用载重 15kg 台式秤(图 3-1)测量,置婴儿于秤盘中央称重,精确到 0.01kg。3 岁以上儿童用立式秤(图 3-2)测量,精确到 0.1kg。对于不合作或危重患儿,可由护理人员或家属抱着儿童称体重,减去成人重量和儿童所穿衣服重量即为儿童体重。

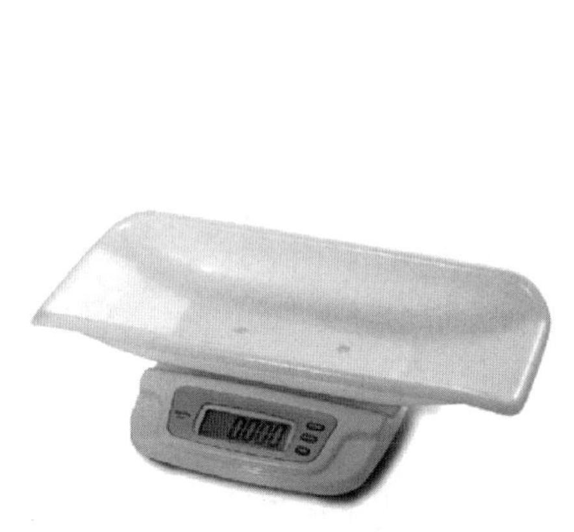

图 3-1　台式秤

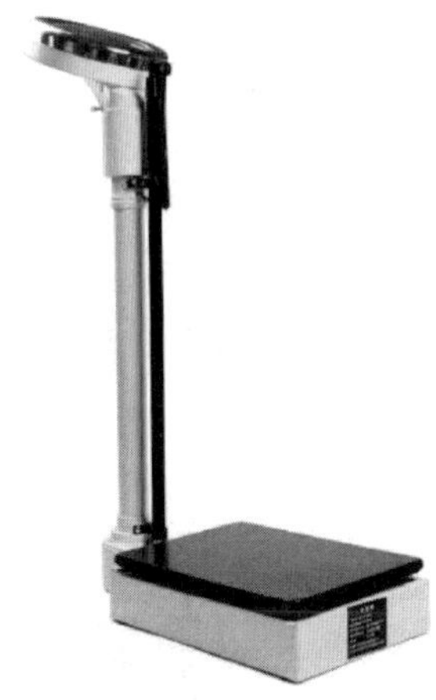

图 3-2　立式秤

（二）身高/身长

身高(height)/身长(body length)指从头顶至足底的长度,是头、脊柱和下肢的长度总和。3 岁以下儿童卧位测量称身长,3 岁以上儿童立位测量称身高。卧位与立位测量值可相差 0.7~1cm。身高/身长受种族、遗传和环境因素的影响较明显,与短期营养状况关系不明显,但与长期营养状况密切相关,是评价儿童体格生长发育水平的重要指标之一。

1. 增长规律　身高的增长规律与体重一致,年龄越小,增长越快。新生儿出生时,平均身长为 50cm;生后第 1 年身高增长最快,可增长 25cm,为第一个生长高峰,其中前半年平均每月增长 2.5cm,后半年平均每月增长 1.5cm,1 岁时平均身高为 75cm;至第 2 年身长增长速度减慢,平均增长约 10~12cm,到 2 岁时平均身长为 85~87cm;2~12 岁身高稳步增长,平均每年增长 5~7cm。

2~12 岁身高粗略计算公式:

$$身高(cm)=年龄\times7+75$$

身高与体重一样,男女儿童增长情况不完全相同。青春期前同年龄男童高于女童,但由于女童青春期启动早于男童,此时女童身高可超过男童;一旦男童进入青春期,身高又迅速超过女童。所以,儿童期男童和女童的身高增长也有两次交叉(见图 3-3)。青春期是身高增长的第二个高峰期。

2. 测量方法　3 岁以下儿童卧位测量身长(图 3-4),测量时脱去儿童的鞋帽,仅穿单薄衣裤,仰卧于量床底板中线上,将头扶正,头顶接触头板,身体平躺,测量者位于儿童右侧,一手按直儿童膝部,使下肢伸直,另一手移动足板使其紧贴儿童两侧足底,并与底板互相垂直。如果刻度在测量床两侧,当两侧数字相等时读数,记录精确到 0.1cm。3 岁以上儿童测量身高时(图 3-5),脱鞋后直立站在底板上,挺胸收腹,两眼平视前方,头部保持正中位置,两臂自然下垂,足跟靠拢,足尖分开约 60°;足跟、臀部、两肩胛骨中间、头后四点紧靠立柱。测试者立于右侧,测量板向下滑动,直到与头部顶点接触,读数并记录结果,同样精确到 0.1cm。测量女童注意解开头顶或后脑勺的辫子。

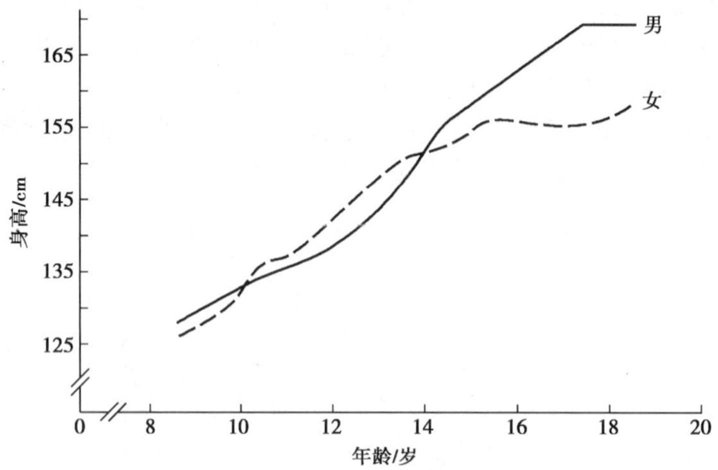

图 3-3 男、女儿童身高曲线的两次交叉

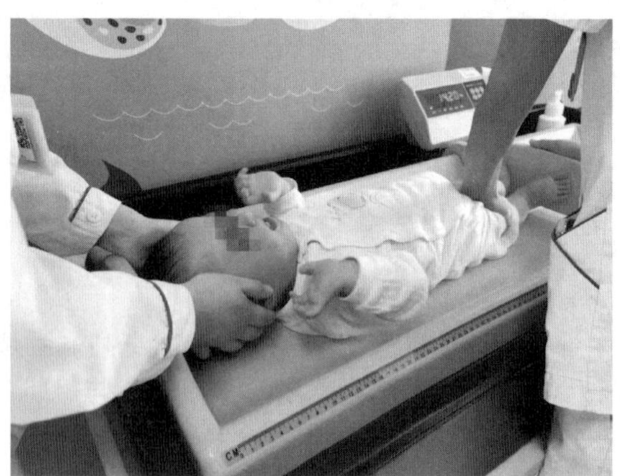

图 3-4 3 岁以下儿童身长的测量方法

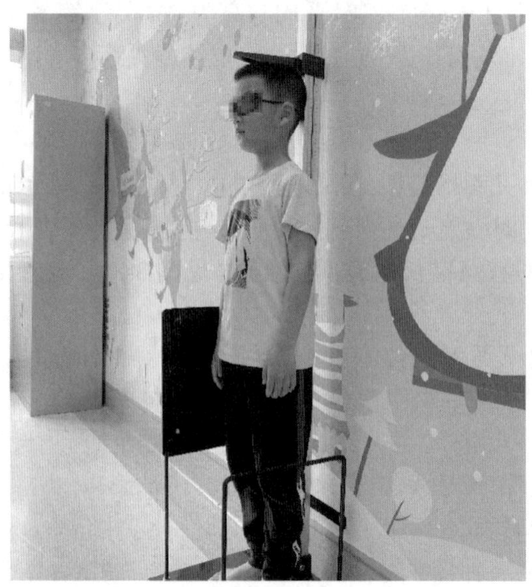

图 3-5 3 岁以上儿童身高的测量方法

（三）坐高

坐高（sitting height）指头顶到坐骨结节的长度，与头颅和脊柱的发育密切相关。3 岁以下儿童仰卧位测量，称顶臀长（crown-rump length）；3 岁后用坐高计坐位测量，称坐高。坐高与身高的比例可间接反映肢体与躯干的比例，也可辅助诊断某些疾病。如克汀病、软骨发育不全，坐高占身高的比例可大于正常同龄儿童。

1. 增长规律　由于下肢增长速度随年龄增长而加快，坐高占身高的百分数随年龄增长而下降。正常新生儿出生时坐高占身高的比例为 67%，4 岁时约为 60%，6~7 岁时小于 60%。

2. 测量方法　3 岁以下的儿童，仰卧位测量顶臀长（图 3-6），测量者左手提起儿童下肢，膝关节弯曲，膝髋关节呈直角，同时使骶骨紧贴底板，大腿与底板垂直，移动足底板，使其压紧臀部，读刻度，精确到 0.1cm。3 岁以上的儿童测量时取坐位（图 3-7），测量时使骶部紧贴立柱，然后坐直，两大腿伸直面与躯干呈直角，与地面平行。头与肩的位置与测量身高的要求一致。

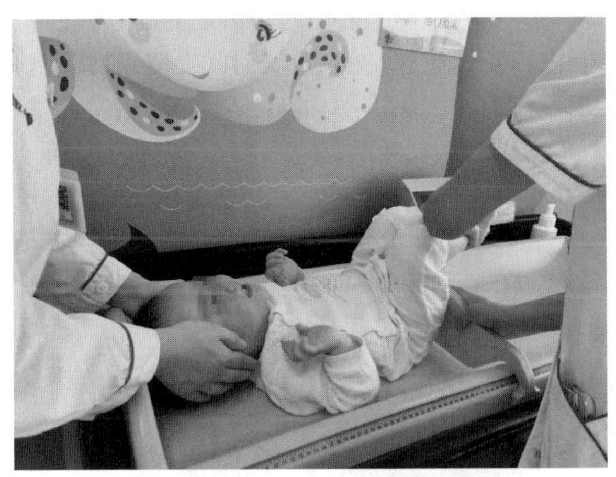

图 3-6　3 岁以下儿童顶臀长的测量方法

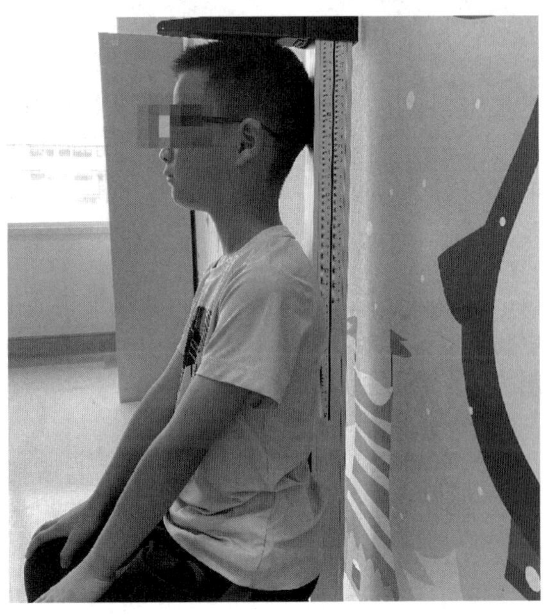

图 3-7　3 岁以上儿童坐高的测量方法

（四）头围

头围（head circumference，HC）指自眉弓上缘经枕后结节绕头一周的长度，反映脑和颅骨的发育。头围过小可见于头小畸形；头围过大或增长过快可见于脑积水、颅内肿瘤等。

1. 增长规律　出生时头围相对较大，新生儿平均头围为 34cm。在 1 岁以内增长较快，1 岁时约 46cm；1 岁以后头围增长减慢，2 岁时约 48cm；以后增长更加缓慢，5 岁时 50cm，15 岁时 54~58cm，基本接近成人。因此头围的测量在 2 岁以内更有价值。

2. 测量方法　取仰卧位、立位或坐位，测量者位于儿童的前方或右侧，左手将软尺零点固定于右侧眉弓上缘，紧贴头部皮肤绕经枕骨结节最高点及左侧眉弓上缘回到零点，读数精确到 0. 1cm（图 3-8）。测量女童时应注意辫子的影响。

（五）胸围

胸围（chest circumference，CC）指沿乳头下缘经肩胛骨下角绕胸一周的长度，反映胸廓、胸背肌和呼吸器官的发育程度。头围、胸围生长曲线交叉时间与儿童的营养及胸廓发育有关，可以粗略地对儿童营养状况进行评价，营养状态较好时交叉时间提前，营养状态较差时交叉时间延迟。

1. 增长规律　出生时胸围略小于头围 1~2cm，平均 32cm。1 岁时胸围约等于头围，出现头围、胸围生长曲线交叉；1 岁以后胸围逐渐超过头围，1 岁到青春期早期胸围大于头围，其差值约为儿童年龄减 1。

2. 测量方法　测量时 3 岁以下儿童取卧位，3 岁以上儿童取立位。被测儿童两臂自然下垂或平放，均匀平静呼吸。测量者位于儿童的前方或者右侧，左手将软尺上缘固定于右侧乳头下缘，经两肩胛骨下角下缘和左侧乳头下缘绕至零点，取平静呼气、吸气的中间读数，精确至 0. 1cm（图 3-9）。

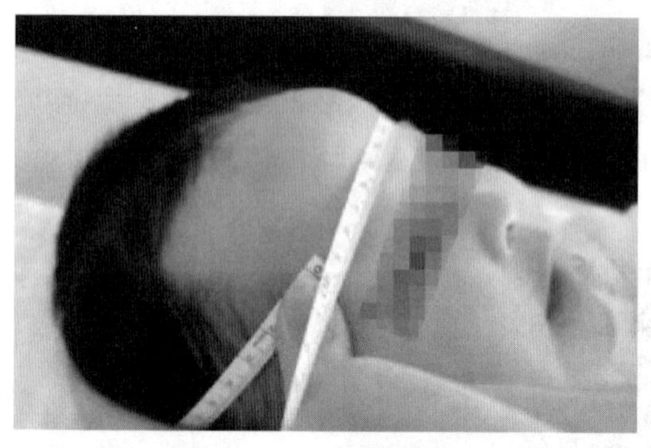

图 3-8　头围的测量方法

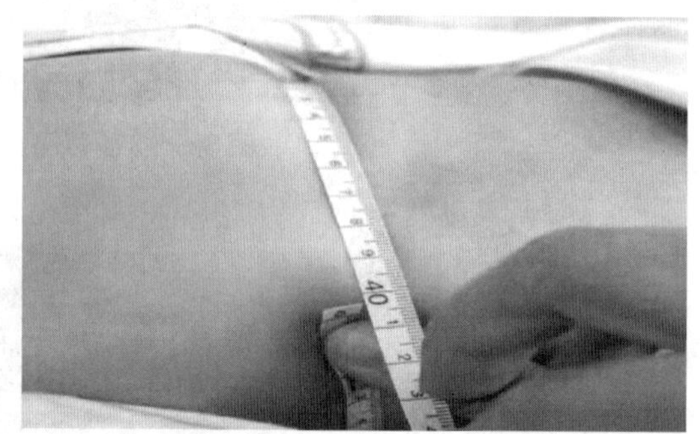

图 3-9　胸围的测量方法

（六）上臂围

上臂围（upper arm circumference，UAC）指沿肩峰与尺骨鹰嘴连线中点水平绕上臂一周的长度，反映上臂骨骼、肌肉、皮肤的发育水平。可用于评估儿童的营养状况，在无条件测量身高、体重的地区，可测量左上臂围筛查 5 岁以下儿童的营养状况。1~5 岁儿童评估标准：>13. 5cm 为营养良好；12. 5~13. 5cm 为营养中等；<12. 5cm 为营养不良。

1. 增长规律　新生儿上臂围平均 10. 2~10. 5cm，1 岁以内增长迅速，1~5 岁期间增长缓慢。

2. 测量方法　测量时取坐位、立位或仰卧位。被测儿童两手自然下垂或平放，测量者位于儿童左侧，固定软尺于左上臂肩峰至尺骨鹰嘴连线中点处，水平将软尺贴皮肤绕上臂一周，回至零点，读数精确至 0. 1cm。

（七）指距

指距（span）指两上肢向左右平伸时两中指间的距离，主要反映上肢长骨的增长。一般指距比身长稍短，马方（Marfan）综合征患儿指距可大于身长 1～2cm。

测量方法：儿童取立位，两手向两侧平伸，手掌向前，双上臂长轴与地面平行，与身体中线垂直，测量从一侧中指尖测量至另一侧中指尖的距离，读数精确至 0.1cm（图 3-10）。

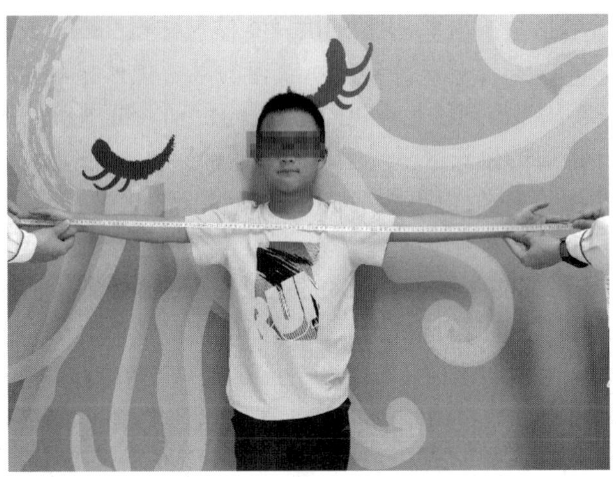

图 3-10　指距的测量方法

（八）皮下脂肪厚度（皮褶厚度）

皮下脂肪厚度为人体成分中脂肪定量的客观指标之一，可用于推算全身体脂含量，从而判断营养状况。可使用皮褶厚度计进行测量。常用的测量部位有：①肱三头肌部，位于肩峰点与桡骨点连线中点、肱三头肌的肌腹上，皮褶方向与上臂长轴平行；②肩胛下角部，取左肩胛骨下角下端约 1cm 处，皮褶方向自下向上中方向与脊柱成 45°角；③腹部，锁骨中线与脐水平线交叉处水平位的腹壁，皮褶方向与躯干长轴平行；④大腿部，腹股沟中点与髌骨顶连线中点和下肢长轴平行的皮褶。

测量方法：皮褶卡钳是测量皮褶厚度的专用量具。应首先调整皮褶厚度计零点，校正压力，钳板大小宜为 0.6cm×1.5cm，弹簧的牵力应保持恒定，约 15g/cm^2。测量者右手持皮褶厚度计，左手拇、示指将测试部位皮肤和皮下脂肪捏紧提起，捏时拇、示指间约保持 3cm 距离，将皮褶计在距离手指捏起部位附近处钳入 1cm，放开活动把柄，读指针数值并记录（图 3-11）。

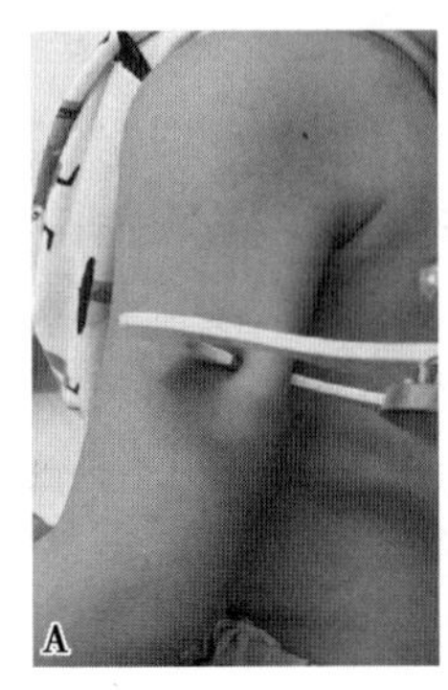

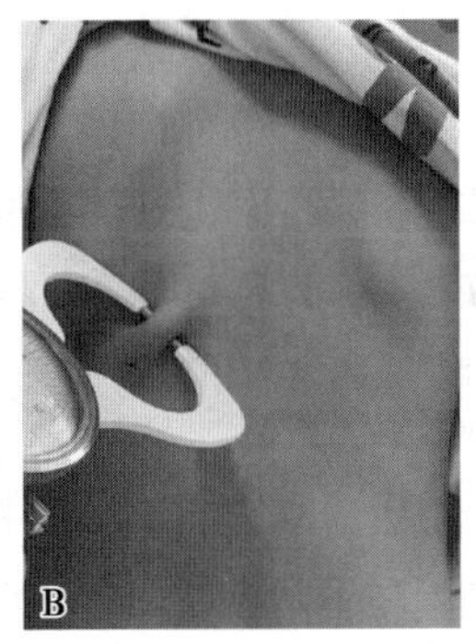

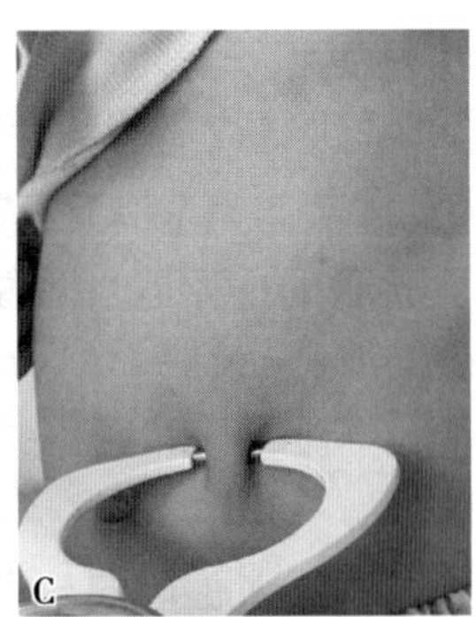

图 3-11　皮褶厚度的测量方法

A. 肱三头肌部；B. 肩胛下部；C. 腹部。

二、儿童体格生长的评价方法

体格生长评价是以生长的“标准”为依据，评估个体及群体儿童生长状况的过程。定期监测和评估儿童的生长状况是早期发现生长发育过程偏离的重要手段，是儿童保健工作的重要内容之一。

（一）体格生长评价的具体内容

儿童体格生长评价包括生长水平、生长速度及身体匀称程度三个方面。

1. 生长水平（growth level） 将某一年龄所获得的某一项体格测量值（横断面测量）与标准值（参照值）进行比较，从而得到该儿童在同年龄、同性别人群中所处的位置，即为此儿童该项体格生长指标在此年龄段的生长水平。生长水平评价简单方便、直观形象，能较准确地反映个体或群体儿童的体格生长水平，但不能反映儿童的生长变化过程或“轨道”情况，评价结果主要以等级进行表示。

2. 生长速度（growth velocity） 定期连续测量儿童某项体格生长指标（纵向观察）如体重、身高，得到该项指标在某一年龄时间段的增长值，即该儿童此项指标的生长速度。如出生时体重为 3. 3kg，1 岁时为 10kg，那么第一年的体重生长速度是 6. 7kg/a。不同年龄阶段儿童生长速度不相同，定期连续的测量值可用于评估该儿童生长速度情况，间隔时间可以年或月为单位。生长速度参数有表格和曲线形式。WHO 制定的 0~2 岁儿童身长生长速度标准中生长速度曲线为倒 S 形。如生长曲线上某儿童定期测量值均在同一等级线，或在 2 条主百分位线内波动，说明儿童生长基本正常；向上或向下超过 2 条主百分位线，或连续 2 次测量值使曲线变平或下降，提示儿童生长速度不够，需要排查有无疾病、摄入不足等相关因素。生长速度的评价更能真实地反映儿童长期生长情况，以生长曲线图观察儿童生长速度最直观、简单，其结果以正常、下降（增长不足）、缓慢、加速等表示。

3. 身体匀称程度（proportion of body） 是对体格生长各项指标之间关系的评估。

（1）体型匀称：常采用体重/身高或体质指数（BMI）表示体型匀称情况。BMI 以 P5th~P95th 为正常范围。体型匀称度表示人体各部位之间的比例和相互关系，可判断儿童营养状况和体型。

（2）身材匀称：以坐高（顶臀长）/身高（长）的比值或躯干/下肢比值表示身材匀称情况。从婴儿期至青春期，该比值由 0. 68 逐渐下降至 0. 52，提示儿童后期下肢比上肢生长快。身材匀称的评价结果可帮助诊断内分泌及骨骼发育异常疾病，如先天性软骨发育不良、先天性甲状腺功能减退症等。

（二）评价方法

对儿童体格生长进行评价时，根据情况，选择合理的评价方法是进行正确评价的关键，因为迄今还没有一种方法能完全满足对个体和群体儿童的生长发育进行全面评价的要求。实际工作中，应根据评价目的选择适当的方法，力求简单有效、直观而不需要附加过多计算，再结合体格检查、生活环境条件、健康和疾病状况进行综合分析，以得出比较全面而准确的评价结果，并给予儿童及家长恰当的指导。

1. 单项指标评价 常用身高/身长、体重、头围、胸围、上臂围、骨龄等单一指标进行评价，尤其是前 3 项，为目前儿童保健门诊或集体儿童体检时常采用的项目。应用单项指标进行评价时常用方法有：

（1）均值离差法：也称标准差法，适用于正态分布的数据，用标准差（*SD*）表示测量值与均值($\overline{X}$)的间距,反映样本测量值的分布状况,以$\overline{X}\pm SD$来表示,是评价儿童体格生长较常用的方法。根据离差范围不同,可分为三等级、五等级、六等级评价标准(表 3-1),一般将$\overline{X}\pm 2SD$视为正常范围。国内最常用的是五等级评价标准,也可根据离差范围绘制曲线图。

表 3-1　生长发育均值离差法的等级评价标准

均值离差	三等级	五等级	六等级
$<\overline{X}-2SD$	下	下	下
$\overline{X}-(1\sim 2SD)$	—	中下	中下
$\overline{X}-1SD$	—	—	中低
$\overline{X}$	正常	中	—
$\overline{X}+1SD$	—	—	中高
$\overline{X}+(1\sim 2SD)$	—	中上	中上
$>\overline{X}+2SD$	上	上	上

注:$\overline{X}\pm 1SD$包括全部样本的 68.26%;$\overline{X}\pm 2SD$包括全部样本的 95.44%。

(2)百分位数法:把某一组测量值(如身高、体重)按从小到大的顺序排列,将最小值到最大值分为 100 个等份,每一等份为一个百分位。按照从小到大的顺序确定各百分位的数值,即百分位数。当测量值呈现非正态分布时,百分位数更能准确地反映测量值的分布状况。常采用第 3、10、25、50、75、90、97 七个百分位数(P)来描述人群中某项生长指标的分布特征,一般将 $P3\sim P97$ 视为正常范围。百分位数法也分为等级评价法(表 3-2)和曲线图法两种。

表 3-2　百分位数法的五等级评价标准

评价等级	上	中上	中	中下	下
百分位数	$\geqslant P97$	$\geqslant P75\sim <P97$	$\geqslant P25\sim <P75$	$\geqslant P3\sim <P25$	$<P3$

体格生长评价中,均值离差法与百分位数法都广泛应用。当数据为正态分布时,百分位数的 $P50$ 约等于均值离差法的均值,$P3\sim P97$ 包括全部样本的 95%,约相当于$\overline{X}\pm 2SD$覆盖的范围(图 3-12)。

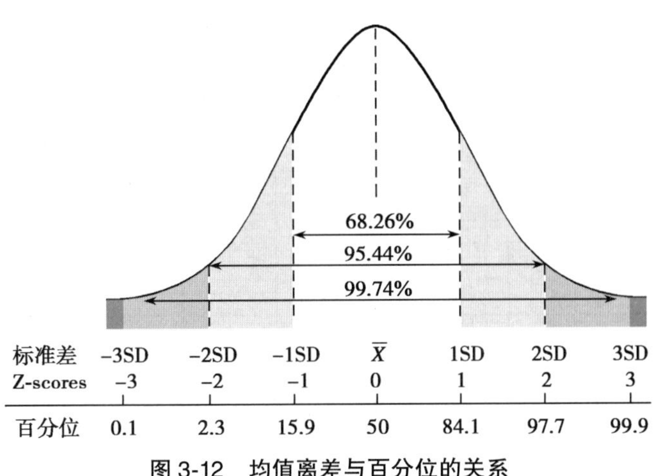

图 3-12　均值离差与百分位的关系

实际工作中,常常基于均值离差法和/或百分位数法的数据绘制曲线图,直观地表达儿童体格生长状况。比如:将同性别、各年龄组的某项生长标准指标的均值、均值±1 个标准差值、均值±2 个标准差值分别在坐标图上标出(图的纵坐标为某指标的值,横坐标为年龄),然后将各年龄组位于同一等级上的各点连成曲线,即为该指标的标准曲线图(图 3-13A)。个体进行评价时,可将各点连成曲线,然后进行评估,不仅可以评估生长水平,还可评估生长趋势及生长速度。也可以使用百分位数法绘制标准曲线图,一般采用 $P3$、$P10$、$P25$、$P50$、$P75$、$P90$、$P97$ 几个数值(图 3-13B)。

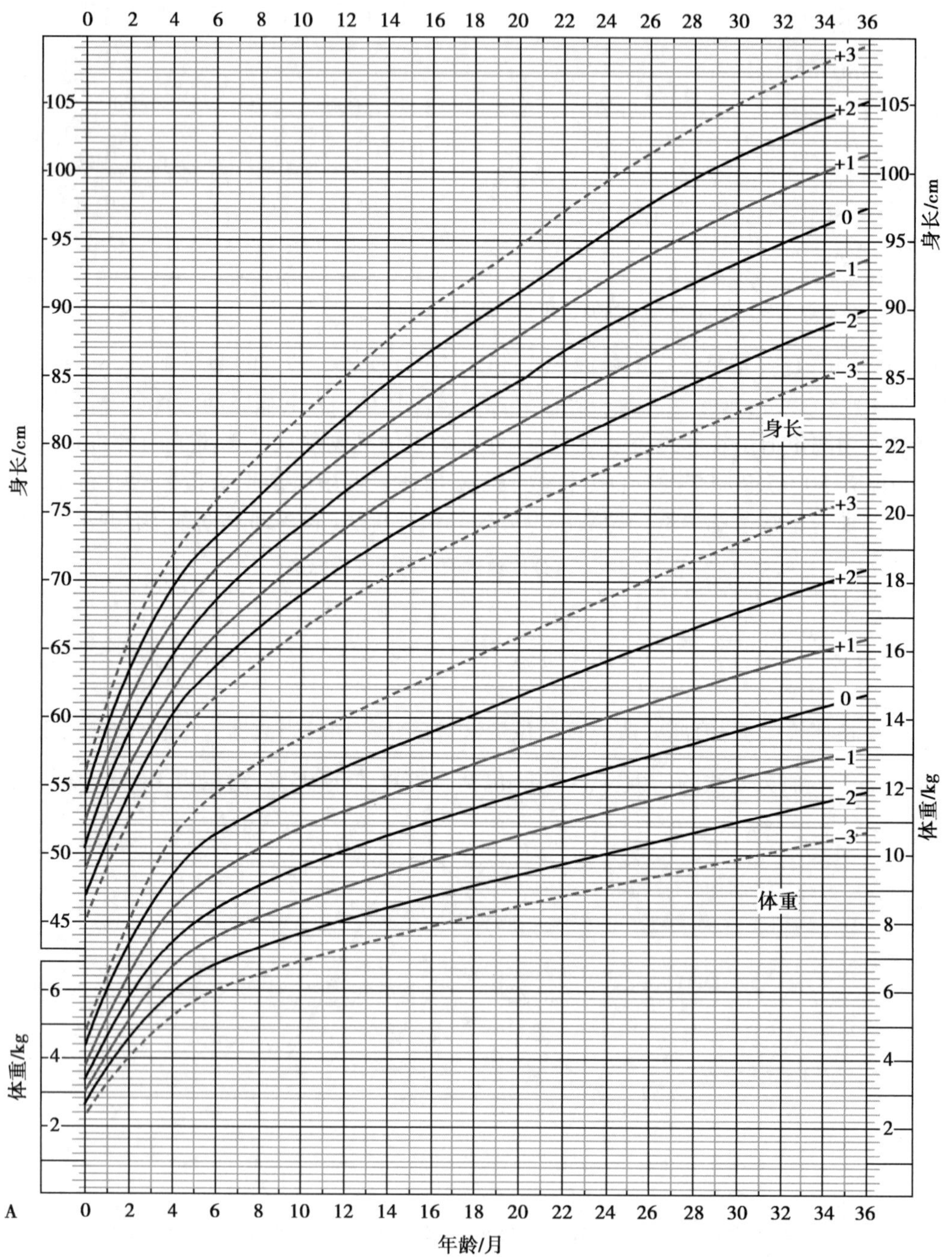

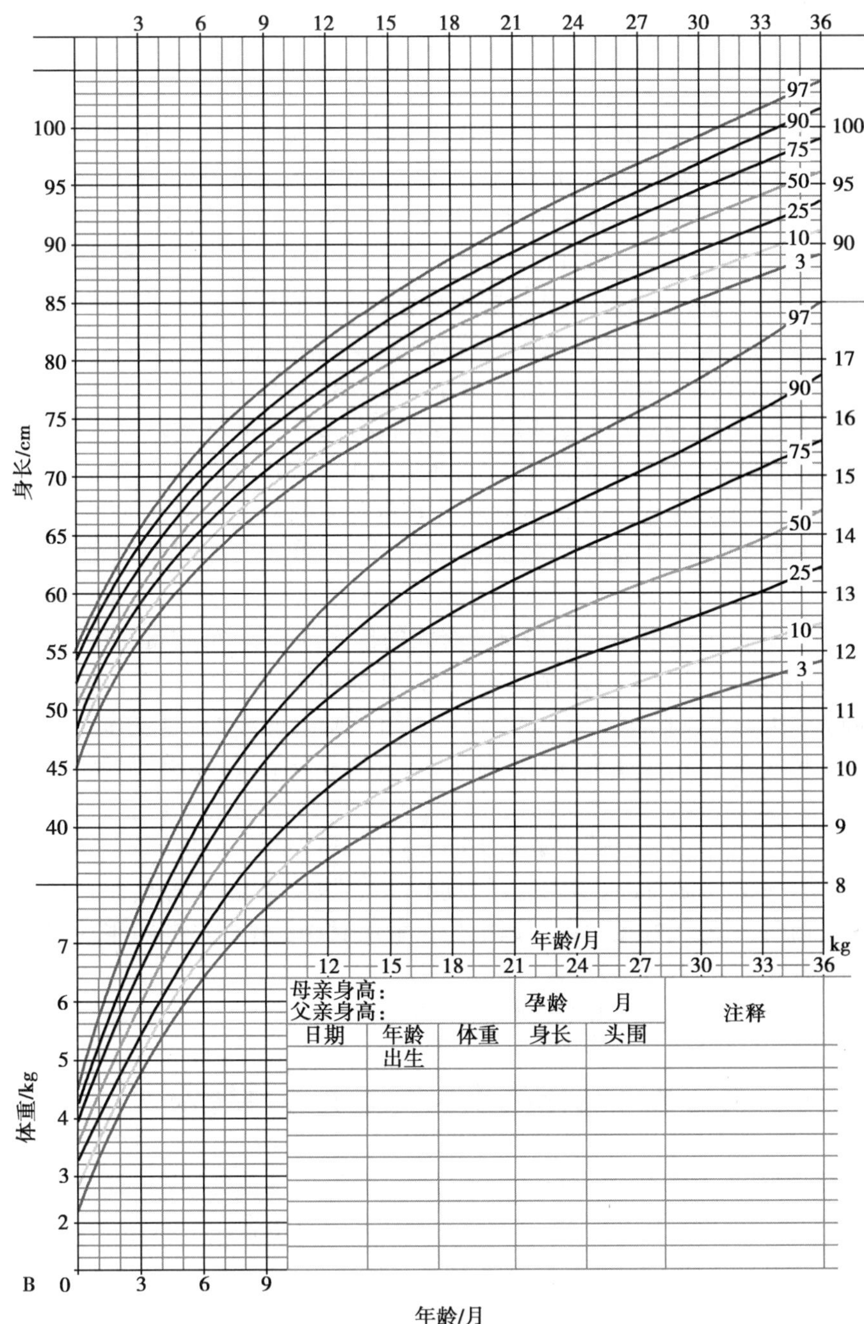

图 3-13 身长、体重标准差及百分位数单位曲线图

A. 身长、体重标准差单位曲线图;B. 身长、体重百分位数单位曲线图。

曲线图法使用广泛,具有以下优点:评价方法直观、简单、使用方便;能直观说明儿童的生长水平的等级,还可以追踪观察儿童某项指标的生长趋势和速度。不足之处是不同性别发育指标都要做一张图,也不能同时用几项指标来评价儿童发育的程度。

2. 多项指标综合评价 多项指标综合评价指采用两项或两项以上的体格生长指标进行综合评价。如身高与体重的综合评价等。

(1)3 项指标综合评价法:近年来 WHO 推荐用年龄别体重(W/A)、年龄别身高(H/A)、身高别体重(W/H)3 项指标综合评价儿童的营养状况。

1)年龄别体重(weight for age,W/A):按年龄分布计算的体重,是评价儿童生长发育与营养状况最常用的指标。儿童无论长期、慢性营养不良,还是短期、急性营养不良,最先出现的都是体重低于同年龄、同性别儿童的标准体重,因此,W/A 既可反映急性、近期营养状态,也可反映慢性、远期营养状态,可用于近期和远期营养状况监测。国际上把低于一定界值点的 W/A 称为体重低下或低体重(under weight)。

2)年龄别身高(height for age,H/A):按年龄分布计算的身高。由于身高的变化在短期内不易被记录到,所以此参数下降可反映慢性营养不足或长期营养不足所造成的生长迟缓,主要用于远期营养状况的监测。国际上把 H/A 低于一定界值点称为发育迟缓(stunting)。

3)身高别体重(weight for height,W/H):按身高分布计算的体重。由于身高反映远期营养,体重又反映近期营养,因此,特定身高时,体重的变化是儿童近期营养变化的表现,此指标主要判断近期、急性营养状况。此参数可有效避免对瘦高和矮胖体型的错误判断;对实际年龄不详的儿童,也可以判断其营养状况。国际上把低于一定界值点的 W/H 称为消瘦(wasting)。

(2)生长指数评价法:是根据人体各部分之间的比例,用数学公式将几项有关体格发育的指标联系起来,综合判断儿童体格发育、营养状况、体型和体质情况。

1)身高胸围指数:反映胸廓发育状况,同时也可反映人的体型。其均值曲线在生长突增高峰前,随年龄增长而下降,突增高峰时达最低点;突增高峰后,随年龄增长而上升;成年时趋于稳定。

$$身高胸围指数=胸围(cm)/身高(cm)\times 100$$

2)体质指数(body mass index,BMI):不仅能较敏感地反映胖瘦程度,而且与皮脂厚度、上臂围等营养状况指标的相关性也较高。该指数在童年期及青春期早期随年龄增大而上升,青春期中、晚期及成年期一般相对较稳定。

$$BMI=体重(kg)/身高^2(m^2)$$

第二节　与体格生长有关的各系统发育

除了体重、身高、头围等指标以外,儿童的骨骼、牙齿、生殖系统等器官系统的发育,也能反映儿童的生长状况,如骨龄可用于判断儿童的骨骼生长发育水平。

一、骨骼发育

1. 颅骨发育　颅骨的发育代表脑的发育情况。除头围外,可根据前、后囟关闭迟早、大小及骨缝闭合情况,来衡量颅骨的骨化程度。

(1)前囟(图 3-14):是由额骨和顶骨边缘形成的菱形间隙,大小为对边中点的连线长度。出生时平均斜径约 1.5~2cm,6 个月前,可随颅骨发育而变大,6 个月后逐渐变小,一般约在 12~18 个月闭合。前囟早闭(小于 4 个月)见于小头畸形;前囟迟闭或过大,多见于佝偻病、克汀病;前囟饱满提示可能颅内压增高、颅内感染、脑积水等;前囟凹陷见于营养不良、严重脱水。

(2)后囟(图 3-14):顶骨与枕骨边缘形成的三角间隙,在出生时很小或已闭合,最迟于出生后 6~8 周闭合。

(3)颅缝:出生时稍有分离,约在 3~4 个月闭合。

2. 脊柱发育(图 3-15)　脊柱的增长反映脊椎骨的生长发育情况。生后第 1 年脊柱的生长快于四肢,以后增长速度慢于四肢的增长。新生儿时期脊柱近于平直,在 3 个月能抬头时,出现第一个生理弯曲,颈椎呈现前凸;6 个月时会坐,出现第二个生理弯曲,胸椎呈现后凸;1 岁会走时,出现第三个生理弯曲,腰椎呈现前凸;在 6~7 岁时,韧带发育,上述弯曲呈固定状态。如果骨骼发育不良,如软骨发育不良则会出现驼背或鸡胸。如坐立姿势、写字姿势、背书包姿势不正确,可能出现脊柱侧弯,所以平时要注意正确的坐立行走姿势,选择与其身高相匹配的桌椅,保证脊柱的正常发育。

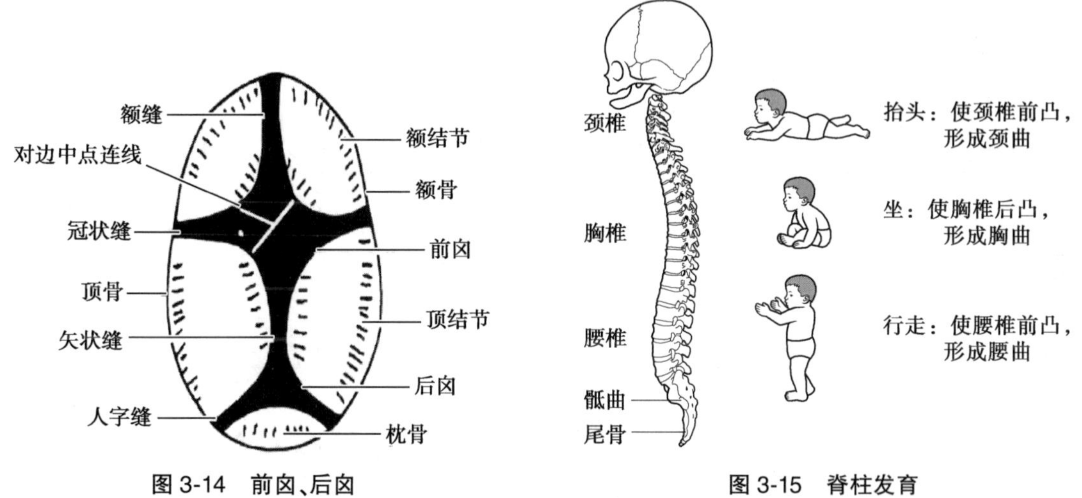

图 3-14　前囟、后囟　　　　图 3-15　脊柱发育

3. 长骨发育　长骨的生长主要是由长骨干骺端的软骨逐渐骨化,骨膜下成骨,使长骨增长、增粗。当骨骺与骨干融合时,标志长骨停止生长。正常儿童的骨化中心随年龄增长,按一定顺序及骨解剖部位出现,并随年龄增长而融合。通过 X 射线可检查长骨干骺端的骨化中心,然后根据出现时间、数目、形态及干骺端融合情况,判断骨骼的发育年龄,即骨龄(bone age,BA)。

检查骨龄的部位常用左侧腕部,4 个月以内儿童用膝部。出生时腕部尚无骨化中心,但股骨远端及胫骨近端已出现次级骨化中心(图 3-16)。

二、牙齿发育

牙齿发育与骨骼有一定关系,但由于胚胎来源不完全相同,所以牙齿与骨骼的发育不绝对平行。人一生有两副牙齿,分别叫作乳牙和恒牙。儿童出生时无牙齿,但乳牙牙胚已隐藏在颌骨中,只是被牙龈覆盖。乳牙共 20 颗,乳牙萌出的时间为出生后 4~10 个月,13 个月仍未萌出定义为萌牙延迟。乳牙萌出的顺序一般下颌先于上颌,自前向后萌出(图 3-17)。乳牙出齐的时间为 2~2.5 岁,2 岁以内儿童乳牙总数约为月龄减 4~6。乳牙开始脱落的时间是 6 岁以后,一般按出牙先后顺序脱落换恒牙。儿童出牙时可表现流涎、低热等现象,属正常现象。恒牙 28~32 颗,6 岁左右出第一磨牙(又称为 6 龄齿),12 岁以后出第二磨牙,17~18 岁后出第三恒磨牙(也叫智齿),也有终生不萌出第三恒磨牙者。

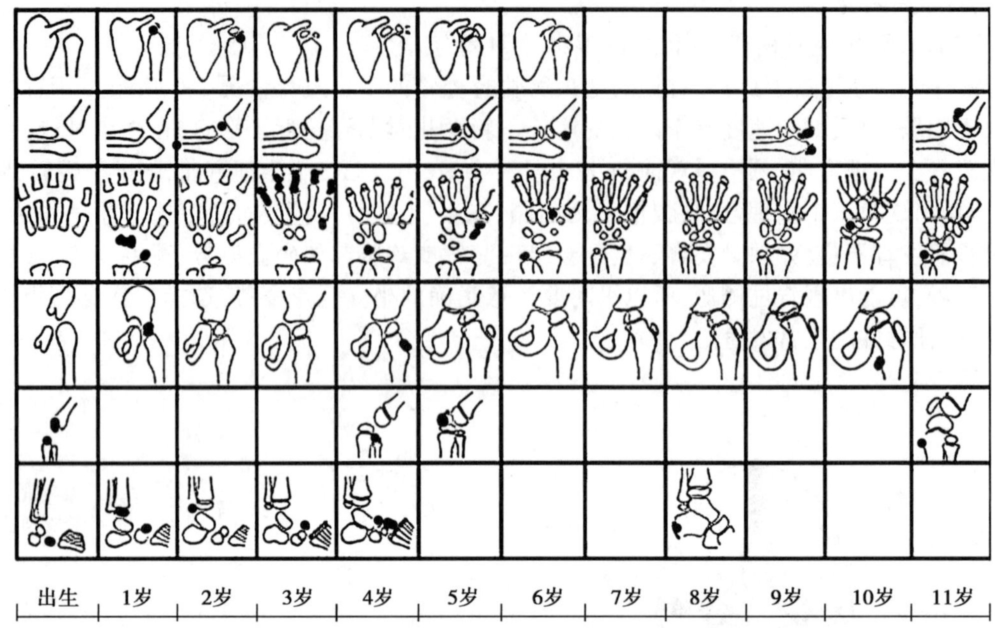

图 3-16 次级骨化中心出现模式图

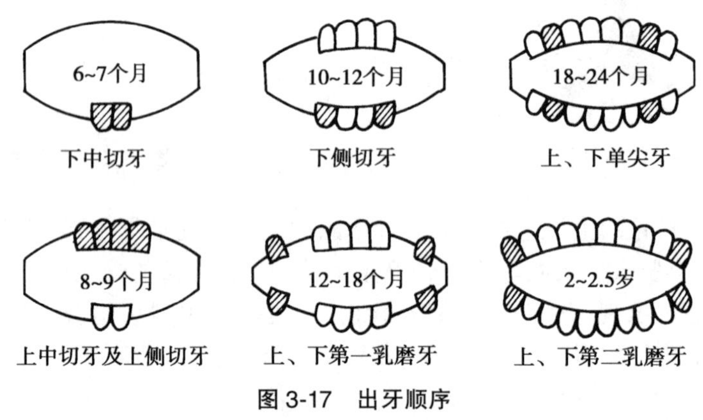

图 3-17 出牙顺序

三、生殖系统发育

生殖系统的发育起始于青春期。这一时期是儿童发育的最后阶段，也是第二个高峰期，以性器官和第二性征的迅速发育及体格加速发育为主要特征。

1. 男性生殖系统发育 包括男性生殖器官的形态、功能发育和第二性征发育。

(1)第二性征：男性第二性征的发育主要表现为阴毛、腋毛、胡须、变声及喉结的出现，演变顺序依次是睾丸、阴茎、阴毛、腋毛、胡须、喉结、变声。

阴毛生长分为五个阶段(男性生殖系统发育 Tanner 分期，图 3-18)。①Ⅰ期：青春期早期，无阴毛生长；②Ⅱ期：耻骨区出现少量阴毛稀疏生长；③Ⅲ期：耻骨区阴毛逐渐加深、加粗、卷曲，但仍较少；④Ⅳ期：阴毛颜色更深、更粗密，并且向耻骨上区延伸；⑤Ⅴ期：阴毛在耻骨上区继续延伸到脐，甚至蔓延至两大腿上部内侧及肛门周围，呈现成熟男性的菱形分布。其他性征如喉结、胡须也接着出现。乳房硬结出现于 11~16 岁，持续数月至 1 年自行消退。

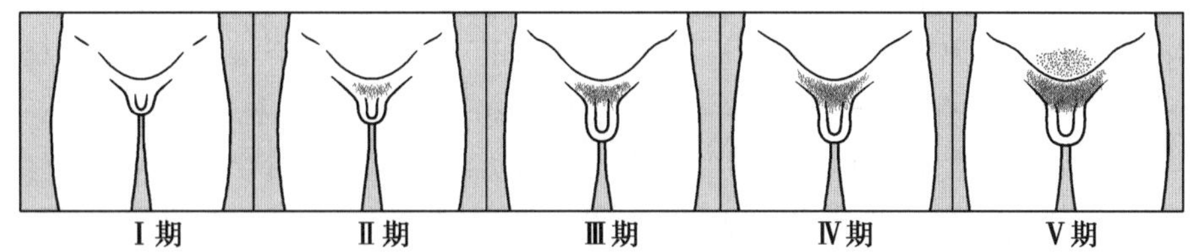

图 3-18　男性生殖系统发育 Tanner 分期

(2)生殖系统：睾丸在出生时大多已降入阴囊，大约 10%尚位于下降途中的某一部位，一般在 1 岁以内都会下降到阴囊，少数未降者即为隐睾。青春期以前睾丸保持婴儿状态，体积不超过 $3cm^3$，长径不足 2cm，阴茎长度不足 5cm，功能一直处于静止状态。睾丸增大发育是男孩青春期启动首先出现的征象。青春期睾丸体积约 $18cm^3$，长径 4cm；阴茎长约 12cm。男性性功能发育成熟的标志是首次遗精，多在青春期中期或第二生长高峰之后出现。

2. 女性生殖系统发育　包括女性生殖器官的形态、功能和第二性征发育。第二性征发育的顺序一般为乳房、阴毛、月经初潮和腋毛。乳房发育是第二性征发育最早的征象，Tanner 以乳房和阴毛发育为指标将女性生殖系统发育分为 5 个阶段(女性生殖系统发育 Tanner 分期，图 3-19)。月经初潮标志女性生殖功能发育成熟。

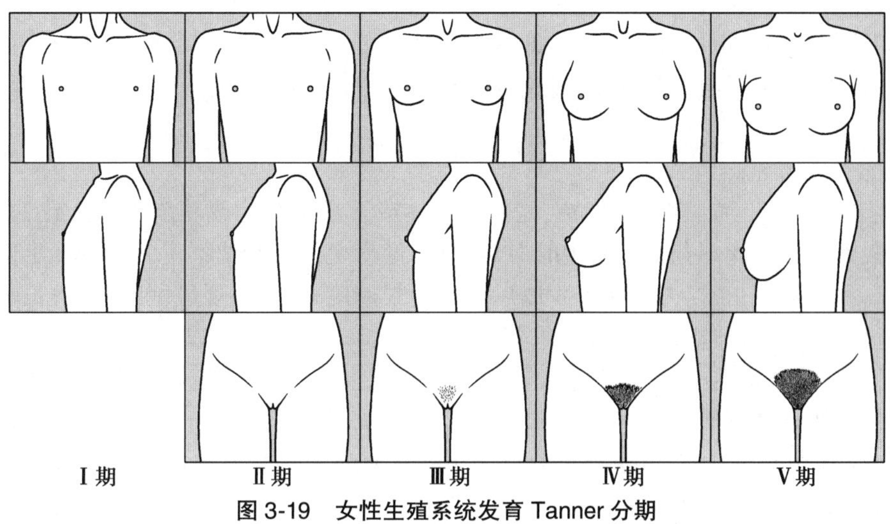

图 3-19　女性生殖系统发育 Tanner 分期

第三节　体格生长偏离

体格生长偏离(growth deviation)指儿童的体格生长偏离正常的轨迹，是儿童生长发育过程中最常见的问题。体格生长偏离与营养、疾病、遗传、代谢、内分泌及神经心理因素有关，常出现体重、身高(长)或头围的异常，本节重点介绍体重、身高/长生长偏离。

一、生长迟缓

生长迟缓(growth retardation)指在相似的生活环境下，儿童的身高/长小于同种族、同年龄、同性别儿童正常均值减2个标准差或低于第3百分位以下者，表现为身材矮小(short stature)。据《中国居民营养与慢性病状况报告(2020年)》显示，我国6岁以下儿童生长迟缓降至了7%以下，低体重率降至5%以下，均已实现2020年国家规划目标。特别值得一提的是，我国农村儿童的生长迟缓问题得到了根本改善，农村6岁以下儿童生长迟缓率由2015年的11.3%降至5.8%；6~17岁儿童、青少年生长迟缓率从4.7%降到了2.2%。

(一) 常见病因

1. 体质性生长发育延迟　属正常生长发育的变异，伴或不伴青春期发育延迟。此种情况多有家族性，以男童多见。出生时身高与体重正常，生后生长发育速度为正常的低限，骨龄落后1~2年，第二性征发育与身高发育一致，均可出现延迟，不过最终身高仍在正常范围，所以无须特殊处理。

2. 慢性系统性疾病　一些慢性疾病，如慢性肝病、慢性肾病、先天性心脏病、慢性感染等都可以引起生长迟缓，特别是肾小管性酸中毒或者肠道功能紊乱，常常不易被发觉。

3. 小于胎龄儿　小于胎龄儿(small for gestational age infant, SGA)指出生时体重低于同胎龄第10百分位数的新生儿。其发生多与孕母、胎盘和胎儿本身因素有关，大部分小于胎龄儿在2~4岁时，能赶上正常儿童的身高水平，但也有少部分(8%)SGA仍生长缓慢。多数表现为身材匀称，体重、身长和头围成比例减少、消瘦，骨龄可能延迟，不伴畸形。少数SGA出现拉塞尔-西尔弗征(Russell-Silver syndrome)，即除出现体重低、三角形脸和身材矮小外，还表现为肢体不对称，如头部、躯干与四肢骨骼的左右不对称，其中以四肢最明显，伴有精神发育迟滞和多发畸形。

4. 激素分泌异常

(1)生长激素缺乏症：多见于男童，是由于垂体或下丘脑结构或功能障碍所致的部分或完全性生长激素缺乏。此部分儿童出生时有难产史、窒息史或者胎位不正，以臀位、足位产多见。出生时身高和体重均正常，大多在1岁以后出现生长速度减慢，外观虽稍胖，但身长增长缓慢，与同龄儿童的身高差距越来越显著。每年身高的增长幅度在5cm以下，患儿面容幼稚，呈匀称性矮小，出牙换牙延迟，骨龄落后于实际年龄2岁以上，多数伴青春期发育延迟，智能发育正常。可用生长激素进行治疗。

(2)甲状腺功能减退症：也是导致身材矮小的重要病因。主要表现为生长缓慢，身材比例不正常，四肢短但躯干长，可有黏液性水肿面容、眼距宽、鼻梁宽平、舌大而宽、表情淡漠、皮肤粗糙、骨龄发育严重延迟、智力低下。进行甲状腺功能检测可以确诊，用甲状腺素可替代治疗，替代治疗的效果与病程及疾病严重程度有关，因此早期诊断十分重要。

5. 染色体异常

(1)特纳综合征(Turner syndrome)：是与儿童矮小有关的最重要的染色体异常性疾病，又称先天性卵巢发育不全，主要原因是一条X染色体丢失或部分缺失，是女童矮小的最常见原因之一。可出现身体矮小，性发育呈现幼稚状态及原发性闭经。体检可发现患儿存在蹼状颈、肘外翻、发际线低、盾状胸、乳头间距增宽、无第二性征。由于缺乏雌激素，导致其青春期生长突增缺失，但智力水平正常。此病进行染色体检查可以确诊，生长激素治疗后身高可以得到改善。

(2)21-三体综合征:又称为先天愚型或唐氏综合征。患儿呈特殊面容,如眼距宽、小眼裂、双眼外上斜、鼻梁扁平、伸舌、生长迟缓、智力发育障碍,可伴有多发畸形。进行染色体检查可确诊,尚无特殊治疗方法。

6. 基因异常

(1)先天性软骨发育不全:是由于成纤维细胞生长因子受体3(FCFR3)的基因突变所引起的常染色体显性遗传病。表现为短肢型侏儒,出生时即可存在躯干与四肢不成比例,头颅大而四肢短小,躯干长度正常。

(2)黏多糖贮积症:是由于溶酶体中某些酶的缺乏,使不同的酸性黏多糖不能完全降解,从而在各种组织内沉积而引起的一组疾病。可分为Ⅰ、Ⅱ、Ⅲ、Ⅳ、Ⅴ、Ⅵ、Ⅶ共七型,其中Ⅰ型最典型,表现为身材矮小、头大、面容丑陋、两眼间距增宽、角膜白斑、耳聋、鼻梁扁平、唇外翻、舌伸出、表情迟钝、腹膨隆、肝脾大、脊柱后凸、智力低下。

(3)普拉德-威利综合征(Prader-Willi syndrome,PWS):又称为低肌张力-低智力-性腺发育低下-肥胖综合征,多由于父源15q11-q13微缺失引起。主要表现为身材矮小、手足小、智力低下、肌张力下降。婴儿期喂养困难,语言发育迟缓。儿童期表现为食欲旺盛、嗜睡,从而导致过度肥胖。性功能不全,第二性征发育不良或发育迟缓,常常合并智力发育障碍以及营养过剩引发糖尿病。

7. 精神心理因素　儿童由于被遗弃或虐待、遭遇突发事件等精神心理创伤,会出现生长激素暂时分泌不足,主要表现为生长迟缓、骨龄发育落后、第二性征发育延迟并且伴有行为、情绪以及睡眠等问题。这些不利因素得到改善后可实现正常生长。

(二)实验室检查

生长迟缓的实验室检查包括筛查性检查和特异性检查。

1. 筛查性检查　包括常规生化检查,如检查血电解质水平、肝功能、肾功能。目的是筛查有无潜在的慢性器质性疾病,必要时做进一步检查。

2. 特异性检查　包括:①X射线检查,主要做骨龄检查,观察骨骺的生长情况;②甲状腺功能检查,检查是否存在甲状腺功能减退,应检测T_3、T_4和TSH情况;③生长激素测定,常采用药物进行激发试验;④胰岛素样生长因子1(IGF-1)和胰岛素样生长因子结合蛋白3(IGFBP-3)测定;⑤染色体检查,对女性矮小伴青春期发育延迟者应常规做染色体检查,以排除有无染色体病;⑥颅脑MRI检查,MRI可清楚显示蝶鞍容积大小,腺垂体、神经垂体大小及异位等,对诊断中枢性性早熟有非常重要的意义。

二、超重与肥胖

据流行病学调查显示,无论在经济发达国家还是发展中国家,儿童、青少年时期的超重和肥胖均呈日益增加和流行的趋势。41%~80%的儿童肥胖可延续至成年,严重威胁国民健康。因此,分析儿童、青少年肥胖发生发展的危险因素,是儿童保健工作的重要内容之一。

(一)超重和肥胖的标准

根据2022年发布的《中国儿童肥胖诊断评估与管理专家共识》(以下简称《专家共识》),肥胖指由多因素引起的能量摄入超过消耗,导致体内脂肪积聚过多、体重超过参考值范围的营养障碍性疾病。根据脂肪组织分布部位差异,可将肥胖分为向心性肥胖和周围型肥胖。向心性肥胖又称腹型肥胖或内脏型肥胖，内脏脂肪增加，腰臀比增加，此类肥胖发生心脑血管疾病、2 型糖尿病、代谢综合征等各种并发症的风险较高。周围型肥胖又称匀称性肥胖或皮下脂肪型肥胖，脂肪匀称性分布，臀部脂肪堆积明显多于腹部。

1. 儿童肥胖的诊断指标　根据儿童的年龄，《专家共识》推荐的诊断指标有所不同。

(1)年龄≥2 岁的儿童：使用体质指数(body mass index，BMI)来诊断，BMI＝体重(kg)/身高^2(m^2)。

1)2～<6 岁儿童可参考《中国 0～18 岁儿童、青少年体块指数的生长曲线》中制定的中国 2～<6 岁儿童超重和肥胖的 BMI 参考界值点(表 3-3)。

2)6～18 岁儿童可参考《学龄儿童、青少年超重与肥胖筛查》中 6～18 岁学龄儿童筛查超重与肥胖的性别、年龄别 BMI 参考界值点(表 3-4)。

3)>18 岁时男女的 BMI 均以 24kg/m^2 和 28kg/m^2 为超重、肥胖界值点，与中国成人超重、肥胖筛查标准接轨。

表 3-3　2～<6 岁中国儿童超重和肥胖的 BMI 界值点

年龄/岁	超重		肥胖	
	男	女	男	女
2～<3	17.5	17.5	18.9	18.9
3～<4	16.8	16.9	18.1	18.3
4～<5	16.5	16.7	17.8	18.1
5～<6	16.5	16.6	17.9	18.2

表 3-4　6～18 岁中国儿童超重和肥胖的 BMI 界值点

年龄/岁	超重		肥胖	
	男	女	男	女
6～<7	16.4	16.2	17.7	17.5
7～<8	17.0	16.8	18.7	18.5
8～<9	17.8	17.6	19.7	19.4
9～<10	18.5	18.5	20.8	20.4
10～<11	19.2	19.5	21.9	21.5
11～<12	19.9	20.5	23.0	22.7
12～<13	20.7	21.5	24.1	23.9
13～<14	21.4	22.2	25.2	25.0
14～<15	22.3	22.8	26.1	25.9
15～<16	22.9	23.2	26.6	26.6

续表

年龄/岁	超重		肥胖	
	男	女	男	女
16～<17	23.3	23.6	27.1	27.1
17～<18	23.7	23.8	27.6	27.6
18	24.0	24.0	28.0	28.0

(2)年龄<2岁的婴幼儿:建议使用“身长的体重”来诊断,根据世界卫生组织2006年的儿童生长发育标准,参照同年龄、同性别和同身长的正常人群相应体重的平均值,计算标准差分值(或 Z 评分)。大于参照人群体重平均值的2个标准差(或 Z 评分>+2)为“超重”,大于参照人群体重平均值的3个标准差(或 Z 评分>+3为“肥胖”)。

2. 体成分测定　除了BMI,测量体脂肪含量(人体内脂肪组织占体重的百分比)是比较直观地判断肥胖的指标,但缺乏统一标准。常用的体成分检测方法包括双能X射线吸收法、空气置换体积描记法、生物电阻抗法、总体水分标记以及磁共振成像等。比如生物电阻抗法(bioelectrical impedance analysis,BIA)可测量儿童多项身体指标,如体脂含量、体脂百分比、去脂体重、肌肉含量等,评估个体体重变化的成分,有助于鉴别体重正常但体脂超标的肥胖,或肌肉型体重超重但体脂正常,如运动员。BIA操作快速方便,已广泛应用于肥胖筛查和体重管理。

中心脂肪量可使用体围进行粗略评估,其中腰围、腰臀围比或腰围身高比被认为是评价中心性肥胖的重要指标。不过采用腰围评价儿童中心性肥胖时,需要考虑年龄、性别和身高的因素,儿童腰围大于或等于同年龄、同性别第90百分位,可诊断为中心性肥胖。也可以用腰围身高比(waist-to-height ratio,WHtR)作为中心性肥胖筛查指标。WHtR切点:男童为0.48,女童为0.46。

(二)高危因素

肥胖发生的病理机制目前尚不明确。一般认为,遗传因素和生活环境二者共同作用促使肥胖的发生和发展。

1. 遗传因素　遗传因素在肥胖发生中的作用越来越多地得到体现。以家庭为单位的大规模流行病学调查显示,肥胖人群呈明显的家族聚集性,肥胖父母所生的子女中肥胖发生率高达70%～80%;若双亲之一肥胖,其子代有40%～50%发生肥胖;双亲均不肥胖者,子女只有10%～14%发生肥胖。

2. 生活环境　随着社会经济发展,人们生活及行为方式的改变,对肥胖发生率的逐年上升产生了非常明显的影响。

(1)饮食因素:大量调查显示,膳食结构不合理、过度摄食以及不良的饮食行为与儿童、青少年肥胖的发生密切相关。母亲孕期营养过剩,体重增加过速,合并妊娠糖尿病,可使胎儿体脂过多和出生体重超重。儿童期过食、贪食等均可成为肥胖的原因。

(2)体力活动:静坐为主的生活方式缺乏体力活动,热量消耗减少,使多余热量转变为脂肪储存起来。体育活动少,运动强度低。如以车代步,看电视、玩游戏、玩手机等时间过长等,都是儿童、青少年肥胖发生的危险因素。

(3)家庭环境:家庭健康信念是导致不良饮食习惯的重要因素。家长缺乏对肥胖程度的正确判断和肥胖危险性的认识,助长了儿童的多饮多食。特定的家庭生活行为方式和习惯、运动类型,很大程度影响了儿童的行为方式。

(4)喂养方式:一般来说,完全或主要母乳喂养儿比完全或主要配方乳喂养儿发生超重的危险性显著降低。母乳的这种保护作用可能与进食量有关,母乳喂养婴儿的奶量和进食次数由儿童自己控制,而非母乳喂养的婴儿奶量受父母或抚养者的控制。这两种不同的喂养方式,造成儿童进食行为的差别。而且母乳中含有特有的蛋白质、不饱和脂肪酸、脂肪细胞因子、胰岛素、表皮生长因子、低聚寡糖和益生菌等活性成分,它们通过影响婴儿生理功能和代谢,进而对其产生远期效应。

(5)环境污染物:近几十年来,随着各种化学物质的使用增加,人类生存的环境也发生了显著改变。有些化学制品(如某些农药、植物激素、合成洗涤剂和石油制品等)在大剂量暴露时,可引起体重减轻,但是在低浓度时,则有较强增加体重的作用。

(6)社会环境:包括受教育程度、文化背景、经济水平、心理因素等。

(三)临床表现

儿童在任何年龄都可发生肥胖,但多见于婴儿期、5~6 岁及青春期早期儿童。

1. 肥胖体态　超重/肥胖儿童身材略高于同性别、同年龄儿童,但男童性发育成熟后,大部分等于或略低于同性别、同年龄健康儿童。可表现为皮下脂肪厚,以颈部、胸部、肩背部、腹部、臀部等处较为显著,过胖者腹壁、大腿、臀部等处皮肤可出现紫纹。重度肥胖可引起儿童行动缓慢、关节疼痛,增加儿童发生骨折的风险。褶皱处皮肤经常发生皮炎或擦烂,下肢易出现静脉曲张等。部分肥胖儿童伴有黑棘皮症,即在颈部、腋下、腹股沟和关节等皮肤皱褶处有色素沉着;出现天鹅绒样皮肤增生,类似未洗干净的污垢。

2. 生长发育　肥胖儿童智力发育多正常,但易有孤僻、自卑、抑郁心理。超重和肥胖儿童容易更早进入青春期。男童外生殖器常被会阴处过厚的皮下脂肪掩盖,易误认为阴茎发育短小。肥胖女童性发育略有提早,骨龄正常或超前,外生殖器多无异常。

3. 机械性通气限制及阻塞性睡眠呼吸暂停　肥胖可限制胸壁扩张和膈肌下降。肺容量减小,气道阻力增加,易出现上呼吸道短暂阻塞而导致血氧饱和度下降,表现为夜间打鼾,易反复觉醒,白天嗜睡,注意力不集中,易激惹。严重肥胖者可出现肥胖低通气综合征(Pickwickian 综合征),引起慢性肺源性心脏病,患儿常有面色发绀、气促。

4. 与成人肥胖的关系　儿童时期的肥胖持续至成年的可能性随年龄的增加而增加,40%的 7 岁肥胖儿童、70%~80%的青春期肥胖儿童将持续至成人。而且不论肥胖是否延续到成年,肥胖儿童成年后代谢综合征的发生率及早死率均显著增加。

(四)辅助检查

1. 内分泌和代谢检查

(1)糖代谢:部分肥胖儿童可出现空腹胰岛素水平上升、糖耐量下降等高胰岛素血症表现或高血糖。

(2)脂代谢:血浆总脂量、胆固醇、三酰甘油及游离脂肪酸增加。低密度脂蛋白(low density lipoprotein,LDL)及极低密度脂蛋白(very low density lipoprotein,VLDL)增加,但高密度脂蛋白(high density lipoprotein,HDL)减少,以上将成为年长后发生 2 型糖尿病、动脉粥样硬化、冠心病、高血压等疾病的危险因素。

(3)蛋白质代谢:基本正常,某些氨基酸可能增加,嘌呤代谢可出现异常,尿酸可增高,年长后易发生痛风。

(4)内分泌改变:部分肥胖儿童血浆生长激素减少,分泌高峰不明显,但患儿生长发育一般正常,可能因胰岛素分泌增加,起到一定的代偿作用。肥胖亦可影响性激素的释放和青春期启动时间,使女童性发育提前,男童性发育提前或延迟。甲状腺功能一般正常。

2. 物理检查

(1)超声检查:腹部超声可排除有无肝脂肪变性,青春期女童可排除多囊卵巢。心脏超声可观察心室各腔径、心室壁厚度和心肌重量等。

(2)血压测量:超重和肥胖是导致儿童高血压的关键因素,准确测量血压是识别高危儿童的简单有效方法。儿童血压水平需要结合年龄和性别,以中国儿童、青少年血压参照标准进行评估,以儿童收缩压或舒张压参照值的 $P90$、$P95$ 和 $P99$ 为正常高值血压、高血压和严重高血压的界限范围。

由于儿童处于生长发育时期,身高、体重处于不断增长中,严禁使用饥饿或变相饥饿疗法、使用减肥药物或减肥饮品等方法控制肥胖发展,提倡以运动处方为基础,以行为矫正为关键,饮食调整和健康教育贯穿始终。实行以家庭为单位,以日常生活为控制场所,肥胖儿童、教师、家长、医务人员共同参与制订的综合干预方案。

第四节 儿童体能发育与评价

体能是身体器官系统(如肌肉、骨骼,心血管、呼吸、神经及内分泌系统等)功能的外在表现,同时体能是儿童、青少年身体健康的重要指标,也可预测其成年后的健康状况。

一、体能概述

体能(physical fitness)可以更加全面、准确地评价人体的身体健康状况及身体素质水平。对于体能的基本概念现仍存在一定争议,各学界的定义也不尽相同。世界卫生组织(WHO)定义"体能指人体所具备的能胜任日常工作(学习)而不感到疲劳,同时有余力享受休闲娱乐生活,又有可应对突发紧急状况的能力"。由此可见,体能主要反映体质中的身体素质和运动能力。我国学者们基本认定体能包括体成分、心肺耐力、肌肉力量、肌肉耐力和柔韧性五个部分。

一直以来,世界各国对儿童体能状况都非常重视。苏联早在1925年就开始关注学生体能测试,并提出了全面性、实用性和健身性的基本原则。日本在2005年的体育振兴计划中提出把抑制学生体力下降并增强体力作为首要目标。随着经济水平的迅速提高,我国儿童、青少年身体形态结构、生理功能等方面得到了明显改善,但是体能发育水平仍有待提升。主要原因包括生活环境及饮食方式不良、体力活动不足和观看电子产品时间过长等。为此,国家先后出台了相关的政策和意见。2014年教育部颁布实施《国家学生体质健康标准》;2016年,国务院办公厅印发《关于强化学校体育促进学生身心健康全面发展的意见》。2019年我国第八次全国学生体质与健康调研结果显示,全国6~22岁学生体质健康达标优良率为23.8%,其中13~22岁年龄段学生优良率从2014年的14.8%上升到2019年的17.7%,上升了2.9个百分点;13~15岁、16~18岁、19~22岁学生体质健康达标优良率分别上升5.1%、1.8%和0.2%,初中生上升最为明显。调研结果还显示,学生身高、体重、胸围等形态发育指标持续向好;肺活量水平全面上升;中小学生柔韧、力量、速度、耐力等素质出现好转;营养不良持续得到改善。2020年中共中央办公厅、国务院办公厅印发了《关于全面加强和改进新时代学校体育工作的意见》，教育部会同体育总局印发了《关于深化体教融合促进青少年健康发展的意见》，不断完善新时代学校体育改革发展的总体设计。同时《健康中国 2030 规划纲要》专门强调青少年体育活动计划对提高国民身体素质的重要性，强调青少年时期也是预防控制成年人慢性疾病的关键环节。

二、儿童体能发育的评价方法

（一）经典评估内容

目前世界各国已发展至少 15 余种测试儿童体能的方法，其内容不统一，但是多数体能测试包括体能健康状况和运动成绩。体能健康状况主要采用医学手段检测机体在日常体力活动或运动中的功能，包括肌肉、骨骼，心血管、呼吸、血液、神经、内分泌系统与心理、代谢等检测。体能的运动成绩亦反映个人体育竞赛、技能测试和专业水平。

1. 身体成分测定

（1）BMI：作为肥胖的筛查指标。

（2）体成分分析：使用人体成分分析仪测量人体基础代谢率、肌肉量、体脂含量及机体水分含量等数据。

2. 肌力测定

（1）握力检测方法：受检者两脚自然分开，做到与肩等宽；身体直立且手心向内把持握力计，使其指针向外。嘱咐受检者用相对较有力的手紧握内外把柄，用力到最大限度时，进行读数，以千克（kg）为单位。如此重复测两次，取最大值。

（2）立定跳远检测方法：受检者的两脚自然分开后，站在起跳线后面，且脚尖不得踩线。受检者两脚在原地同时起跳，其间不得有垫步或者连跳动作。测量起跳线后缘至最近落地点后缘间的垂直距离。每位受检者可试跳三次，记录其成绩最佳的一次。记录时以厘米（cm）为单位，不计小数。

3. 心肺功能测定　跑步检测方法：50m、50m×8 往返跑、800m 跑（女，中学）、1 000m 跑（男，中学及大学）。记录时以秒（s）为单位，精确到小数点后 1 位。

4. 肌耐力测定

（1）斜身引体（男，小学）检测方法：可以通过调节单杠或者选择比较适宜的低单杠，使杠面的高度与受检者的胸部齐平。受检者两手须与肩同宽，正面握杠，两腿向前伸，两手臂须与躯干成 90°角左右。两脚同时着地，并让同伴压住两脚，使得身体自然斜下垂，后屈臂引体至下颌能触到或超过横杠时，为完成一次。记录斜身引体完成的次数。

（2）引体向上（男，中学及大学）检测方法：受检者两臂同时用力引体（身体不可以有其他的附加动作），当上拉到受检者的下颌超过横杠上缘后还原，即为完成一次。记录完成引体向上的次数。

（3）一分钟仰卧起坐（女）检测方法：受检者全身仰卧于垫上，两腿稍分开，屈膝成 90°角左右，两手指交叉贴于脑后，另一同伴压住其踝关节。检测人员下达“开始”口令时，开表计时，记录 1 分钟之内完成次数。

5. 柔韧性测定　坐位体前屈检测方法：受检者面向检测仪器，坐在垫子上，双腿自然向前伸直。测试时，受检者双手并拢，掌心向下平伸，膝关节自然伸直，上身向前屈，用两手中指尖缓缓推动仪器标尺上的游标，直到不能触及为止。观察读数，以厘米（cm）为单位记录，注意区分正、负取值。

（二）我国体质健康标准

我国教育部颁布的《国家学生体质健康标准》是评价学生综合素质、评估学校工作和衡量各地教育发展的重要依据，主要从身体形态、身体机能和身体素质等方面综合评定学生的体质健康水平，适用于全日制普通小学、初中、普通高中、中等职业学校、普通高等学校的学生。其中，身体形态类中的身高、体重，身体机能类中的肺活量，以及身体素质类中的50米跑、坐位体前屈为各年级学生共性指标。小学、初中、高中、大学各组别的测试指标均为必测指标。

1. 记分方法　学年总分由标准分与附加分之和构成，满分为120分。标准分由各单项指标得分与权重乘积之和组成，满分为100分。附加分根据实测成绩确定，即对成绩超过100分的加分指标进行加分，满分为20分；小学的加分指标为1分钟跳绳，加分幅度为20分；初中、高中和大学的加分指标为男生引体向上和1 000m跑，女生1分钟仰卧起坐和800m跑，各指标加分幅度均为10分。

2. 判断标准　根据学生学年总分评定等级：90.0分及以上为优秀，80.0~89.9分为良好，60.0~79.9分为及格，59.9分及以下为不及格。

3. 考核要求　每个学生每学年评定一次，记入《国家学生体质健康标准》登记卡。特殊学制的学校，在填写登记卡时，可以按规定和需求相应地增减栏目。学生毕业时的成绩和等级，按毕业当年学年总分的50%与其他学年总分平均得分的50%之和进行评定。

本章探讨了儿童身体发育的相关问题，主要包括体格生长和体能发育两大方面。儿童体格生长评价须根据具体情况进行综合分析，及时给予干预。体能发育是我国学生体质和健康状况监测的重要方面，通过青少年体育活动计划，我国国民的体能素质将会逐步得到提高。

拓展专栏

儿童睡眠健康

过去曾认为睡眠是一种被动的休息状态，但现有研究发现，在睡眠的过程中，其实大脑处于另一种活跃的状态，而这种状态对人体，尤其是儿童的生长和发育有着至关重要的作用。

1. 睡眠对儿童的重要性　睡眠对儿童的影响包括了生长、发育、情绪、认知和社会能力等多方面。睡眠不足会影响生长激素的分泌，还可导致儿童各种情绪问题，如激惹、易怒、过度依赖等，还会引发疲倦和头痛、肌肉疼痛等躯体症状；会导致认知功能受损，主要表现为记忆力下降、注意力不集中、决策能力和解决问题的能力受到限制，在青少年群体中还容易出现物质滥用。

2. 儿童睡眠周期特点　较大年龄儿童和成人的睡眠周期通常是由交替出现的非快速眼动期（NREM）与快速眼动期（REM）组成的。其中NREM分为入睡期、浅睡期、中度睡眠期、深度睡眠期四期。深度睡眠期，生长激素分泌增多，人体受损组织修复、愈合加快，遗尿和梦游也发生于此期。REM亦叫作梦睡眠期，会出现间断的眼球快速运动、部分躯体抽动、血压上升、心率加快等交感神经兴奋表现，可能伴随较多的翻身、说梦话、磨牙等。梦境常出现于REM期，理论上认为梦境为人们提供了缓解精神压力的机会，因此打断或剥夺REM睡眠，可导致精神萎靡、焦虑、沮丧、不安等精神心理障碍，严重者则会损害个体的智力和知觉。

一个完整的睡眠周期平均90min，一夜睡眠周期的个数取决于总的睡眠时数。一般刚入睡时，NREM的中度睡眠期、深度睡眠期占了睡眠周期的绝大部分，REM期较为短暂；随着睡眠的进行，NREM期缩短，而REM期延长。但不同个体间会有差异，随着年龄增加，睡眠各阶段所占比例也会有变化。

新生宝宝睡眠启动与成人不同，他们可能刚入睡，就表现出眼球快速转动、“挤眉弄眼、似笑非笑”、呼吸不规律、手脚挥动的惊跳现象等。在此期间他们睡得浅，容易受外界环境干扰而多次醒来。随后，慢慢进入到安静睡眠阶段。这两个睡眠阶段各占一个睡眠周期的50%左右。所以新生宝宝在刚睡着时看起来会比较“不踏实”，后面则相对平稳。约6~8月龄后，约有一半以上的婴儿可以实现睡整夜觉。由于小婴儿神经系统发育不成熟，一个睡眠周期大约持续50~60min。此种睡眠模式会持续到生后约3~4个月。此后的婴儿睡眠模式会逐渐建立非快速眼动睡眠及快速眼动睡眠，逐渐趋近于成人的睡眠模式。

3. 儿童的睡眠时间　新生儿平均每天睡11~17h。婴儿通常晚上睡9~12h，白天睡2~5h。婴儿大约在6个月的时候，具有一觉睡到天亮的能力，通常已不需要夜间喂哺。对于最佳的睡眠时间，目前标准不统一，而且个体差异很大。有的孩子睡眠需求少，但睡眠效率高，因此不用过于纠结一定要在床上躺够时间。在患病、出牙或换环境时，婴儿的作息规律会暂时出现紊乱，其次在学会翻身、爬或站等阶段，婴儿也可能会出现暂时性的睡眠不安。学龄期儿童的睡眠时间通常需要每天8~9h。

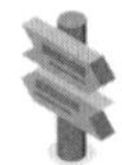

学习路标

1. 阐述儿童体格生长评价的具体内容。

儿童体格生长评价包括生长水平、生长速度及身体匀称程度三个方面。

(1)生长水平：将某一年龄所获得的某一项体格测量值(横断面测量)与标准值(参照值)进行比较，从而得到该儿童在同年龄、同性别人群中所处的位置，即为此儿童该项体格生长指标在此年龄段的发育水平。

(2)生长速度：定期连续测量儿童某项体格生长指标(纵向观察)如体重、身高，得到的该项指标在某一年龄时间段的增长值，即该儿童此项指标的生长速度。

(3)身体匀称程度：是对体格生长各项指标之间关系的评估。常采用体重/身高或体质指数(BMI)表示体型匀称情况。以坐高(顶臀长)/身高(长)的比值或躯干/下肢比值表示身材匀称情况。

2. 什么是生长迟缓？生长迟缓的常见病因有哪些？

生长迟缓指在相似的生活环境下，儿童的身高(长)小于同种族、同年龄、同性别儿童正常均值减2个标准差或低于第3百分位以下者，表现为身材矮小。

常见的病因包括：

(1)体质性生长发育延迟：属正常生长发育的变异，伴或不伴青春期发育延迟。此种情况多有家族性，以男童多见。其最终身高仍在正常范围，所以无须特殊处理。

(2)慢性系统性疾病：一些慢性疾病，如慢性肝病、慢性肾病、先天性心脏病、慢性感染等都可以引起生长迟缓。

(3)小于胎龄儿：其发生多与孕母、胎盘和胎儿本身因素有关。

(4)内分泌激素分泌异常：以生长激素缺乏症、甲状腺功能减退症最常见。

(5)染色体异常：以先天性卵巢发育不全、21-三体综合征最常见。

(6)基因异常：以先天性软骨发育不全、黏多糖贮积症、普拉德-威利综合征最常见。

(7)精神心理因素：被遗弃或虐待、遭遇突发事件等。

3. 阐述儿童肥胖的干预原则。

由于儿童处于生长发育时期，身高、体重处于不断增长中。严禁使用饥饿或变相饥饿疗法、使用减肥药物或减肥饮品等方法控制肥胖发展。提倡以运动处方为基础，以行为矫正为关键，饮食调整和健康教育贯穿始终。实行以家庭为单位，以日常生活为控制场所，肥胖儿童、教师、家长、医务人员共同参与制订的综合干预方案。

4. 阐述儿童前后囟以及颅骨缝发育的特点。

(1)前囟出生时平均斜径约1.5~2cm，6个月前可随颅骨发育而变大，6个月后逐渐变小，一般约在12~18个月闭合。前囟早闭(小于4个月)见于小头畸形；前囟迟闭或过大，多见于佝偻病、克汀病；前囟饱满提示可能颅内压增高、颅内感染、脑积水等；前囟凹陷见于营养不良、严重脱水。

(2)后囟：在出生时很小或已闭合，最迟于出生后6~8周闭合。

(3)颅缝：出生时稍有分离，约在3~4个月闭合。

5. 阐述体能测试的经典评估内容。

(1)身体成分测定：包括BMI和体成分分析等。

(2)肌力测定：包括握力、立定跳远。

(3)心肺功能测定：主要用跑步检测法。

(4)肌耐力测定：包括斜身引体(男，小学)、引体向上(男，中学及大学)、一分钟仰卧起坐(女)。

(5)柔韧性测定：主要采用坐位体前屈检测法。

【思考题】

1. 国家定期监测儿童体格及体质指标的意义是什么？
2. 如何从“医教结合”的视角控制儿童肥胖/超重？
3. 你如何看待生长激素及其治疗时机对于梅西身高增长的意义？

(刘孝美)

第四章

儿童认知发展

学习目标

◆ **掌握**

皮亚杰认知理论中的重要过程与四个阶段；维果斯基社会文化观中的重要概念；最近发展区的概念。

◆ **熟悉**

注意、记忆、思维的特点及其发展变化；发展的信息加工观；智力的概念。

◆ **了解**

皮亚杰认知理论在教育中的运用；维果斯基与皮亚杰理论的相似和不同之处；智力的测量。

● 典型成长故事 ●

皮亚杰和他的三个孩子

让·皮亚杰(Jean Piaget)是瑞士著名的心理学家，他对自己的三个孩子劳伦特(Laurent)、卢西思妮(Lucienne)和杰奎琳(Jacqueline)进行了细心的观察，在他关于认知发展的著作中充满了这些对孩子观察的结果。以下是皮亚杰对自己孩子处于婴幼儿期的一些观察记录：

● 21 天时，劳伦特在尝试了三次之后发现了自己的拇指：每一次他都是以长时间的吮吸开始的。但是，如果被仰卧放在床上，他就不知道如何将胳膊的运动与嘴加以协调，尽管嘴唇在寻找手，他却会将手收回。

● 第 3 个月期间，吮吸拇指对劳伦特来说不再重要，因为他有了新的视觉和听觉兴趣。不过，在哭的时候他的拇指还会再次求助于嘴巴。

● 卢西思妮在第 4 个月末时躺在小床上，她抬脚用力踢正上方悬挂着的一个玩偶，使玩偶动起来。之后，她注视着自己不动了的这只脚，有几秒钟，然后又重新开始踢玩偶。在第一次摇动之后，卢西思妮脚的运动就放慢了，似乎要去抓住它进行探索。

● 11 个月时，杰奎琳坐在那里摇晃一个小铃铛。突然，她停了下来，把铃铛放在右脚前方的精确位置上，然后用力踢。当她不能再次抓到铃铛，她就会抓住一个球，然后把它放在同一个位置再次踢出去。

● 1 岁 2 个月时，杰奎琳手里握着一个新东西——光滑的圆球。她把它转来转去，摇晃着……她把球扔到地上并想捡起它，但她只能用手指碰到球却无法抓住它，她仍在尝试，压在了球边上，球翘起来一下子又再次落地。杰奎琳对这一结果很感兴趣，对落在地上的球进行研究。

- 1岁8个月时，杰奎琳来到关着的门前，两只手各拿着一片树叶。她将右手伸向门闩，但发现如果不把树叶扔掉的话就无法转动门闩，她把树叶放在地上，打开门，然后又拿起它，进了屋。然而，当她想离开屋子时，情况变得有些复杂，她把树叶放在地上，抓住门闩，接下来她意识到：在把门拉向自己的同时，也会把放在门口的树叶推走，于是她把树叶捡起来放在门的活动区域之外。

对皮亚杰来说，这些观察反映了婴幼儿早期认知发展中的一些重要变化，在本章后面，你会了解到皮亚杰认为这一时期儿童的认知发展经历了六个分阶段，故事中的行为就是这六个分阶段的特征。

认知（cognition）是心理学家常用的术语，指人类的认识活动及获得并运用知识解决问题的心理过程。认知过程有助于人们理解和适应周围环境，这些认知过程主要包括注意、知觉、学习、思维和记忆。简言之，是指人类大脑中那些无法观察的事件和活动。

认知发展是所有发展科学中更多样化而又令人兴奋的研究主题，它研究儿童生命过程中心理能力方面所发生的变化，它特别强调儿童对思维是如何进行积极主动建构的，也特别强调思维是如何从发展中的一个水平变化到另一个水平。

本章主要探讨发展性智力。首先介绍瑞士心理学家皮亚杰在这方面所做出的诸多重要贡献，他认为，存在一个涵盖婴儿期、儿童期、青少年期的智力发展的一般模型；然后介绍维果斯基的社会文化观，该理论认为个体的认知发展受其所处的文化环境的影响，这与皮亚杰及其追随者所推断的认知发展具有普遍性的观点相去甚远。接下来介绍了有关发展性智力的第三个很有影响力的观点——信息加工理论，该理论的产生一定程度上源于皮亚杰早期工作中尚未解决的问题。最后介绍智力测验或者说是心理测量的方法，并讨论影响儿童在智力表现方面出现个体差异的诸多因素。

第一节　皮亚杰的主要观点

皮亚杰（1896—1980）从20世纪20年代起开始研究智力发展。他在儿童思维发展领域的杰出贡献是其他理论家所无法比拟的。他是一个非同寻常的人，在10岁时就发表了自己的第一篇论文，是一篇关于稀有白化病麻雀行为研究的文章。早年他对动物适应环境感兴趣，并在1918年获得了动物学博士学位。他还对认识论感兴趣，他希望将两个兴趣整合起来，由此想到心理学才是连接两者的最佳纽带。因此他去了巴黎，在比奈的实验室从事有关标准化智力测验的工作。此番经历对其职业生涯产生了深远的影响。

在比奈智力测验中，智力的评估基于一个人正确回答问题的数量和类型。然而，皮亚杰很快发现，自己对儿童的错误答案比对正确答案更感兴趣。他首先注意到同龄儿童会犯同样的错误，为什么呢？他运用在精神病诊所学到的临床方法研究儿童的错误概念，发现年幼儿童不仅仅是没有年长的儿童聪明，而且他们的思维过程完全不同。后来皮亚杰建立了自己的实验室，花了60年的时间描绘智力的发展过程，并试图发现儿童的思维发展是如何从一种模式过渡到另一种模式的。

一、皮亚杰的智力发展观

受生物学背景的影响,皮亚杰(1950年)把智力定义为有助于有机体适应环境的基本生命过程。所谓适应,是有机体应对情境所需要的能力。例如,饥饿的婴儿抓起奶瓶送到嘴边的行为和外出旅游的青少年清晰描述路线的行为都是适应性的。随着儿童的成熟,他们获得的更复杂的"认知结构"能够帮助他们很好地适应环境。皮亚杰认为,智力是"所有认知结构趋于平衡的状态"。简而言之,是指头脑中所有的智力活动都有一个目标,即在思维过程和环境之间产生一种平衡和谐的关系,这种平衡就是认知平衡,而达到这种平衡状态的过程称之为平衡。

皮亚杰智力观的一个非常重要的假设是:如果儿童想了解某事物,他们必须自己建构与此有关的知识。实际上,皮亚杰把儿童看作一个建构者——一个能够操控新的事物和事件并以此达到对其本质的某些理解的个体。儿童在建构对世界的认识时都运用了哪些方式呢？皮亚杰认为有几个方式或过程尤其重要:图式、同化与顺应、组织、平衡化与发展的阶段。

(一) 图式

图式(schema),也称认知结构,是用来应对或解释某些经验的有组织的思维或行为模式。例如,许多3岁儿童坚持认为太阳是活着的(有生命的),因为它在每天早晨升起,晚上落下。按照皮亚杰的观点,这些儿童就是根据"运动的物体都是活的"这样简单的认知图式来操作的。婴儿期最早形成的图式是具有适应价值的机械反射,例如够取、抓握和提举等。一个好奇的婴儿伸出胳膊做够取和抓握的动作,他的好奇心会因为突然触及一臂之内的任何有趣的事物而得到满足。具备了这些简单的行为图式,婴儿能够玩玩具、拨电话、开橱柜以及进行其他探索环境的活动。童年后期认知图式主要在"头脑"中进行,它允许儿童操作信息,并对日常生活事件和问题进行逻辑分析。

任何年龄的儿童,都是基于先前的认知结构来理解周围世界的。因为认知结构在不同年龄有不同的形式,所以年幼儿童和年长儿童对于同样的事物常常有不同的反应。

(二) 同化与顺应

儿童的智力是如何发展的？皮亚杰认为,婴儿并不是天生就有关于现实世界的知识和观念;他们也不能由成人简单地给予信息并教会思考。相反,他们按照自身经验积极建构对事物新的理解。他们观察和实践周边事物,对事物的关系做出推断;他们为当前经验(或图式)不能解释他们所经历的事物而困惑。

我们再看看"认为太阳是活的"这个3岁儿童的例子。儿童的这个观念当然不是成人教的,它是儿童基于自己的经验建构的。毕竟有许多运动的事物是活着的,只要儿童坚持这种理解,他们会认为任何能动的事物都是活着的,即用当前的认知结构来解释新的经验,皮亚杰称此过程为同化(assimilation)。然而,儿童最终会遇到运动的,但几乎可以肯定并不是活的事物。例如:一架纸飞机,在折叠之前只不过是一张纸而已;一个发条玩具,不上发条是不会运动的。这时在儿童的理解和事实之间就有了矛盾(皮亚杰称为不平衡)。"运动的事物是活着的"图式显然需要修改,这种无法证实的经验促使儿童顺应(accommodation),即改变现有图式,使他给有生命和没生命事物之间的区别提供一个更好的解释[或许可以这样说:只有在自己(事物)的力量支配下运动的才是活的]。

(三) 组织

皮亚杰认为,为了了解他们所处的世界,儿童在认知上会对经验加以组织。皮亚杰理论中的组织(organization)指将孤立的行为和思想组合成更高层次的系统过程。组织程度的不断精细是发展的固有特征。一个不大清楚如何使用锤子的男孩,对如何使用其他工具也可能不大清楚的,若他学会了使用其中一种工具,他就能建立与其他工具之间的联系,对知识加以组织。

(四) 平衡化与发展的阶段

平衡化(equilibration)是皮亚杰提出的一种机制,它用以解释儿童如何从思维的一个阶段转换到另一个阶段,当儿童在试图认识世界的过程中,经历认知冲突或非平衡状态就会出现这种状况,最终儿童会解决冲突,达到自己的平衡状态。皮亚杰认为,我们总是依靠同化和顺应这两个相辅相成的过程来适应环境。起初,我们运用当前认知图式理解新经验或解决问题(同化)。然而当现有图式不足以解决这些任务时,我们需要修改当前图式(顺应)以更好地适应现实。在同化和顺应共同作用产生认知变化的同时,个体在平衡与不平衡状态间发生了相当大的变动。例如,如果儿童认为仅仅是由于从一个容器倒入另一个形状不同的容器,比如从一个矮的、宽的容器倒入一个高的、窄的容器,液体的量就会发生改变。那么,他就有可能会为此类问题所困扰,如"额外的"液体是从哪儿来的,实际上是不是真的有多余的液体可以喝等。随着思维的发展,儿童最终会解决这些困惑。在日常生活中,儿童会经常碰到此类状况和冲突。

儿童身体成熟在认知发展中也起了很大的作用:随着大脑和神经系统的成熟,儿童的认知活动日益复杂化,从而使他们能够很好地建构对事物的理解。最终,积极的、好奇的儿童形成新图式,重组知识,获得足够的发展,从而能够以一种全新的方式看待原有观点。也就是说,他们从认知发展的一个阶段发展到下一个更高的阶段。

二、认知发展的四个阶段

皮亚杰提出了认知发展的四个主要阶段:感觉运动阶段(0~2 岁)、前运算阶段(约 2~7 岁),具体运算阶段(约 7~11/12 岁)、形式运算阶段(约 11/12 岁以后)。这些阶段形成了皮亚杰所称的恒常发展序列,即所有儿童都按照这四个阶段发展。由于后一个阶段是前一个阶段的基础,代表了更复杂的思维方式,因此,儿童不能跳过任何一个阶段。

尽管皮亚杰认为智力阶段的发展顺序是不变的,但他也承认,儿童进入特定阶段的年龄存在很大的个体差异。他认为文化及其他环境因素的影响,可以促进或延缓儿童智力的发展速度,达到各阶段的年龄标准只是一种粗略的估计。

(一) 感觉运动阶段(0~2 岁)

在感觉运动阶段(sensorimotor stage),婴幼儿能协调感觉输入与运动能力,形成行为图式,从而理解并影响周围环境。婴幼儿对通过外部动作所获得的知识,实际能够理解多少呢?情况远远超出你的想象。婴幼儿在出生后的头两年里,已经对其自身、亲密的陪伴者及日常生活中的物体和事件有了很多了解。这一阶段的认知发展非常迅速,所以皮亚杰又把感觉运动阶段分为六个亚阶段,详细阐述了新生婴儿由条件反射的有机体到反应性有机体的逐渐转化过程。下面我们主要阐述感知运动发展的三个重要方面,即问题解决能力(或称手段目的/活动)、模仿和客体永久性的发展。

1. 问题解决能力的发展

(1)反射活动(约出生到 1 个月):皮亚杰把婴幼儿出生后第 1 个月定义为反射活动阶段。在此期间,新生儿更多地局限在练习先天反射活动上,他们将新物体同化到已有的反射性图式中(如像吸吮奶头一样吮吸毯子和玩具),并改变反射图式,顺应新刺激。当然,这不是高度发展的智力,但这些早期适应代表着认知发展的开始。

(2)初级循环反应(约1~4个月):婴儿最早出现非反射图式是在出生后的1~4个月,婴儿偶然发现自己能做出和控制各种反应,如吮吸手指、发出"喔啊"声。他们对此感到很满意,因此会去重复这些行为。这些简单的重复行为被称为初级循环反应,它总是以婴儿自身为中心。之所以称为"初级",是因为这是婴儿最早出现的运动习惯,称为"循环"是因为这些反应是重复的。

(3)二级循环反应(约4~8个月):约4~8个月大的婴儿偶然发现,除了自己的身体外,还能用物体做一些有趣的事情,如挤压一只橡胶的小鸭子,让它发出嘎嘎声。这些新的图式被称为二级循环反应,由于这些动作能够带给婴儿乐趣,所以被不断重复。根据皮亚杰的观点,约4~8个月的婴儿突然对外界物体产生兴趣,表明他们已经开始能把自己和周围环境中的可控物体区分开来了。一个喜欢"重复拍打玩具小汽车、使玩具小鸭子嘎嘎叫"的婴儿,能否做出有计划、有目的的重复行为呢?皮亚杰的回答是否定的。二级循环反应不完全是有目的的。因为这种行为反应的有趣结果是偶然发现的,并不是最初的行为所要达到的目的。

(4)二级循环反应间的协调(约8~12个月):真正有计划的反应出现在约8~12个月的二级循环反应间的协调阶段。这时婴儿为了达到简单目的,能协调两种或两种以上的动作。例如,如果你把一个有趣的玩具放到了坐垫下面,9个月大的婴儿会用一只手提起坐垫,再用另一只手抓取玩具。在这个例子中,拿起坐垫这个动作本身既不是愉快反应,也不是偶然出现的,而是一个更大的、有目的的图式的组成部分,其中"提起"和"抓取"这两个最初毫不相关的反应,协调统一成为达到某一目的的手段。皮亚杰认为,这些二级图式间的简单协调,代表了早期形式的目的指向行为和真正的问题解决。

(5)三级循环反应(约12~18个月):约12~18个月大的幼儿开始积极地探索客体,并试图创造新的问题解决办法,或再现有趣的结果。例如,前面讲到的那个把橡胶鸭捏得嘎嘎叫的婴儿,可能还会用扔、踩、枕头压等不同的方法去挤鸭子,以观察这些行为能对该玩具产生什么相同的或者不同的结果;或者是通过探索,他发现使劲扔比吐能更有效地把食物粘在墙上。虽然,父母不会陶醉于孩子取得的这种认知发展上的进步,但这些被称为三级循环反应的试误探索图式,反映幼儿有积极的好奇心,也就是说有了解事物运作方式的强烈动机。

(6)符号问题解决(约18~24个月):当幼儿能将自己的行为图式内化成心理符号或表象,并以此指导以后的行为时,就达到了感觉运动阶段发展的最高水平。此时已能进行心理操作,而且对如何解决问题表现出一定的"洞察力"。

2. 模仿的发展 皮亚杰认识到了模仿的适应意义,并对模仿的发展很感兴趣。通过观察他发现,直到约8~12个月,婴儿才能去模仿榜样的新动作,这时会表现出一些行为意向,然而婴儿的模仿图式是相当不准确的,如果你做出弯曲和伸直手指的动作,其模仿的结果可能是伸开整个手掌。实际上,即使让婴儿准确地模仿最简单的动作,他们也可能需要进行几天或者数周来练习。对于约8~12个月的婴儿来说,要使他们理解并从诸如"藏猫儿"和"拍手"这样的感知运动游戏中获得乐趣,可能需要数百次示范。

皮亚杰认为,年龄稍大一点的婴儿能够进行延迟模仿,因为他们能够根据榜样的行为,建构心理符号或者表象,这些符号和表象被储存在记忆中,日后再提取出来以指导儿童再现榜样的行为。

另外的一些研究者不同意皮亚杰的观点。他们认为，儿童的延迟模仿和符号表征能力出现得其实更早一些。例如，研究发现6个月大的婴儿能模仿非常简单的动作，如按按钮使有声玩具发声；2岁左右的儿童甚至能够对12个月前发生的一些难忘事件进行模仿，所以这种需要儿童建构、储存和提取心理符号的延迟模仿能力的出现，要比皮亚杰认为得更早些。这些发现对皮亚杰提出的"感觉运动阶段儿童没有符号表征能力"的观点提出了质疑。

3. 客体永久性的发展　婴儿在感觉运动阶段获得的最显著的进步之一就是客体永久性的发展，即当物体不在眼前或通过其他感官不能察觉时，仍然知道物体是继续存在的。例如当用杯子盖住玩偶后，仍然知道玩偶是存在的。但由于年幼儿在"理解"事物时，过于依赖感觉和运动技能，所以只有在可以直接感知或作用于物体时，他们才认为物体是存在的。实际上，皮亚杰及其他一些研究者也发现，当把一个有吸引力的物体放在视线之外时，1~4个月左右的婴儿便不再去寻找。即使他对玩偶非常感兴趣，但你用杯子把玩偶盖住时，他会很快对玩偶失去兴趣，好像认为玩偶不再存在，或变成了杯子。4~8个月左右的婴儿能找回被部分隐藏的玩具或压在半透明盖子下的物体，但他们仍然不会去找被完全藏起来的东西。对此，皮亚杰解释说，从儿童角度来看，消失的物体就意味着不再存在。

形成更清晰的客体概念出现在婴儿8~12个月左右时，不过，这时客体永久性还没有完全形成。在此期间，儿童的客体概念逐渐提高，儿童已能追踪物体的移动并到最后见到的地方去寻找。不过此时，客体永久性发展还不完善，因为婴幼儿还不能对看不见的物体的位移进行必要的心理推论。因此，如果你把玩具藏在手中，把手放到屏障后面，把玩具放到那儿，把手从屏障后移开，再让儿童去找玩具，12~18个月左右的幼儿会到他最后看到玩具的位置去找，即到手中而不是到屏障后面去找。

到18~24个月左右时，儿童能对看不到的位移形成心理表征，并用这些心理推理指导自己去寻找消失的物体。至此，他们已能充分理解客体永久性，并为自己能在复杂的"藏找"游戏中找到物体而非常自豪。

（二）前运算阶段（约2~7岁）

前运算阶段（preoperational stage）的标志是符号功能的出现。符号功能是指用某一事物代表或表征其他事物的能力，如词汇或物体。狄洛奇（Judy S. Deloache）认为，某一实体代表其他物体而不是该实体本身的知识称作表征知识。从有很强的好奇心、凡事都要动手操作的婴幼儿，转变为使用符号且有思维能力的学前儿童，是非常了不起的事。例如，由于2~3岁的儿童能够使用词汇和表象表征经验，所以他们完全能够重建过去的经验，并对不在眼前的事物进行思考，甚至比较。那么儿童构造心理符号的能力能在多大程度上转变儿童的思维呢？比约克伦德（David F. Bjorklund）指出，从平均水平来看，与12个月的婴儿相比，有符号表征能力的3岁儿童与21岁的成人在智力上有更多的相同之处。尽管3岁儿童的思维在随后的几年里会在许多方面发生改变，但是还是与成人接近，因为学前儿童和成人都可以通过操控心理符号进行思考，如表象和语言，而且绝大多数的思维都是在大脑中悄悄进行的。

语言或许是年幼儿童表现符号化的最明显的形式。尽管大多数婴儿在第一年末已能说出第一个有意义的单词，但直到18个月时，他们才能表现出其他的符号化的迹象，诸如内部操作，从而能把两个或者更多的词汇组合成简单的句子。语言运用是否能促进认知的发展？皮亚杰的回答是否定的。他认为，语言反映的仅仅是儿童已经知道的东西，对儿童新知识的获得作用甚微。换句话说，他认为认知发展会促进语言发展，而反过来则不成立。

前运算阶段早期的第二个重要特征是象征性游戏（假装游戏）的大量涌现。婴幼儿经常假扮成另外的人物（如妈妈、超人），在扮演的同时，还配有鞋盒或棍子之类的道具。他们把道具想象成其他物体，如把鞋盒当成了摇篮，棍子则当成了枪。尽管父母有时候会对学前儿童沉浸在假想的世界中、还创造出各种想象的伙伴感到担心，但皮亚杰认为，这些基本上都是健康的活动。伯恩斯坦（Marc H. Bornstein）和他的同事提出，“通过这种象征性游戏，年幼儿童对人、物体和活动的认知得到了发展，而且还迅速构建了有关这个世界的复杂表征。”

（三）具体运算阶段（约 7~11/12 岁）

在皮亚杰的具体运算阶段（concrete operational stage），儿童已迅速获得了认知操作能力，并能运用这些重要的新技能思考事物。认知操作是一种内部的心理活动，它使儿童能够修改和重组已有的表象和符号，从而得出符合逻辑的结论。由于具有了这种强有力的新的认知运算，学龄儿童快速跨越了前运算阶段僵化的自我中心的思维。

1. 具体运算思维的两个例证　守恒和关系推理。

（1）守恒（conservation）：具体运算阶段的儿童容易解决一些皮亚杰设计的守恒问题。例如，一个具有具体运算能力的 7 岁儿童，面临液体守恒问题时，会同时考虑到两个容器的高度和宽度，从而获得了去中心性。同时，他也表现出可逆性，即在头脑中反向思考转换容器的过程，想象把液体仍倒回原容器的情形。由于具备了这些认识操作能力，他现在知道，两个不同的容器盛有同样多的液体，并能运用逻辑推理而非错误的表象得出结论。

（2）关系推理：具体运算思维的一个显著特点是，儿童能很好地理解数量关系和逻辑关系，比如上体育课时，教师说“按由高到矮的顺序排队”，这个问题对具体运算阶段的儿童来说并不难，因为他们具备了心理序列（心理排序）能力，即能按照高度或重量、数量等维度排列项目的能力。与之相比，前运算阶段的儿童在许多序列化任务中都表现较差，难以达到这位教师的要求。

具体运算阶段的儿童也已经掌握了传递性的相关概念。它描述了一系列元素之间的必然关系，例如，如果学生 A 比学生 B 高，学生 B 又比学生 C 高，那么学生 A 和学生 C 两个人谁更高？按逻辑关系，学生 A 肯定比学生 C 高。具体运算阶段的儿童掌握了这种大小关系的传递性，而前运算阶段的儿童由于缺少传递性的概念，只能依赖感知觉回答这个问题，因此他会坚持认为只有当学生 A 和学生 C 站在一起时，才能确定谁更高。虽然前运算阶段儿童对这种传递关系的理解要比皮亚杰认为得好，但他们仍然难以把握传递性的逻辑本质。

2. 具体运算的顺序性　为什么儿童在看似需要同样心理操作的守恒任务中，却表现出不同的理解水平呢？皮亚杰认为，出现水平滞差是因为看似相同的问题，其实在难度上是存在差别的。例如，儿童理解面积守恒出现较早，而理解体积守恒直到 9~12 岁才能达到，因为这是一项复杂的任务，需要儿童同时考虑液体和固体的守恒，然后确定这两种现象之间是否存在有意义的关系，皮亚杰一再强调运算能力是渐进有序地发展的。最初出现的简单技能逐步得到巩固、联合和重组，最终形成更为复杂的心理结构。

在回顾了一些具体运算阶段的智力技能之后，我们就会清楚为什么许多国家规定从 6~7 岁开始进行正规教育了。按照皮亚杰的观点，这正是儿童从知觉假象中去中心化，并获得认知操作能力的时间。认知操作能力使得儿童能够理解算术并对语言及其特性进行思考，能够对动物、人类、物体和事物进行分类，并且能够理解字母的大小写、字母和单词、单词和句子之间的关系。

具体运算阶段的思维有两个主要特点包括：①守恒性，儿童能从一个概念的各种具体变化中抓住实质或本质的东西；②能进行群集运算，包括组合性、逆向性、结合性、同一性、重复性五个方面。具体运算思维一般还离不开具体事物的支持，而且这些运算还是零散的，还不能组成一个结构的整体、一个完整的系统。

随着实体社会规则的日渐清晰，儿童开始寻求个人和社会领域的规则。由于社会情境的复杂多变，因此对这些规则的探寻有时会遭遇挫折。在另一些时候，儿童会用他们提高了的推理能力去解决人际关系问题和安排个人生活。这时期儿童思维的显著特点就是逻辑性增强，特别是在问题解决方面。儿童可以比较两种对立的理论，从自己和他人的立场考虑问题，并能利用这些信息制订达到目标的策略。

(四) 形式运算阶段(约 11/12 岁以后)

皮亚杰认为，具体运算阶段儿童的思维是有局限性的，因为他们只能把运算图式应用到真实的或可以想象得到的事物、情境上。例如，只有当物体真实存在时，具体运算者的传递推理才可能是正确的。7~11 岁儿童还不能把这种逻辑关系运用到代数中使用的 X、Y、Z 这些抽象符号上。与之相比，形式运算(formal operation)是一种对观念和命题的心理操作，它最早出现于 11~13 岁。这时儿童的思维不再局限于真实的或可观察到的事物上，因为形式运算者可以对或许没有现实基础的假设过程和事件进行逻辑推理。

1. 假设演绎推理　皮亚杰认为，形式运算的标志是假设演绎推理。比如 2X+5=15，那么 X 等于多少？这种问题用苹果、橘子等具体实物无法解决，只能用数字和字母。如果一个问题不需要具体实物，而是通过使用符号系统经过抽象思维就得以解决，那么这个问题就是一个基于假设的问题。

假设演绎推理(从一般到特殊的推理)本身不是一种形式运算能力，它非常类似于夏洛克·福尔摩斯在检查犯罪线索以抓住罪犯时所做的推理。对具体运算阶段的儿童来说，如果给他们提供恰当的具体"事实"做依据，他们也能得出正确结论。皮亚杰认为，形式运算阶段的儿童不局限在思考先前得到的事实而能生成假设，"可能是什么"对他们来说比"真正是什么"更重要。

● 学习链接 ●

具体运算思维和形式运算思维间的差异

有这样一个实验：两组学生，一组处于具体运算阶段(9 岁)，另一组是进入或即将进入形式运算阶段的儿童(11~12 岁)。他们共同完成一项作业：假如给你第三只眼睛，你可以选择把它放在你身体的任何一个部位，现在画一幅画，告诉我你会把它放在哪个部位，并说明你为什么要放在那儿。

所有 9 岁儿童都把第三只眼放在了两眼中间的前额部位，看上去儿童好像是依据"所有人的眼睛在脸部中间的某处"这样的经验来完成这项任务的。与之相比，年龄较大的形式运算阶段的儿童做出了相当多的反应，这些反应并不依赖于他们以前见过的事物形象，而且这些儿童能够考虑到这种假设情境的有利之处，并用相当有想象力的理由来解释第三只眼睛所放的独特位置。

2. 像科学家一样思考　除了假设演绎推理能力的发展外，形式运算阶段的儿童也能进行归纳思维（从特殊到一般的思维）推理。归纳思维推理是科学家所采用的一种思维方式，它往往是先生成假设，然后通过实验进行系统的检验。

英海德和皮亚杰用一系列任务来评定科学的推理，其中一项便是钟摆问题。所用的材料是不同长度的绳子，绳子一端系着重量不同的物体，另一端悬挂在钩子上，然后让儿童去发现哪个因素或者哪些因素影响了绳子的摆动速度（即一段时间内前后的摆动），是绳子的长度、物体的重量、推动物体的力，还是释放物体时的高度，抑或是其中两个或两个以上因素的共同影响呢？

解决这个问题的关键是，首先要区分控制绳摆摆动的四个因素，然后每次变化一个因素并保持其他因素恒定，这样逐一验证每个假设。每个假设都是"如果-那么"的形式，如"如果绳子上系的物体重量影响钟摆速度，那么在其他条件不变的情况下，我们应该能看到系重物的绳子和同样长度系轻物的绳子在摆动速度上的差异。"形式运算者通过这种系统的方法来形成假设，并加以验证，最终发现"重量假设"是错误的，绳摆的摆动只受"绳长"这一个因素影响。

总之，形式运算思维是理性、系统且抽象的。形式运算者能有计划地思考，并能对观念和假设概念（包括同现实相矛盾的概念）进行操作。

三、皮亚杰理论的贡献与局限

皮亚杰敢于研究不可观察的却又是传统行为主义心理学家所排斥的概念——"认知"，他是一位富有创新精神的"叛逆者"，由于他声称"智力测验测量的仅仅是儿童知道什么，却没有告诉我们智力最重要的方面——儿童是如何思考的"。

20 世纪 60 年代，皮亚杰关于儿童思维的早期理论和研究得到了认可，而且他把道德发展与认知发展联系起来，对发展全新的研究领域社会认知，做出了巨大贡献。社会认知心理学家柯尔伯格（Lawrence Kohlberg）、塞尔曼（Selman）认为，随着年龄的增长，儿童对物理世界的理解越来越复杂，同样他们对性别差异、道德价值观、情绪、友谊的意义以及对社会生活的其他方面的理解也遵循同样的发展轨迹。

皮亚杰理论对教育也有很大的影响。例如，众所周知的发现式教学就是基于这样的假设：幼儿与成人的思维不一样，只有让儿童获得与日常所熟悉的环境相关的教育经历，他们才能学得好。因此，持皮亚杰观点的学前教师通过给儿童呈现不同数量的物体，让儿童堆积、涂色或排列来介绍"数"的抽象概念。类似"数"这样的"新概念"，教师通过引导积极、好奇的儿童运用现有的图式，让儿童获得重大"发现"来学习是最好的方式。

尽管皮亚杰的开创性工作为我们理解人类发展建立了不朽的功勋，但他的许多观点已经受到了挑战。现在看来，皮亚杰大大低估了婴儿、学前儿童、学龄儿童的智力。当为儿童呈现一些更为熟悉的简单任务，且允许表现自己的能力时，儿童表现出很强的问题解决能力。其他研究者发现，通过训练，可以大幅提高儿童解决皮亚杰问题的成绩，这一现象提示了个体化的发现学习是促进智力发展的最好方法。

第二节　维果斯基的社会文化观

下面我们将介绍认知发展领域另一个引起研究者广泛兴趣的观点，即由维果斯基（Lev

Vygotsky,1896—1934)提出的社会文化理论。20 世纪 30 年代在皮亚杰建构他的理论时,维果斯基,这位苏联发展心理学家已经是一位活跃的学者。不幸的是,38 岁的他在工作还未完成时就英年早逝了,但他留给后人很多重要的理论观点。他提出:①认知发展发生于社会文化背景中,社会文化影响着认知发展的形式;②儿童的许多重要认知技能都是在与父母、教师以及更有能力的同伴的社会交往中逐渐发展起来的。

一、文化在智力发展中的作用

维果斯基的社会文化观点的核心是儿童的智力发展与他们所处的文化背景关系密切。全世界的儿童不会发展出完全相同的心理,但是他们会学习使用人类所特有心理能力来解决问题,并对周围环境做出与他们的文化要求和价值观相一致的解释。对于维果斯基来说,人类的认知,即使被隔离起来,本质上仍是社会文化的认知,它受到由文化传递给个体的信仰、价值观、智力适应工具等的影响。由于这些价值观和智力适应工具从一种文化到另一种文化可能会有很大的变化,维果斯基认为,无论是智力发展的过程还是内容,都不会像皮亚杰所假设的那样具有普遍性。

维果斯基提出,我们应该从微观发生学、个体发生学、种系发生学和社会历史四个水平来评价人类发展。这四个水平间彼此相关,而且与儿童的成长环境相互作用。个体发生发展,即个体一生的发展,也是几乎所有发展学家进行分析的层面。微观发生发展指的是在相对较短时间内发生的变化,例如在连续 11 周的时间内,我们每周看到的儿童解决加法问题的变化,甚至还能见到在 20 分钟内,儿童做五种不同测验所使用的记忆策略的变化。显然,它比传统的个体发生学水平提供了更为精细的分析。种系发生发展指的是在进化时期产生的变化,一般以几千年甚至上百万年为测量单位。维果斯基预言了当代进化心理学的观点,他认为对种系历史的理解能帮助认识儿童发展。社会历史发展指的是在个体所处的历史环境中,个体在文化、价值观、社会规范及技术等方面所发生的变化,这就是当今研究者特别重视的维果斯基的社会历史观。

二、早期认知能力的社会起源和最近发展区

维果斯基赞同皮亚杰所说的年幼儿童是充满好奇心的探索者,会主动积极地去学习和发现新的准则。然而,与皮亚杰不同的是,维果斯基认为儿童的许多真正重要的“发现”产生于有技能的教师和与较高水平的同伴合作或协作以及交谈的情境中。在此情境中,教师做动作示范并给予口头指导,学生最初试图理解教师的指导,最终将这些信息内化,并以此来调整自己的行为表现。

(一) 最近发展区

维果斯基通过最近发展区这一概念指导儿童认知发展。最近发展区(zone of proximal development)是维果斯基用以描述某一任务范围的术语。这些任务对儿童来说太难,自己无法掌握,但在成人或其他已熟练掌握的儿童的帮助指导下,又是能够学会的。因此,最近发展区的下限是儿童能够独立达到的技能水平,上限是在指导者帮助下,儿童能够接受的附加任务水平。最近发展区保存的是儿童正在成熟过程中的认知技能,只有在较熟练者的帮助下才能完成。维果斯基将其称为发展的“蓓蕾”或“花朵”,以区别于儿童已经能够独立完成发展的“果实”。

学习链接

最近发展区:教师帮助下的学习分类

一个5岁儿童在幼儿园里推着小购物车模拟购物。教师发现他将水果放在小篮子里，而将其他食品放在购物车的大区域中。她在过去几周里，已经观察到这名儿童表现出对物体的归类，并认为在她的帮助下，他有可能同时进行两个维度的分类。她走到收银机处假装是收银员，说:“我们需要仔细考虑一下怎么将你的食品分装在袋子里。要放入冰箱的装在一个袋子里，要放入橱柜的放在一个袋子里。”他们一起设计出一套系统方案，每个袋子分别装不同类别的东西:要放入冰箱的纸盒食品、要放入冰箱的散装蔬菜和水果、要放入橱柜的纸盒食品、要放入橱柜的罐头食品。该例中在儿童没有得到帮助时，对食品的分类(如水果与非水果)是非常粗糙的，而在教师的帮助下，即能进行更为精确的分类。

(二) 脚手架

与最近发展区的观点紧密联系的是脚手架概念。脚手架(scaffold)是促进认知发展的社会性合作的一个特征，指有能力的参与者会根据初学者当前的状况，给予恰当的指导，使他们能够从这种支持中受益，并促进他们对问题的认识。这一过程犹如建筑工地上搭起的脚手架，作为一种支持性的工具，帮助工人操作和完成工作任务，随着大楼修建的完成进度，曾经的脚手架会被逐渐撤离。教学过程中，更有能力的人(教师或较高水平的同伴)作为脚手架对儿童学习提供支持帮助，但要注意调整指导的程度以适应儿童当前的水平。如果学生在学习新任务，较高能力者可以进行直接的指导;当学生能力有所提高后，就要减少指导。

对话是最近发展区中一个重要的脚手架工具。维果斯基认为儿童具有丰富的概念，但这些概念是不系统的、无组织的、自发的。对话时这些概念就会遭遇较高能力者的更为系统、逻辑、合理的概念。结果是，儿童的概念变得更加系统、逻辑、合理。例如，教师运用脚手架帮助儿童理解“运输”这样的概念时，就可以通过教师与儿童之间进行对话的方式。

三、对教育的意义

维果斯基的理论对教育具有重要的意义。和皮亚杰一样，维果斯基强调主动学习而不是被动学习，他更关注学习者已经掌握了什么，从而判断或估计他能学会什么。这两种理论取向的主要差异在于教育者的作用。基于皮亚杰理论构建的课堂，学生把更多的时间用在独立的发现式活动上;而维果斯基理论构建的课堂，教师会提供有指导性的参与活动，包括这样一些过程:他们设计学习活动，提供适合儿童当前能力的、有帮助的暗示或指导，并监控学习者的进展情况，逐步把更多的心理活动发展的主动权移交给学生。教师也安排合作学习训练，鼓励儿童彼此协助。这样小组中较低能力的成员会从较高能力同伴的指导中受益，而高能力成员也会在充当教师角色的过程中获益。

学习链接

维果斯基的合作学习是一种特别有效的教育策略吗?

弗洛伊德做过这样一个研究:他给3~5岁的儿童呈现一个有6个房间的玩具娃娃的家，让儿童考虑每个房间应该放什么家具(如沙发、床、浴盆和炉子)。首先，测验一下儿童对正确摆放家具已经知道了多少，然后让每个儿童完成一件类似的任务，完成任务的方式或者是单独做（皮亚杰的发现式学习的课堂），或者是跟妈妈一起做（维果斯基的指导学习）。然后，为了评价儿童所掌握的知识，让他们完成一项相当复杂的家具分类任务。

结果非常明显，那些得到过母亲帮助的儿童，在分类能力上有很大的进步，而那些独立做的儿童尽管得到过研究人员的一些反馈，但在能力上却没有什么进步。

维果斯基的理论已经被许多教师采纳并成功地运用于教育中。以下是维果斯基理论用于课堂的几种方式。

1. 评估儿童的最近发展区　和皮亚杰一样，维果斯基也认为正规的、标准化的测验不是评估学生学习效果的最佳途径。维果斯基认为评估的重点在于判断儿童的最近发展区，较高能力的帮助者应向儿童提供各种不同难度的任务，以此来决定进行指导的最佳水平。

2. 利用儿童的最近发展区　教学应指向最近发展区的上限，这样学生才能在帮助指导下达到目标，进入技能与知识的较高水平。如果儿童表现出犹豫不决，要予以鼓励，鼓励儿童去实践这种能力，指导者可以观看儿童的实践活动，或者在儿童忘记要做什么时给予支持。

3. 让能力较高的同伴做教师　不是只有成年人才对儿童的学习有重要帮助，儿童也可以从其他能力较高的儿童那里获得支持与指导。

4. 监督并鼓励儿童使用“私人语言”　学前阶段儿童解决问题时，自己与自己说话要发出声音，而在小学低年级时，却是不出声地与自己交谈。在小学阶段，要鼓励儿童将自我交谈予以内化并自我调节。

5. 在有意义的环境中予以指导　向学生提供机会，使其在真实情境中体验学习，例如，学生不是简单地去背数学公式，而是解决具有实际意义的数学问题。

第三节　信息加工观

在本节中，我们将探讨认知发展的信息加工理论，首先介绍各种信息加工论点共同的一些基本原理和假设。其次，应用这些模型理解儿童思维的发展性变化。在信息加工理论框架下，我们将对认知的基本发展性变化给予概括。

一、发展的信息加工观

信息加工观（view of information processing）分析儿童如何操作、监控信息，以及如何为加工信息而制订策略，有效的信息加工包括注意、记忆和思维三个过程。想弄清这些过程是如何发挥作用的，我们来看看一名学生是如何解一道代数方程的。教师在上数学课时，在黑板上写下了一个方程式：“2X+10=34，求解 X”。一位学生抬起头来，把注意力集中在教师写的内容上（注意）。他看到教师写了几个数字、字母以及符号。这位学生必须通过对信息进行编码来保存这次看到的问题，并储存一段时间（记忆），然后该学生开始运算和转换信息（思维）。他可能会想，“首先，我得将信息归拢到等式一边，而将已知量收集到等式另一边。要达到这个目的，我得把 2X 放到等式的左边，那就成了 2X=24。现在，我得把等式表达成‘X=什么’，怎么办呢？我把等式两边都除以 2 就会得出 1X=12，这就是答案了”。于是这位学生写下了答案（反馈）。整个解题的过程如图 4-1 所示。

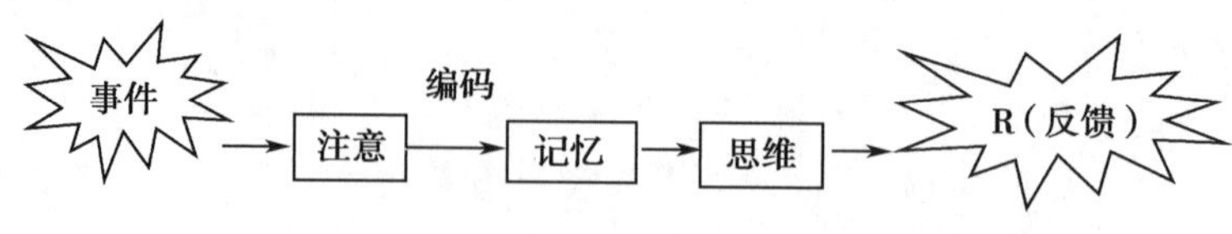

图 4-1 一个基本的、简化的信息加工模型

图 4-1 对解这道代数题所使用的基本过程做了小结。事实上,信息的流动会采取很多路径。比如,加工的过程可能会重叠,而且并不总是按从左到右的方向进行。建立这一模型的目的是对人类如何加工信息的一个一般性的思考进行总结。

我们用计算机举例,来说明信息加工观是如何被应用到个体发展上的。计算机的信息处理能力受限于它的硬件和软件。硬件限制包括计算机所能处理的数据数量(它的容量)和速度,软件对所输入数据的类型和运算数据的方式则有所限制,比如说文字处理软件就不能处理音乐文件。与此相似,儿童的信息加工能力受限于"容量"和"速度",也受限于他们操作信息的能力。换句话说,是受限于他们运用恰当策略来获得和使用知识的能力。根据信息加工观,儿童的认知发展是其通过不断地进行基本运算,扩大信息加工容量,获得新知识和策略,从而克服信息加工限制而获得的结果。

二、认知资源——信息加工的容量和速度

信息加工方面的发展变化很可能受不断增加的加工容量和速度的影响,这两个特性对记忆和问题解决有很重要的影响,常被称作认知资源。生物和经验因素对认知资源的增加都有贡献。脑发育给认知资源的增加提供了生物学基础。重要的生物学发展不仅发生在大脑的结构上,如额叶的变化;也发生在神经元层次上,如出现大量的纵横交错的神经连接。而且,髓鞘化(在轴突外包覆髓鞘的过程)会加快大脑中电冲动的速度,髓鞘化在整个童年期和青少年期仍在继续。

大多数信息加工心理学家认为,容量的增加也会促使信息加工。比如,当儿童的信息加工容量增加后,他们就有可能在脑中同时想着几件事,而年幼儿童在脑中一般只能想着一件事。

加工速度对信息的加工起到什么作用呢?儿童加工信息的速度与其思维能力有关,通常会影响其对信息的加工方式。比如,儿童能以多快的速度念出一串单词,会影响他们能存储和记忆多少单词。通常,加工速度快与良好的认知任务表现具有关联性。有大量证据表明,在整个童年期,儿童完成此类加工任务的速度都在明显提高。加工速度在青少年早期仍在继续提高。一项研究表明,在诸如反应时间、字母匹配、心理旋转和抽象匹配等任务中,年轻人信息加工速度是 10 岁儿童的 1.8 倍,是 12 岁儿童的 1.5 倍,而 15 岁儿童则和年轻人一样快了。

三、变化的机制

罗伯特·西格勒(Robert Siegler,1998 年)的研究说明,三种机制的共同作用使得儿童的认知技能发生变化:编码、自动化和策略构建。

1. 编码 编码(coding)是指信息进入记忆的过程。儿童认知技能的变化依赖于其编码相关信息、忽视无关信息能力的增强。比如,对一名 4 岁儿童而言,手写体的 S 与印刷体的 S 在形状上是有很大区别的。但是一名 10 岁儿童已经学会对两者都是字母 S 的事实进行编码,并能够忽略两者形状上的区别。

2. 自动化 自动化(automation)指能够花费极少的努力或根本不需努力就可以进行信息加工。练习使儿童能够对不断增多的信息进行自动编码。比如,一旦儿童能够熟练进行英文阅读,就用不着把单词里的每个字母当成字母;相反地,会对整个单词进行编码。一项任务一旦达到自动化程度,个体在执行的时候就不需要有意识的努力。结果,当信息加工变得越来越自动化时,我们就越来越快地完成任务,并且能在同一时间内应对多项任务。

3. 策略构建 策略构建(strategy construction)指创造新的方法来进行信息加工。比如,如果儿童在阅读时,采取定期停下来对所读内容进行消化回顾的策略,这将大大地有助于他们的阅读。

西格勒认为,儿童的信息加工具有自我调整的特点,儿童自身扮演着积极的角色。也就是说,儿童会利用先前环境中所学的知识来适应一个新的环境,比如儿童通过反复实践探究记住所读内容的最佳办法,他们知道如果把所读内容以某种方式与自己的生活联系起来,这些内容就会记得更牢固些。

四、认知及其发展变化

(一) 注意及其发展变化

注意(attention)是对心理资源的集中。注意能促进许多任务的认知加工。与成年人一样,儿童一次只能对有限数量的信息加以注意。注意的方式有三种:持续性注意(随时准备对环境中随机发生的细小变化做出探查和反应的一种状态,亦称警觉)、选择性注意(集中于经验中的相关方面,而忽略其他的不相关方面)和分配性注意(同时注意一个以上活动)。

新生儿就能探测到某个物体存在并把视线转向它,4 个月大的婴儿能够有选择性地注意某件物品并保持自己的注意力。随着年龄的增长,儿童会对图形进行浏览,显眼的东西更能吸引学前儿童的注意。六七岁之后,儿童对注意的认知控制能力增强,其选择性注意和分配性注意的能力有所提高。学龄儿童和青少年在完成需要转移注意的任务时,表现比年幼儿童要好。在一项调查中,在包括两项任务的情况下(分配性注意),12 岁儿童在分配注意方面显著好于 8 岁儿童,但比 20 岁青年要略差一点儿。分配性注意的进步可能要归因于认知资源的增长、自动化或资源指向性技能的增长。

(二) 记忆及其发展变化

记忆(memory)是随着时间的推移对信息的保持。心理学家研究记忆的过程为了解:信息最初是如何被放入或被编码到记忆里的,是如何被保持或存储的,后来为了某一目的又是如何被检索或提取的。在研究储存过程时,心理学家根据记忆的持久性对记忆进行分类:短时记忆是一种容量有限的记忆系统,信息通常被保持 15~30s,除非运用策略使其更长久些;长时记忆是相对持久、容量无限的记忆类型。人们说起“记忆”时,通常都是指长时记忆,当你想起儿时喜欢的游戏,或者想起你的初次约会时,你正在运行的就是长时记忆。但是当你想起几秒钟前刚刚读过的单词时,你是在使用短时记忆。

心理学家一开始对短时记忆进行分析时,将其描述为里面摆满架子的仓库,信息在进入到长时记忆之前,都是储存在架子上。但是我们要运用短时记忆中的信息做很多事情。工作记忆的概念表明了我们运用短时记忆信息的重要性。工作记忆可称为一种心理“工作台”,人们在做决策、解决问题、理解书面和口头语言时,可以在这里操作和组装信息。很多当代心理学家都很喜欢用工作记忆,而不是短时记忆这个概念。工作记忆与儿童的阅读理解和问题解决有关。人们会对记忆进行构建和再构建,图式理论认为人们会按照头脑中的已有信息来塑造记忆。

学习链接

模糊痕迹理论对记忆的解释

模糊痕迹理论认为，有两种类型的记忆表征可以对记忆进行最好的解释：①逐字记忆痕迹，由精确的细节组成；②要点，是信息的核心内容。比如，向一名儿童呈现一个宠物店的信息：店里有10只鸟、6只猫、8只狗和7只兔子。

然后问这名儿童：①逐字的问题，如“这个宠物店有几只猫？6只还是8只？”②要点问题，如“这个宠物店猫多还是狗多？”研究发现，学前儿童更容易记住逐字信息而不是要点信息。根据该理论年长儿童较好的记忆可以归因于抽取信息要点和产生的模糊痕迹。

儿童记忆新信息的能力很大程度上取决于他们对该信息已经了解多少，知识面对记忆的贡献在专家身上表现得尤其明显。儿童比成人记忆力差的一个原因就是他们在大多数领域里都不如成人专业。专家具有许多特征，可以解释为什么他们解决问题的能力比新手好，专家在其专业领域具有超卓的信息回忆能力，且倾向于以几乎不费力气的方式来再现信息等。

两三个月大的婴儿就表现出没有意识的记忆（内隐记忆），如感知运动技能的记忆。然而，对事实或经验的有意识记，即外显记忆，直到出生第一年的后半年才会出现。年长儿童和成人很少能记住生命中头三年发生的事情，其中一个原因是大脑额叶尚未发育成熟，大脑额叶在事件记忆方面起重要作用。年幼儿童的长时记忆有时会显得飘忽不定，没有规律，但是如果给予适当的线索提示，年幼儿童能记住大量信息。小学阶段儿童开始更多地使用要点，获得更广的知识面和专长，发展出更大的记忆广度，使用更有效的策略，从而记忆得以有效发展。

（三）思维的特点及其发展变化

思维（thinking）是在记忆中对信息的操作和转化。下面探讨思维是如何发展变化的。

1. 婴儿期 对婴儿期的记忆研究集中在概念形成和分类上。概念是根据共同属性对事物、事件和特征进行分组的分类，它有助于我们对信息进行简化和总结。婴儿在发展早期就形成了概念，早在3个月大时就出现了知觉分类。这种分类是基于物体相似的知觉特征（如大小、颜色、运动状态）进行的。婴儿直到7~9个月大时才会形成概念分类。比如，在一项针对7~11个月婴儿的研究中，尽管鸟儿和飞机的知觉特点相似——翅膀都是展开的，但婴儿能把鸟儿归到动物类里，把飞机归到交通工具类里。

分类能力在出生后的第二年得到进一步发展，在曼德勒的分析中，婴儿许多最初概念很宽泛，如“动物”或者“室内物品”。逐渐地，这些宽泛的概念会逐渐被细分化，如“陆地动物”，然后是“狗”；或者“家具”，然后是“椅子”。

2. 童年期 童年期是初步形成思维习惯的重要时期，常见的思维类型有批判性思维、科学思维以及问题解决。批判性思维是指进行深刻的、富有成效的思维，对证据进行评价。鼓励学生进行批判性思维的一个方法就是拿出相互矛盾的论题或者一个问题的正反两方面让他们讨论。科学思维通常与推理有关，儿童的推理与科学家推理存在极大的差异，儿童还难以设计实验来对事件的各种可能起因加以区分。解决问题的三个重要方面包括使用策略、使用规则、使用类比，即使年幼儿童在某些情况下也能使用类比来解决问题。

3. 青春期 青春期是批判性思维发展的一个重要阶段。青春期的一些认知变化能够促进批判性思维，这些认知变化包括：信息加工的速度、自动化程度以及容量有所提高，这会把认知资源释放出来用作其他目的；各个领域里的知识增多；将知识进行新的组合的能力增强；更大范畴、更自发地使用策略或程序。

决策能力在青春期有所提高，这些增多的决策涉及自己的未来、交什么样的朋友、到哪所大学深造等。年长的青少年看起来比年少的青少年更能胜任决策；同样，年少的青少年又比儿童更能胜任决策活动。大多数人在情绪平静时，比波动时能够做出更优的决策，对青少年而言尤为如此。

（四）元认知的特点及其发展变化

元认知（metacognition）是认知的认知，或者说是“知晓所知道的东西”，元认知使人们更有效地进行许多认知任务。元认知可以有多种形式，包括对何时、何处采用特定策略来学习或解决问题的知识。元记忆（个体关于记忆的知识）是一种尤其重要的元认知形式，它包括关于记忆的一般知识，比如：知道再认测验（如多项选择题）比回忆测验（如论述题）容易；知道自己是否为即将到来的考试做了充足的工作。

在童年期的成长中，儿童对自己的心理过程和他人心理过程的了解会发生变化。儿童 2~3 岁时，开始理解心理的状态，但是对心理世界如何与行为相关联仍只有很少的理解。4~5 岁，儿童开始懂得心理能精确或不精确地表征物体或者事件。只有在学龄期以后，儿童才会对心理本身而不仅仅是心理状态有一个深刻的理解。直到童年的中后期，儿童才能把心理看成是积极的知识建构者或者是加工中心。

5~6 岁时，儿童通常知道学习熟悉的内容比学习不熟悉的内容容易，完成短项目比完成长项目容易，再认比回忆容易；随着时间的推移发生遗忘的可能性增大。然而在其他方面，年幼儿童的元记忆还有所局限。他们不理解记住相关的事物比记住不相关事物要容易，或者记住故事的要点比记住逐字信息容易。学前儿童对自己的记忆能力过于自信，小学时期儿童对自己的记忆能力的评估越来越现实。与童年期相比，青少年监控和管理认知的能力有所增加，这种增长了的元认知能力使认知功能和学习更为有效。但青少年元认知存在显著的个体差异，有些青少年在运用元认知促进学习方面表现得相当优秀，而有些则不然。

五、对信息加工观的评价

信息加工研究者对认知过程如何随年龄的变化而变化，以及它如何影响儿童思维等问题，提供了合理的详细描述，而这正是皮亚杰所忽视的问题。除此以外，信息加工研究者对具体学科的学习技能的研究，引发了一些重要的教育变革，从而促进了学生学习成绩的提高。

信息加工观也存在一些不足。有批评者指出，信息加工论者忽视了社会文化因素在认知发展中的重要作用。信息加工论者关注具体认知过程的发展，把发展看作不同领域技能的逐步掌握过程；而那些支持皮亚杰认知发展阶段模型的连续性观点的学者则把信息加工论学者的观点看作是“片段性的”。这些批评者认为，信息加工研究者在认知各个部分中的研究是成功的，但却没能把各个部分的研究结果整合起来，形成一个关于智力发展的更为广泛、全面的理论。

信息加工理论的一些核心假设也受到了抨击，如批评者认为经典的“思维-电脑”类比大大低估了人类认知活动的丰富性。毕竟，人类能够做梦、推测、创造，还能对自己和他人的认知活动和思维状态进行反思，而电脑则不能。另外，“所有的认知活动都在单一、容量有限的工作记忆中发生”这一经典假设也受到了质疑。

总之，信息加工观本身有待于进一步发展和完善，事实上，它在自身的发展中也遇到了许多阻碍，但是它对于我们理解儿童的智力发展很有启发。我们应该把它当作是皮亚杰理论的一种有益补充，而并非取代皮亚杰理论。信息加工论的某些观点对皮亚杰的发现提供了新的解释，对它的批评则主要集中于“只见树木，不见森林”。

第四节 智力的发展

智力的发展引发了许多争论,如遗传与环境因素中哪一个对智力影响较大,智力测验中是否存在跨文化差异,智力测验是否被滥用等。在本节内容中,我们除了探讨这些争论之外,还涉单一智力或多元智力、从婴儿期到青春期智力的发展。

一、智力的概念

智力(intelligence)是我们最值得珍视的财富之一。然而,甚至是最有学问的人对如何定义和测量智力尚无共识。与身高、体重、年龄不同,智力的问题在于无法直接测量。我们只能间接地借由比较智力对人们行为的作用,从而对其做出评价。

智力的主要成分与思维和记忆的认知过程相类似,他们之间的不同在于,智力着重于测量个体差异。智力测验设计的初衷在于帮助我们了解在接受同一测试的人群中,某一个人的推理能力是否比其他人强。但是是否能使用智力测验评估智力这个问题颇具争议。不同的理论学家对构成智力的核心品质以及共有多少种品质持不同看法,下面介绍一些有影响力的观点。

(一) 智力的心理测量观点

推动智力测验发展的研究传统是心理测量法。心理测量学家认为,智力是使个体间彼此不同的一个或一系列特质。心理测量学的目的就是要确认这些品质,并对其进行测量,从而描述不同个体在智力上的差异。但从一开始,心理测量学家在智力的结构上就不能达成一致意见,他们无法确认,智力是一种对认知测验有影响的单一能力还是多种不同的能力。

1. 比奈的单因素说 比奈(Alfred Binet)和他的同事西蒙是现代智力测验的先驱。1904年,比奈和西蒙受法国政府之托,编制一种可以区分出智力落后儿童的测验,使这些儿童能够得到特殊的教育。他们编制了一系列的项目用来测量他们认为课堂学习所必需的技巧:注意力、知觉、记忆、数字推理、语言理解等。在最终的测验中,那些能够将普通儿童和教师所描述的智力落后者或发展缓慢者清楚地区分开的项目得到了保留。

1908 年,比奈-西蒙量表得到了进一步的修订,所有的测验项目都按年龄分组。例如,大多数 6 岁儿童都能通过而 5 岁儿童很少有人能通过的项目,就被确定为是可以反映 6 岁儿童智力水平的项目,依此类推。这种适用于 3~13 岁儿童、按年龄分组的测验,能够更精确地评估儿童的智力发展水平。如果儿童能够通过所有 5 岁水平的项目,但 6 岁水平的项目一个也没有通过,那么其智龄就是 5 岁。如果儿童能通过所有 10 岁的项目,还能通过 11 岁组的一半项目,其智龄就是 10 岁半。

因此,比奈和西蒙所编制的测验,不仅能够把学习困难的儿童甄别出来,同时也能够对所有儿童的智力发展水平进行评估。这对于学校的管理人员非常有用,他们由此开始以儿童的智龄作为参照,来给正常儿童和智力落后儿童设置课程。

2. 智力的多因素观点 对仅用一个分数来代表人的智力水平的主张,一些心理测量学家迅速做出了反应,提出了不同的看法。他们认为,智力测验要求受测者完成多种不同的任务,例如对词汇或概念进行解释、概括段落大意、基础知识回答、用木块摆出几何图形、算术推理等。那么不同测验所测量的到底是不同的心理能力,还是一种单一的能力呢?为了确定智力究竟是由单一成分,还是由多种成分构成,其中一个办法是要求被试者完成大量的智力任务,然后用因素分析的统计程序对结果进行分析。这种技术可以将不同的测验任务归类为群集,即因素。每一个因素内的任务之间高度相关,同时与其他任务不相关。如果我们发现了不止一个因素,那么每一个因素代表一种心理能力。

（1）早期的智力多成分理论:斯皮尔曼（Charles Spearman）最早将因素分析应用于智力测验,试图揭示智力是单一能力还是多种能力。他发现,儿童在多种认知测验中的分数都有中等程度的相关,由此推断一定存在一种可以影响人完成大多数认知任务的一般智力因素,他称之为一般能力。然而他还注意到,人的智能表现并不一致:某学生可能在绝大多数任务上的表现都很好,但在某一特定任务上可能得分很低,例如词语类推或音乐能力倾向。因此,斯皮尔曼推断,智力是由两种因素组成的,即一般能力和特殊能力,并且每一种特殊能力都能够通过某种特定测验得以测量。

对于心智能力,瑟斯顿（Louis Thurstone）同样也持因素分析的观点。他用 50 个心智测验对八年级学生和大学生进行测试。通过对结果的因素分析,瑟斯顿得出了 7 种因素,并将其命名为基本心理能力,分别为空间能力、知觉速度、数字推理、语言理解、语词流畅度、记忆和归纳推理。他由此认为,斯皮尔曼所定义的一般心理能力就是由这 7 种不同的心理能力所组成的。

（2）后期的智力多成分理论:斯皮尔曼和瑟斯顿的早期研究表明,智力必定是由几个相关的基本心理能力组成的。吉尔福特（J. P. Guilford）却不这样认为。他认为组成智力的基本心理能力达 180 种之多。他首先将认知任务分为三个维度:①内容;②操作;③产品。吉尔福特认为共有 5 类内容、6 种心理操作和 6 种产品。基于智力三个维度的各个方面的可能关系组成（5×6×6）可以计算出,他所提出的智力结构模型应该由 180 种心理能力组成。

模型提出之后,吉尔福特就开始编制测验来验证这 180 种心理能力。到目前为止,在吉尔福特智力结构模型的 180 种心理能力中,已有 100 多个具备了相应的测验工具,但是这些被假设为独立存在的智力因素的测验结果常常是相关的。这表明,这些能力并不像吉尔福特假定的那样彼此完全独立。

最后,卡特尔（Raymond Cattell）和霍恩（John Horn）的理论使人们对智力的看法发生了改变。他们认为,斯皮尔曼的一般能力和瑟斯顿的基本心理能力可以被归纳为智力的两个维度:流体智力和晶体智力。流体智力是指个体解决新颖、抽象问题时表现出来的能力,它不受教育和相关文化影响;晶体智力是指解决那些需要依靠教育和生活所获取的知识和经验去处理问题的能力。

（3）近期的层次模型:从对智力的因素分析研究中,我们学到了什么呢？也许斯皮尔曼、瑟斯顿、卡特尔和霍恩在某种程度上都是有道理的。实际上,今天的心理测量学家更倾向于智力的层次结构模型。该模型认为智力的结构是:①一般能力因素,位于层次结构的最上层,它对个体的很多认知测验成绩都有影响;②多个特殊能力因素,它会影响个体在某些特殊的智力领域中的表现。在层次模型中,最精细的是卡罗尔（John Carroll）的智力三层次模型理论,该模型是基于对过去 50 年中数以百计的心理能力研究的分析而得出的。如图 4-2 所示,卡罗尔将智力描述为一个金字塔,一般因素在最上层,八种主要能力排在第二层。该模型暗示,依据第二层中所列出来的能力,每个人都会在某些能力上表现出优势,而在其他能力上表现出不足。该模型还解释了为什么有的人在一般智力上表现一般,但在第三层某一小范围上有着超强的能力。如果个体在第二层次的某一种能力上表现超凡,那么他在该领域内可能就会有较好的表现。

由此看来,层次模型既将智力描述为一种一般的心理能力,又涵盖了多种特殊能力,每种特殊能力又与特定的智力领域有关。我们看到这些新观点扩充了传统的智力观点,并非取代它们。也就是说,这些不同的观点并不相互排斥。

（二）现代信息加工的观点

对心理测量学派的批评最集中的一点就是,他们对智力的理解过于狭窄,主要停留在测量基本智力内容或者儿童所知道的东西上,而没有关注知识的获得、保持和应用知识解决问题的

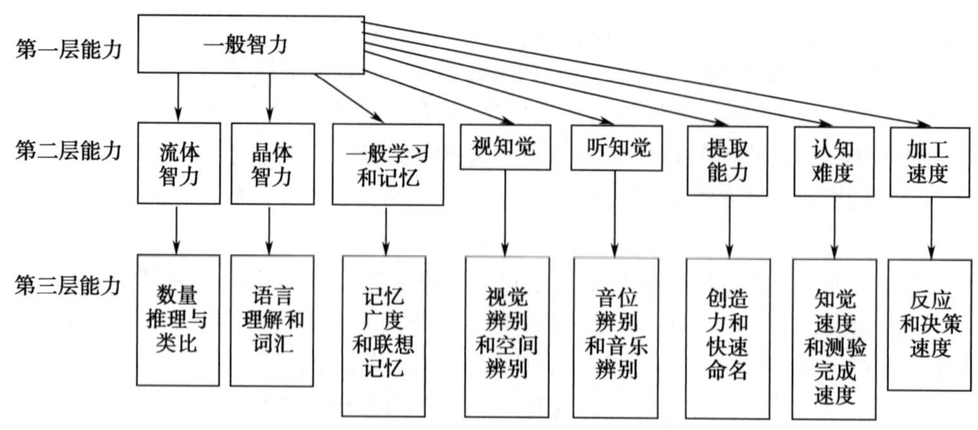

图 4-2 卡罗尔的智力三层次模型

过程。而且,传统的智力测验并没有对人们所公认的其他一些智力指标进行测量,如判断力、社交与人际能力,以及音乐、戏剧和体育等方面的能力。

近年来,斯滕伯格(Robert Sternberg)提出了智力的三元理论。该理论强调了智力行为的三个方面,或者说三个成分,即情境、经验和信息加工技能。

(三) 加德纳的多元智力理论

加德纳(Howard Gardner)对心理测量学家试图用一个分数来描述人的智力水平也持批评意见。在《智力的结构》一书中,他提出了多元智力理论。该理论认为,人至少拥有 7 种不同的智力。之后,他又推测出了第 8 种和第 9 种智力(表 4-1)。

表 4-1 加德纳的多元智力

智力类型	智力过程	对应脑区	适合职业
言语能力	对词语的意思、发音、语言结构以及语言多种用途敏感	左半球,颞叶和额叶	诗人、小说家、记者
空间能力	能准确识别视觉空间关系,将感知到的内容进行转换,并能够在原始刺激材料消失后,重新创造视觉体验	右半球,顶叶,后枕叶	工程师、雕刻家、制图师
数理逻辑能力	能在抽象的符号系统中进行运算和关系推理;在评价他人观点的时候,思维逻辑化、系统化	左顶叶和颞枕联合区;左半球负责词语命名,右半球负责空间组织,额叶负责计划和目标设置	数学家、科学家
音乐能力	对音调和旋律敏感;能够将音调和音乐片段合成大的乐章;能够理解音乐中的情感因素	右前颞叶,额叶	音乐家、作曲家
运动能力	能够通过熟练地支配身体去表达或者完成某种任务;能够有技巧地运用器材	大脑运动带,丘脑,基底神经节,小脑	舞蹈家、运动员
人际能力	能够对别人的情绪、脾气、动机和意图做出准确觉察和回应	整合个体或状态的内部和外部的额叶	医务人员、公共事物人员、销售人员
自知能力	对自己的内心状态敏感。能够认识到个性的优点和缺点,并能够利用这些信息调整自己的行为	整合个体或状态的内部和外部的额叶	几乎对生活所有方面的成功都有作用

续表

智力类型	智力过程	对应脑区	适合职业
自然感知能力	对自然环境中影响生物体(动物和植物)的因素和生物体对自然界产生的影响因素敏感	左顶叶(区分生物和非生物)	生物学家、博物学家
对精神存在的思索能力	对人生的意义、死亡和人类其他方面的状态等问题的敏感	假设位于右颞叶中的一个特殊区域	哲学家

加德纳并不认为这9种能力就代表了一个人的全部智力。但他认为每一种能力都是独立存在的,每一种能力都遵循着不同的发展历程,并且与相应的脑区相联系。为了支持这一观点,他指出某一脑区受到损伤的患者,通常只有某一种能力受到影响,而其他的能力则不会受到影响。

为了进一步证明各种能力是独立存在的,加德纳列举出一些在某种能力上特别突出,但其他方面表现都很差的个体案例。这类现象在患专家综合征(又称学者综合征或天才综合征,表现为整体智力落后,但在某方面具有天赋)的患者身上表现尤为突出。加德纳还指出,不同的智力是在不同年龄阶段发展起来的。例如,很多伟大的作曲家和运动员都是在童年时就显示出了巨大的潜力,而数学逻辑能力的发展就比较晚。

加德纳的理论有很大的影响力,尤其是对那些研究创造力和特殊才能的学者来说。但也有批评意见认为,尽管像音乐和体育这类能力是人类的重要特征,但在多数人看来,这些都不是智力活动。尽管相对于加德纳所提出的其他智力,具有视觉艺术天赋或运动天赋的儿童往往在相关领域的优势更加显著,但就当前的智力测验已经涉及的内容而言,加德纳所提出的逻辑、空间和数学智力之间并不是彼此孤立的,而存在中度相关。也许现在否定一般能力的概念还为时过早。但加德纳认为,用一个分数来代表个体的智力特征会限制和低估个体的智力水平,这一观点无疑是正确的。

二、智力的测量

大约100年前,当心理测量学家开始编制智力测验时,并没有考虑要定义智力的特征,而是出于要把学习落后的儿童甄选出来的现实目的。但比奈和西蒙的测验已经实现了描述智力特征的目的,并且将每个儿童智力发展水平用一个分数来代表,称作“心理年龄”。现在流行的各种智力测验都是源于比奈和西蒙的早期测验。

(一) 斯坦福-比奈智力量表

1916年,斯坦福大学的推孟(Lewis Terman)翻译并出版了《比奈量表》(修订本),用于对美国儿童的智力测量。该测验从此以斯坦福-比奈智力量表闻名。与比奈量表相同,斯坦福-比奈智力量表也是以年龄来分级的,任务设置适用于评估3~13岁儿童的平均智力发展水平。比奈对儿童的分级依据是心理年龄,但推孟与之不同,他采用的是斯特恩(Stern)所提出的智力比率测量,即后来为大家所熟知的智商(intelligence quotient,IQ)。儿童的智商是由个体的心理年龄(MA)除以实际年龄(CA)再乘100得到的值,表示了儿童的聪明程度和智力发展水平。

$$IQ=(MA/CA)\times 100$$

IQ值为100代表平均智力水平,表示儿童的心理年龄与实际年龄正好相等。IQ高于100表明该儿童的智力水平相当于比他年龄大的孩子的水平,而IQ低于100表明该儿童的智力水平相当于比他年龄小的儿童的水平。

斯坦福-比奈智力量表的修订版至今仍在使用。测验常模的建立是以社会各个阶层和民族的代表性样本为基础的,年龄跨度从6岁到成人。修订版的测验仍用于测量那些对学业有重要作用的能力,即言语推理、数量推理、空间视觉推理和短时记忆能力。但在斯坦福-比奈智力量表和现代其他量表中,都不再用心理年龄的概念来计算智商了,而是用离差智商分数来表示个体的智力水平比同龄人高还是低。IQ的平均水平还是100,个体的IQ分数越高(或越低),表明与同龄人相比其智力发展水平越高(越低)。

(二) 韦氏量表

韦克斯勒(David Wechsler)共编制了两个儿童智力量表,都得到了广泛应用。其中韦氏儿童智力量表-Ⅳ(WISC-Ⅳ)适用于6~16岁儿童,韦氏学前和小学生智力量表-Ⅲ(WPPSI-Ⅲ)适用于3~8岁儿童。

韦克斯勒编制测验的一个原因是,他认为早期的斯坦福-比奈量表的项目严重受到语言水平的影响。这种对语言能力的依赖所带来的偏差,对那些有一定语言障碍的儿童来说是不公平的,如英语为第二语言者、有阅读障碍或者听力障碍的儿童等。为了克服这一点,韦氏量表包括了与斯坦福-比奈量表相似的言语分测验与非言语分测验(或称操作分测验)。操作分测验的项目主要是为了测量个体的非言语智力,如拼字、走迷宫、根据图形搭积木、按照故事情节给图片排序等。参加测验者会得到3个分数:言语智商、操作智商和由这两个分数合成的整体智商分数。

韦氏量表很快就流行起来。这不但是因为新增的操作分测验能够使来自不同背景的儿童都能表现出自己的智力,而且该测验对各种心理技能的不一致性反应敏感,这种不一致性可能是神经发育不正常或者学习困难的一种早期信号。例如,有阅读障碍的儿童,在韦氏测验的言语内容上的得分会很低。

(三) 团体智力测验

由于斯坦福-比奈智力量表和韦氏测验都必须在专业人员的指导下单独施测,而且对每个人的测试都要一个多小时,所以心理测量学家很快就意识到高效、省时的团体施测的必要性。这对于军队征兵、职位招聘和学校招生等很有用。实际上在我们人生的某个时刻,都有过类似于团体智力测验的经历,如学业能力测验。

(四) 智力测验的新方法

尽管传统的智力测验仍然在广泛使用,但新测验已经不断涌现。例如,有以皮亚杰的概念和认知发展阶段理论为基础的智力测验(Humphreys,Rich & Davey,1985年),还有以现代信息加工理论为基础的考夫曼儿童评估测验(Kaufman assessment battery of children,K-ABC)。考夫曼儿童评估测验在内容上几乎不使用言语,所测量的是卡特尔和霍恩提出的流体智力。

其他一些研究者也提出了全新的智力测验方法。其中很有前途的一种方法叫作动态评估,该方法是测量儿童在得到充分的指导下,对新材料的掌握程度。传统的心理测量学方法对那些因文化或经济条件所限,没有机会去学习测验所需知识的儿童来说是不公平的。菲尔斯蒂恩编制的学习潜能测验量表(learning potential assessment device)就是要求儿童根据成人不断提供的帮助线索去学习新的内容,该测验把智力解释为"在最小限度的引导下,迅速学习的能力"。斯滕伯格以他的三元智力理论为基础编制了类似的测验。例如,为了更好地了解言语理解的信息加工过程,斯滕伯格没有像以往的智力测验那样,要求被试者对已经学过的词语进行解释,而是把一个陌生的词放在一组句子中,像在现实生活中一样,要求被试者在语境中去理解新词的意思。

总之,现代的智力观已经开始在智力测验的内容中得到反映,但是,这些刚刚出现的新测验和新程序是否可以取代韦氏或斯坦福-比奈这样的传统智力测验,还需要时间去证明。

本章探讨了认知和认知发展。皮亚杰和维果斯基的理论都倾向于除儿童思维之外还应更多考虑发展的整体性。皮亚杰认为，儿童的认知发展会影响他们的社会性和情绪发展；维果斯基强调，社会文化影响儿童的思维，明确了认知发展不是孤立的，社会环境，从家庭开始，扩展到同伴，最后是整个文化，是认知得以发展的背景。信息加工论同样认为，认知过程并不局限在课堂上，而且也存在于社会关系中。最后，很多证据都发现，智力对儿童发展具有整体性影响，因此，当我们试图完整地理解儿童发展的本质时，务必将其囊括在内。

拓展专栏

儿童创造性的培养

● 让孩子参与头脑风暴，提出尽可能多的观点。鼓励小组中的儿童提出各种创造性的想法，找出其他想法的缺陷，具体表达出头脑中浮现的所有内容。最新的一项关于头脑风暴的研究表明，对于许多个体而言，与小组合作相比，独自工作能产生更多、更优的想法，一个原因可能是小组中的其他成员做了大部分的创造性思维工作，有的个体就偷懒不思考。尽管如此，头脑风暴还是具有存在的价值，如团体建构。儿童一般在头脑风暴的最后一个环节，开始批评他人的观点。不论是以小组的形式，还是以个体的形式。好的创造力策略都是尽可能多地提出新观点。儿童产生的想法越多，他们创造新事物的可能性越大。

● 不要过分控制。如果成人允许儿童选择自己的兴趣，并且支持他们的选择，而不是支配他们去参加某些活动，可以减少对儿童好奇心的破坏。当大人们总是在儿童周围时，儿童就会感觉自己在工作时被人监视，他们富于挑战性的创造力和探险精神就会消退。另外，破坏创造力的做法则是对儿童的表现有过高的期望，希望儿童把各项工作都做得完美无缺。

● 鼓励内部动机。奖励红花、钱或玩具，会抑制儿童创造性，因为它削弱了创造性活动本身给儿童带来的愉悦，对于奖励和外部评价的追随，经常会弱化儿童的内部动机和创造性。创造性儿童的内部动机是活动本身所产生的满足感。

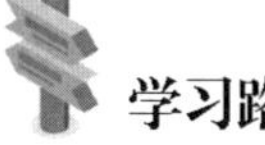

学习路标

1. 对皮亚杰认知发展理论的重要过程及四个阶段予以讨论。

皮亚杰的理论认为，儿童建构着自己的认知世界。图式是用以组织知识的动作或心理表征。行为图式是婴儿期的特点，而心理图式在童年期得以发展。适应包括同化和顺应：同化是指儿童将新的信息纳入现存的图式中；顺应是指儿童适应新的信息。通过组织，儿童将孤立的行为组合成更高层次、功能更顺畅的认知系统。平衡化是皮亚杰提出的一种机制，用以解释儿童如何从思维的一个阶段转换到下一个阶段。儿童在尝试认识世界的过程中，经历认知冲突时，就会寻找平衡化；结果是达到平衡状态，把儿童带入一个新的思维阶段。皮亚杰认为思维有四个性质不同的阶段：感觉运动阶段（约 0~2 岁）、前运算阶段（约 2~7 岁）、具体运算阶段（约 7~11/12 岁）、形式运算阶段（约 11/12 岁以后）。

2. 皮亚杰认为，婴儿认知发展中存在一些重要变化，请根据典型成长故事中皮亚杰对自己的三个孩子的观察日记，对感觉运动阶段予以讨论。

感知运动阶段是皮亚杰四个阶段中的第一阶段，婴幼儿将感觉与身体运动予以组织、协调。皮亚杰认为，该阶段从出生到 2 岁左右，是完全非符号化的。感觉运动阶段有六个分阶段：反射活动阶段、初级循环反应阶段、二级循环反应阶段、二级循环反应间的协调、三级循环反应阶段、符号问题解决阶段。该阶段的一个重要的方面是客体永久性形成，即尽管婴幼儿不再见到物体，但仍能认识到物体是继续存在的；另一个方面是婴儿对因果关系的理解。过去的20年里，在研究基础上，对皮亚杰的观点有所修正，比如研究者们发现，儿童建立稳定的、有差异的知觉世界，要比皮亚杰认为得更早。

3. 理解维果斯基理论中的概念。

最近发展区是维果斯基用来描述某一任务范围的术语，这些任务对儿童来说太难，自己无法掌握，但在成人或已熟练掌握的儿童的帮助、指导下，又是能够学会的。

脚手架是一种教学技巧，较高能力者调整指导的程度以适应儿童的当前水平。对话是脚手架的一个重要方面。

4. 阐述信息加工观。

信息加工观分析个体如何操纵和监控信息，以及如何为处理信息而制订策略。注意、记忆和思维都是有效的信息加工。计算机可以作为人类如何加工信息的模型。信息加工观中，儿童的认知发展是由于他们能够通过不断进行基本运算、扩大信息加工容量、获得新的知识和策略，来克服信息加工的局限。

加工的容量和速度通常被称为认知资源，它们从童年期到青春期是不断增加的。大脑的变化是认知资源发展变化的生物学基础。加工容量的增加表现在，年长儿童能在脑中同时保留一个问题的几个方面。反应时间常被用于评估加工速度。青少年早期加工速度不断提高。

5. 什么是智力？

心理测量法将智力定义为一种或一系列能够使人更有效解决问题的特质。

(1) 比奈编制了第一个成功的智力测验；将智力定义为一般性的心理能力。

(2) 研究者通过因素分析发现，智力不是一种单独的特质。

斯皮尔曼认为，智力是由一般心理能力和特殊能力构成的，并且每一种特殊能力都能够通过某种特定测验加以测量。

瑟斯顿认为，智力是由7种基本心理能力构成的。

吉尔福特的智力结构模型则提出，智力是由180种心理能力组成的。

卡特尔和霍恩区分了流体智力和晶体智力。

类似卡罗尔的智力三层次模型这样的层次结构模型，是迄今为止，心理测量学对心理能力进行的最精细的分类。

(3) 关于智力的新观点变得越来越有影响力。

(4) 斯滕伯格的三元理论对智力的心理测量理论提出了批判。

(5) 加德纳的多元智力理论提出人至少有9种智力，其中许多都是传统的智力测验未曾涉及的。

【思考题】

1. 皮亚杰是如何解释早期认知发展的？他的理论站得住脚吗？

2. 婴幼儿是从何时开始思考物理世界的各种特性的？

3. 与成人互动如何促进婴幼儿的认知能力发展？

（贺　琴）

第五章

儿童社会性发展

学 习 目 标

◆ **掌握**

弗洛伊德性心理发展理论、艾瑞克森心理社会发展理论、柯尔伯格道德理论；自我概念、自我控制、性别角色的发展特点；依恋的类型与发展特点；父母教养方式的内涵与类型。

◆ **熟悉**

各年龄阶段儿童个性心理发展特点；自尊的特点及其发展变化；儿童不同种类的情绪及其发展；儿童同伴关系的发展过程；儿童亲社会行为、反社会行为的主要表现形式。

◆ **了解**

皮亚杰的儿童道德发展阶段理论；情绪的获得与测量；同胞关系及出生顺序对儿童社会性发展的影响。

典型成长故事

幸福的密码

小雅在上幼儿园之前，母亲上班的地方距离家很远，父亲自己开了汽车修理店，能够在家工作，因此父亲承担更多照顾她的工作。父亲在不忙的时候，花了很多时间给她讲故事、陪她玩。耳濡目染下，小雅对汽车修理也逐渐感兴趣起来。小雅的父亲希望小雅未来能够成为一名专业的汽车维修人员。母亲晚上回到家后，也会花相当多的时间陪小雅，小雅对父母表现出积极的依恋。

初中时，小雅加入了学校的兴趣班，在那里她找到一群兴趣相投的朋友，即使兴趣班内很多同学都是男生。她跟朋友们聊起汽车的组装原理和技巧时，感受到无限的乐趣。但小雅还是受到同班其他女同学的排挤，她们认为小雅是“女汉子”。

在生活和学习中，小雅的父母不遗余力地给予她支持、给她建议，父母成为她的榜样和精神向导。小雅的父母很重视对孩子的教育，即使每天工作很辛苦，母亲也总会为家人准备晚餐，她还教小雅社会中应该遵守的社会规则，让她意识到人们在生活中，需要平等地分享资源、积极工作和抵制对不同从业者的偏见和歧视。小雅曾在作文中写道：“在我的记忆中，父母从来没有因为生气对我们提高嗓门，也不会对餐厅服务员颐指气使……他们尊重我的意愿……”

当小雅长大成人，她成为了善良的人，性格开朗，乐于助人。她也开始自己的家庭生活，即使工作很辛苦，她依然觉得："回到家，感受家人在一起的那种幸福，是世界上最快乐的事"。

社会性发展指在个体在与他人关系中表现出来的观念、情感、态度和行为等随着年龄而发生的变化。儿童社会性发展是儿童学习文化或社会中的标准、价值和所期望的行为的过程，包括个性、情绪、依恋关系、性格、道德、自我意识、性别角色、亲善行为、同伴关系等方面的发展。

第一节 儿童个性

在研究个性心理发展的众多心理学流派中，以弗洛伊德、艾瑞克森等人为代表的精神分析流派做出了巨大贡献。精神分析理论强调发育特征，它系统地描述了儿童随着年龄增长，其自我感觉、需要或驱动力以及与其他外部环境关系的变化；认为儿童内在特征和环境的交互作用在塑造个性过程中起到了重要作用。

一、弗洛伊德的性心理发展阶段论

(一) 性本能与力比多

奥地利心理学家、精神分析流派代表人物弗洛伊德(Sigmund Freud)曾提出一个著名理论：性本能冲动对人的心理健康与个性发展，乃至对整个人类科学文化的发展具有重要意义。弗洛伊德认为，人有两种主要的生物本能：一种是维持个体生命的生存本能，另一种是延续种族的性本能或生殖本能。在弗洛伊德看来，生存本能与性本能相比，对人的精神活动和心理发展的意义不大，因为相比生存本能，性本能的满足过程和方式复杂得多，其变化也大。

弗洛伊德主张"性"有广义和狭义之分。生殖活动是狭义的"性"，而广义的"性"不仅包括直接的生殖活动，而且包括一切带来快感的发泄性冲动的活动。如嘴唇、皮肤都不是生殖器官，但刺激它们也可以产生性快感。

力比多(libido)是弗洛伊德精神分析理论的基石，它指广义的性，即一切寻求快感的潜力。弗洛伊德常用力比多来泛指心理活动的能量，尤其是指性本能的能量。

根据弗洛伊德的性心理发展理论，儿童的"性"与成人的"性"有很大的不同，其区别表现在三个方面。

(1) 对于儿童来说，性的最敏感区域不是性器官，其他区域如口腔、肛门也可以是婴儿获得性快感的主要区域。

(2) 儿童性欲的目标不是性交，而是带来性快感的活动。

(3) 儿童性欲倾向于自恋而不是异性恋，即婴儿主要是依靠刺激自己身体上的各种动欲区(性敏感区)或者通过母亲的抚摸得到性快感。

(二) 性心理发展的五个阶段

在儿童心理发展的连续性与阶段性问题上，弗洛伊德是一位阶段论者。他认为，儿童情绪与动机发展具有阶段性。他把这些阶段称之为"性心理发展阶段"或"心理性欲发展阶段"(psychosexual stages of development)，这是根据儿童在发展过程中身体的哪些器官为儿童提供

“力比多”的满足来划分的。随着年龄的增长，儿童性敏感的区域或处于显著地位的动欲区会发生转移，不同年龄阶段的儿童有不同的主要动欲区。根据动欲区在身体上的不同定位，弗洛伊德将人的性心理发展分为五个不同阶段：口欲期、肛欲期、性蕾期、潜伏期和生殖期。在每一个阶段中，儿童都面临一个满足自我身体需要与服从社会需要之间的冲突。当社会允许适当的身体满足时，这种冲突便可以得到满意的解决。但是，如果这种需求得不到满足或满足过度时，个体就会在以后的成人生活中反应出固着行为，从而形成特别的性格特点，如表 5-1 所示。

表 5-1　弗洛伊德性心理发育阶段

阶段	大致年龄	敏感区域	主要的发展任务	固着在该阶段的成人性格特征
口欲期	0~1 岁	口、唇、舌	断奶	口腔行为，如吸烟、过度饮食，性格被动、易受骗
肛欲期	1~3 岁	肛门	如厕训练	刻板、小气、顽固或完全相反的情况
性蕾期	3~6 岁	生殖器	俄狄浦斯冲突，与同性别的父母产生认同	虚荣、鲁莽或完全相反的情况
潜伏期	6~11/12 岁	无特殊区域，性能量处于潜伏状态	自我防御机制发展	无，通常本阶段不会发生固着
生殖期	11/12~18 岁及成人期	生殖器	成熟的性亲密	无，此前的阶段整合得比较好的成人，会对其他人产生真诚的和成熟的性兴趣

1. 口欲期（0~1 岁）　口腔、嘴唇和舌头是婴儿愉悦的核心位置，婴儿最早的依恋关系（通常是与母亲）也会为口腔带来愉悦。一般的发育过程中，婴儿需要最合适的对于口部的刺激——不太多也不太少。如果得不到一定量的这种刺激，此时力比多能量就保持在口腔模式的满足（精神分析学派称之为“固着”）。弗洛伊德认为，这样的个体在今后的生活中会对口腔的满足有强烈的偏好。

2. 肛欲期（1~3 岁）　随着躯体的成熟，婴儿开始对肛周的区域越来越敏感，父母也开始关注排便的训练，如果他能够在合适的时间、地点排便，父母会给予肯定和表扬。这两种力量共同作用，使得关注的躯体中心及性敏感区从口腔区域转移到肛周区域。

弗洛伊德认为，儿童完成这一阶段的关键是父母如何对儿童进行如厕训练。如果如厕训练成为亲子争斗的问题，那么会导致成人期过分在意规则和吝啬或者完全相反的情况。

3. 性蕾期（3~6 岁）　大约三四岁时，性器官会变得非常敏感，此时开始了新的阶段。这种新敏感的一个征兆是，不管男孩、女孩都开始用手触摸性器官。弗洛伊德认为，性蕾期的最重要的事件是所谓的“俄狄浦斯冲突”。俄狄浦斯冲突是指儿童在 3~6 岁时，会体验到对异性父母（女儿对父亲，儿子对母亲）的性渴望，而导致担心被同性父母“报复”。等到儿童对同性父母产生认同时，这种冲突会得以解决。

男孩并不会公然向母亲表达性的意味或者表现出带性含义的行为。但是不管是否是潜意识的，结果是这种冲突可能会导致焦虑。男孩如何处理这种焦虑呢？在弗洛伊德看来，男孩对这种焦虑的回应是一种防御的过程——认同：男孩会“整合”自己的形象和父亲的形象，会试图使自己的行为与这种整合形象一致。通过使得自己尽可能地像父亲,男孩不但降低了自己攻击父亲的可能性,并且也具有了父亲的某种力量。而且,这就是"内在的父亲"带着父亲的价值观和道德判断,形成了儿童超我的核心。

根据弗洛伊德的观点,女孩也会有一个相类似的过程,女孩将母亲看作竞争对手来争夺父亲的注意,她同时也会害怕母亲。同样,在这种情况下,对母亲的认同能够解决女孩的焦虑。

4. 潜伏期(6~11/12 岁) 弗洛伊德认为,性蕾期之后是一个相对静止的时期,之后才会继之以儿童性发育带来的巨大变化,这一时期被称为潜伏期。在潜伏期里,儿童很可能已经初步解决了俄狄浦斯冲突,正处于"暴风之后相对平静的时期"。这一阶段的一个显著特征是性蕾末期对同性别家长的认同,扩展成对同性别的其他人的认同。所以,在这一阶段儿童与同伴的互动几乎都是与同性之间的,而且通常会对某些同性别教师或者其他成人感兴趣。

5. 生殖期(11/12~18 岁及成人期) 青春期激素的改变和生殖器官的变化唤起了儿童的性能量。在这一阶段,一种更为成熟的性吸引产生了。从这一时期开始,儿童的性客体是异性。弗洛伊德强调,并非每个人通过这一阶段后,都会达到成熟的与异性恋爱的心理。有的人并没有一个满意的口欲期,所以并没有基本的爱的关系的基础。有的没有解决好俄狄浦斯冲突,最终跟同性的父母/家长之间完全认同,从而影响他们处理青春期被唤起的性能量。

弗洛伊德认为,每一阶段的最理想结局,都需要一个良好的环境,它能够满足每一阶段的独特需求。婴幼儿需要口欲的满足和肛周的刺激;4 岁的男孩需要有父亲的陪伴以达到认同。早期环境不当会留下一些未解决的问题和未满足的需求,被带入接下来的各个发展时期。这强调了早期经历的塑形作用,特别是早期的家庭经历,该观点认为出生后的前 5~6 年对个体性格的发展特别关键,因此弗洛伊德的性心理发展的早期阶段成为精神分析理论的里程碑。

二、艾瑞克森的心理社会发展理论

德国心理学家艾瑞克森(E. H. Erikson)是一位新精神分析主义者,他进一步发展了社会环境对人的自我适应作用的理论,提出了自我同一性(ego-identity)理论,并从生物、心理、社会环境三个方面研究个性发展,提出以自我为核心的个性发展的心理社会渐成说(psychosocial theory)。艾瑞克森认为,儿童的自我是一种独立的力量,其作用在于帮助个体适应社会。儿童逐渐形成的自我在儿童与周围环境的相互作用中起着一种整合作用。

(一) 自我及其同一性

艾瑞克森与弗洛伊德的基本理论假设相同,但是他的理论有一些重要的差异。艾瑞克森对性驱力的核心作用并不太重视,而是特别关注逐步出现的自我认同感。自我是人的过去经验和现在经验的综合体,并且能够把进化过程中的两种力量——人的内部发展和社会发展综合起来,引导心理性欲向合理的方向发展,从而决定着个人的命运。

艾瑞克森赋予自我许多积极的特性,诸如信任、希望、独立、自主、创造等,这些特性是弗洛伊德从未提到的。他认为凡是具有这些特性的个性都是健康的,他对人生发展的每一个阶段所产生的问题都加以创造性地解决。

艾瑞克森提出了"自我同一性(ego-identity)"概念,它指人对自我一致性或连续性的感知,常常出现在青年后期。艾瑞克森认为,同一性形成的动因是自我或意识的自我。当青年习得

"自我认同"时,他就开始形成他自己的同一性,成为青年面临职业、婚姻、学业选择时的一种无声标准。艾瑞克森认为,自我同一性起源于婴儿,要到青春期之后才能真正形成,但在形成过程中,若出现危机,导致不能很好地形成同一性,这将影响到他以后的生活。

(二) 个性的终身发展

艾瑞克森认为,自我认同感并非在青少年后期完全成型,而是持续发展的,到成人期也会有进一步的发展。个性的发展应包括机体成熟、自我成长和社会关系三个不可分割的过程,每一过程必须以其他两个过程为前提,在不断交互作用中向前发展。他根据这三个过程的演化,把个性发展分为 8 个阶段,表明一个完整的人生周期。但是在这三个过程中,他认为中心过程是自我成长,因为自我不仅对机体的自然发展和社会发展的任务进行整合,而且也对本能力量和社会力量进行协调,保证个体在自我体验、与其他人的现实中具有一致性和延续性的人格。

在艾瑞克森看来,个性发展的每个阶段,都由一对冲突或两极对立的矛盾所构成,并形成一种危机。这里的危机,指的是发展中的一个重要转折点。对危机的积极解决会增强自我的力量,形成某种良好品质,个性就能得到良好的发展。当一个人用以解决危机的积极方式多于消极方式时,他就解决了这一阶段的危机,进入到下一个发展阶段。所以,艾瑞克森将之称为社会心理阶段而不是性心理阶段。在艾瑞克森提出的心理社会发展的 8 个阶段中,涉及信任、自主、主动、勤勉(能力)、认同、亲密、传承和自我整合等多个任务,其中的 5 个阶段是发生在儿童期的(表 5-2)。

表 5-2　艾瑞克森心理社会发展的 8 个阶段

大致年龄/岁	心理社会危机(阶段)	该阶段的部分任务和活动
0~1	基本信任对基本不信任	发展出对母亲或核心照顾者的信任,相信自己有能力让一些事情发生,是早期安全依恋的一个关键因素
1~3	自主对羞愧、怀疑	发展独自行走、抓取和其他躯体技能以自由活动;完成如厕训练;学会控制,但是如果处理不当,可能出现羞愧
3~6	主动对内疚	学会围绕一个目的组织活动;变得更坚定、自信和富有攻击性
6~12	勤勉对自卑	吸收所有基本的文化技能和常规技能,包括在校学习和工具的使用
12~18	角色认同对角色混淆	使自己适应青春期的躯体改变,做出职业选择,达到与成人一样的性认同,寻找新的价值
18~25	亲密对孤独	形成超越青少年爱情的一种或更多的亲密关系;结婚组建家庭
25~60	生殖对停滞	生育和抚养孩子,专注于职业成就、创造力,以及养育训练下一代
60~	自我整合对绝望	整合此前各阶段,达到基本的自我认同,接受自我

1. 基本信任对基本不信任(0~1 岁)　第一个任务(或两难的处境)发生在出生后第一年期间,婴儿在面对世界及对自己有影响的周围事件的过程中,必须发展一种基本的信任感。艾瑞克森认为,主要照顾者的行为对儿童是否能够顺利完成这一任务来说非常关键。如果父母是非常关爱的、可靠的,并且其照顾行为都是儿童可以预见的,那么 1 岁时,儿童就能形成坚定的信任感。充满信任感的儿童会带着这种信任感很好地进行其他的社会关系。而那些早期照

顾不稳定或者比较糟糕的婴儿，则会产生不信任感，并且将这种不信任感带入他之后的人际关系。在本章典型成长故事中，小雅在1岁前的主要照顾者是父亲，父亲即便工作繁忙，也会抽时间跟她讲故事、陪她玩，根据艾瑞克森的理论，小雅在这个阶段对人际关系形成了基本信任感。

但对于儿童而言，过分信任也会存在风险，他们也需要发展一些正常的不信任，诸如学会区分危险的和安全的处境。

2. 自主对羞愧、怀疑（1~3岁） 艾瑞克森看到，儿童在学步时期，在形成基本的独立感或自主性的过程中，会面临很大的机动性。如果儿童在试图独立的过程中，并没有得到父母仔细的引导，他会体会到反复的失败和被嘲弄，使得所有新的探索机会有可能变成羞愧和怀疑，而不是自我控制感和自我价值感。同样，圆满地度过这一时期并不意味着没有羞愧或怀疑，儿童在理解某一行为是可接受的还是不可接受的、是危险的还是安全的这一过程中，需要有正确的判断。完满度过这一时期会使得个体最终达到自主。

3. 主动对内疚（3~6岁） 这一时期大体和弗洛伊德的性蕾期一致，也是儿童迎接新技巧和能力的时期。4岁儿童能够做一些计划，有主动性地达到特定的目的。儿童使用新的认知技能并试图征服他周围的世界。在这一时期，精力充沛的行动或举动会被父母看成是攻击性的。在可能存在风险的地方，儿童若过分地尝试和活动，父母也许会过分限制和惩罚他们。不管是哪种情况，都会引起儿童的内疚。有的内疚是需要的，没有了内疚的儿童就会没有同情心和自我控制力。但是过多的内疚感也会限制儿童的创造力以及跟其他人的互动。因此，父母和儿童之间需要完满的互动，当然不是完全的放纵。

4. 勤勉对自卑（6~12岁） 这一阶段是从儿童进入学校学习开始的。此期儿童需要通过发展特殊的能力来获得肯定，例如阅读、计算和其他学校技能。因此这一阶段的任务是发展社会需要儿童形成的全部能力。如果儿童不能获得这些他需要获得的能力，他会渐渐变得自卑。但适度的失败也是必需的，儿童会由此变得谦逊，关键的问题是达到平衡。在理想的情况下，儿童需要有足够的成功来获得有能力的感觉，但是不必过多地强调能力，不必认为失败是不可接受的。

5. 角色认同对角色混淆（12~18岁） 这一时期，处于青春期的青少年需要面对的一个较大的任务是：他们开始重新审视自己的身份和自己必须履行的社会角色。艾瑞克森认为，此阶段涉及两种身份认同——性别身份认同和职业身份认同。这一时期的青少年会出现自我感的整合——自己是什么人、自己要干什么及个人合适的角色。存在风险的是，儿童在面临这一阶段出现的各种角色身份时也许会觉得困惑。在本章典型成长故事中，小雅因为对汽车感兴趣，结识了很多男生朋友，在进入初中后，一度被认为是"女汉子"，从而受到同班女生排挤，这或多或少会对她的角色认同产生了一些影响，但是母亲通过言传身教的方式教会她社会中应遵守的规则，帮助她顺利地度过了这段时期。

弗洛伊德和艾瑞克森的理论强调不同的方面。在弗洛伊德的理论中，从一个阶段进入另一个阶段是基于神经系统的成熟。在每个阶段儿童都试图刺激身体的特殊部位（该年龄段最为敏感的身体部位）以满足基本的生理（"性"）需要。随着神经发育的进行，身体最为敏感的部位从口腔到肛门再到性器官，这种成熟带来的改变也部分地促进了阶段的发展。艾瑞克森承认这种身体的改变，但是更强调社会环境促进儿童发生的改变。对于艾瑞克森来说，每个阶段都会发生特殊的社会冲突，从而导致某种心理社会危机。

三、对精神分析理论的评价

弗洛伊德和艾瑞克森的精神分析理论最大的长处就在于，相比其他的理论观点，它们能帮助我们理解个性形成过程中的复杂性。此外，精神分析理论关注儿童和照顾者之间关系的情感质量的重要性。认为儿童的需要和任务随着年龄增长而变化，故而父母必须不断地适应变化中的儿童。有的父母可能很善于满足婴儿的需求，但是却不善于应对青少年争取身份认同的冲突。儿童最终的性格和他总体的情感健康与否，都取决于在特定的家庭中，成员之间的互动或相互作用的方式。精神分析理论也为心理学家们提供了一系列很有帮助的概念，如防御机制和认同。

所有精神分析方法最大的弱点在于很多概念的模糊性。认同可能是一个有趣的理论概念，但是要如何来对它进行测量和评估呢？研究者们要如何检测是否出现了某一种特定的防御机制呢？没有更为精确的操作性的定义，我们就没法对这些理论进行检测。

学习链接

精神分析理论的相关研究

弗洛伊德或艾瑞克森的理论都是较为广义的和普遍的，很难进行具体的验证。例如，为了验证弗洛伊德提出的“固着”概念，研究者需要很多的信息来确定某一名儿童是否在某一个阶段出现了固着。儿童在口欲期或者肛欲期发生“固着”的征兆是什么呢？一个儿童断奶时间和成人表面的口腔行为（如吸烟和过度饮食）之间是否有某种内在的关联？研究者们一直努力想要发现这两者之间的联系，但是都以失败告终。

虽然存在一定的难度，但研究者们试图观察一些弗洛伊德性心理阶段的例子。例如，一个4岁男孩，在妈妈告诉他很爱他之后，说：“我也很爱你，这就是为什么我不能跟任何其他人结婚的原因。”马尔科姆的关于恋母情结的研究中确实发现4岁的儿童比起其他任意年龄组的儿童表现出更多对异性父母的亲热行为，也对同性别的父母表现出更多攻击的和敌对的行为。这些研究观察与弗洛伊德的理论是一致的。

艾瑞克森和弗洛伊德都认为，儿童最初和主要照顾者的关系的好坏，将会影响他之后跟其他同伴及成人之间的关系。大量的纵向研究评估了儿童一两岁时的安全依恋，并且在若干年后进行了随访，有的案例随访了整个儿童、青少年期。一致发现，儿童在婴儿期如果有更安全的依恋关系，会在之后有更积极的人际关系，在社交上也更富有技巧。所以，艾瑞克森提出，在心理社会发展最早的阶段形成的关系，看起来会为之后的人际关系提供一种原型。

有研究也提到：气质特征为抑制型的幼儿如果和母亲之间形成安全的依恋关系，那么他在新的环境中，会表现出很少甚至完全没有害怕的表现。所以，儿童早期依恋的好坏至少能够部分克服性格形成过程中基本的气质倾向。

第二节　儿童自我与性别角色

儿童在逐步社会化的同时，也在实现着自我的个别化过程，社会化和个别化是儿童社会性发展的双重功能。本节讨论的儿童自我与性别角色的发展是儿童个性与社会性发展中极有代表性的两个侧面。

一、自我概念

自我概念(self-concept)是个体对自己的知觉。它指自我系统中的认知方面或描述性内容,所表达的是人们关于自己身心特点的主观知识,所回答的是“我是谁”的问题。个体的自我概念主要有三种功能:第一,保持个体内在的一致性,为个体的存在提供自我认同感和连续性,并引导其行为按照有利于保持一致性的方式行动;第二,决定个体对经验的解释,即个体按照与自我概念相一致的方式解释自己与他人的行为;第三,决定个体的期望,个体在自我概念的基础上,建立自己的期望和后继行为。

不同年龄的儿童使用怎样的信息来描述自我,他们的自我认知如何随时间而发生变化,呈现怎样的发展趋势?这是我们在介绍儿童的自我概念发展时所要考察的。

(一)自我概念的发展过程

婴幼儿的自我概念仅仅是对自我映象的再认。盖洛普(Gallup)观察到,黑猩猩会使用镜子对它们自己看不到的身体部位加以观察,例如剔除牙齿上的食物残渣。它们不是把镜子上的映象当作另外一只动物对待,而是似乎将其解释为某种自我映象。由此,盖洛普设计了一套“点红实验”对婴儿进行检验,在9~24个月大的鼻子上点了红点的婴幼儿中,15~24个月的孩子表现出看了镜子摸鼻子的举动,他们也在录像回放和静止的相片中,清楚表现出再认他们自己的非语言迹象,并且能够使用自己的名字指称他们所看到的自己的外在映象。小于15个月的婴幼儿却没有表现出这种行为。

学龄前儿童的自我概念的特点是具体化。他们通常用一些可观察的特征来描述自己,如身体特征(我扎了小辫子)、拥有物(我有一个毛绒玩具、我有一辆滑板车)、爱好(我喜欢巧克力)或者某些技能行为(我会自己刷牙、我能拖地、我会跳舞),而心理上的自我知觉几乎是空白的,他们很少这样描述自己:“我很友好”“我很喜欢帮助他人”。但最近也有一些研究表明,3岁半以上的儿童已能初步理解自己的心理特征。

随着儿童的成长,学龄期儿童能够逐渐地将自己的内心世界与外部行为、短期行为和长期行为整合起来,从而认识到自己身上的一些稳定的特点。在8~10岁时,儿童更加意识到自身独特的感受和特点,他们开始用更复杂的方式描述自己,包括能力和人际特质,如“我很聪明”“我很受欢迎”“我的数学很棒”。

在青春期早期,青少年已经能够将各种分散的特征联系起来。开始从人际关系、社会技能、个性特征和情绪方面来进行自我描述。例如,一个12岁的女孩自我描述:“我很诚实;我不漂亮;我的学习成绩一般;我钢琴弹得不错;我的个头在同龄人中算高的;我的人缘不错,有不少朋友;我会打乒乓球,游泳也很棒;我很乐于助人;我脾气总体上很好,但有时也会发火;有时候我比较敏感”。从这段描述中,可以看到这个女孩不但关注自己的爱好、同伴关系,也会提到人格特点,而且越来越多地把自己与他人进行比较。

青春期中后期的孩子开始内省,更多地从内在的心理特征方面进行自我描述,除了人格特征,还包括价值观、信念和道德观念等。他们开始思考未来的和可能的自己,以前毋庸置疑的自我变成了值得怀疑的假设,他们也开始关注其他人对自己的看法。随着青少年新角色的获得,多种不同的“自我”涌入自我领域,而且,他们也意识到自己在不同情境下表现出不同的自我,自我描述出现矛盾或冲突,这使他们困惑甚至苦恼。这些不一致的特征源于在不同社会关系(父母、朋友、教师和同学）中表现不同自我的压力，他们似乎觉得有几个不同的自我，常常会为想知道“哪个才是真正的我”而感到烦恼，他们还常常为了改进自己的自我形象或赢得父母/同伴的赞许，表现出违背自己个性的虚假自我行为。然而，处于青春期后期的青少年较少对自我描述得不一致感到困惑，因为他们的抽象思考能力提高了，能在更高的层次上，对自己的矛盾特征加以整合，发展出一个一致的自我理论，并且更倾向于以连贯的方式看待自己。

（二）自我概念的发展趋势

随着个体的成熟，自我概念变得更心理化、更抽象，整合的自我描述更多。概括而言，儿童自我概念的发展呈现以下几个趋势。

1. 从简单到复杂　年龄小的儿童形成笼统的自我概念；年龄大的儿童能对自我概念做出细致的区分，而且能考虑到当前的环境。

2. 从不一致到一致　年龄小的儿童更可能改变对自己的认识；年龄大的儿童自我倾向越来越稳定。

3. 从具体到抽象　年龄小的儿童关注可见的、外在的方面；年龄大的儿童关注内在的心理的方面。

4. 从绝对到相对　年龄小的儿童描述自我时只关注自己，不考虑他人；年龄大的儿童变得越来越以社会为中心，能在与他人的比较中描述自己。

5. 从乐观到现实　年龄小的儿童对自己的描述是美好的，只提到积极的特征；年龄大的儿童会更全面地描述自己，既提到优点也提到缺点。

6. 从公共自我到私人自我　年龄小的儿童不能区分个人行为和公共行为，年龄大的儿童把私人自我看作真实的自我。

经过这样的发展，到了青春期，青少年成为经验丰富的自我理论家，他们能对自己的人格开始真正加以反省和理解。

学习链接

自我概念的矛盾性

美国心理学工作者苏珊·哈特（Susan Harter）和安妮·摩苏尔（Annie Monsour）做了一项关于青春期儿童自我概念的研究，该研究要求 13 岁、15 岁、17 岁的个体提供自己与父母、朋友、教师以及同学在一起时的自我描述，然后要求他们整理这四类描述，从中选出不一致的地方，并指出这些不一致给自己造成混淆和不安的程度。结果表明，13 岁的孩子报告的不一致很少，即使有不一致，也没有给他们带来多大困扰。15 岁的孩子报告了很多不一致的方面，并为之感到困扰（比如，“和朋友在一起时很快乐放松，那才是真正的自己，但在家里感到很压抑，有时候为此很痛苦”）。17 岁的男孩认为自己与同学在一起很随和，但与父母在一起时易怒，他把这种现象概括为自己有些“情绪化”。由此可见青春期个体自我概念的矛盾性。

二、自尊

自尊（self-esteem）指自我所做出的对自己的价值判断，以及由这种判断所引起的情感体验。较高的自尊意味着对自我有一个客观的判断，对自我持接受的态度。较高自尊的人通常对自己有着充分的认同,也会承认自己的缺点,不过会尽力地予以克服。

自尊对于自我的发展具有重要意义,可以说是自我发展中最为重要的方面,这是因为对自我的价值评判(或称自我价值感)会影响个体的情绪体验、行为表现及长期的心理适应,这种影响可以称之为自我预言的实现。即一旦个体认为自己是一个什么样的人,不管这种判断是积极的还是消极的,自我就会向着这个预言的方向发展,并最终导致预言的实现。

儿童的自尊是如何发生的?儿童何时建立起真正意义上的自我价值感?研究发现,大概在四五岁或者更早的时候,儿童建立起最初的自尊感。这个阶段的儿童的自我缺乏组织性,他们关注自己分散的活动,还不能做整体的评价。个体可能处于自我膨胀阶段,他们倾向于在所有方面积极评价自己。一些研究者认为,这些积极的评价只是反映了儿童希望在各个方面有良好表现和讨人喜欢的愿望,表明他们在思考做什么样的人,并不是基于客观现实的自我价值感。

到了学龄期早期,自尊发生了巨大的变化,体现在自尊结构的分化和自我评价越来越现实。6~7 岁的儿童至少意识到三个方面的自尊:学业的、身体的和社会的,这些自尊随着儿童年龄的增长逐步分化。例如,学习方面的自我评价又分为不同学科的,社会方面的自我评价又分为与父母的和与同学的。儿童可能先发展了一系列分离的自尊,然后把这些分离的自我评价整合成一个总的评价,即自我价值的综合评价。不同领域的自尊对儿童总体自尊的影响取决于儿童给各个领域赋予的重要性。例如,一个学生长跑能力很强,但是学校并不重视这项运动,长跑能力无法成为他的自尊基础,而他的学业成绩又不太理想,因此,他的整体自尊会受到打击。但如果他加入学校国画兴趣班并发掘出自己在绘画方面的潜力,获得自己在艺术能力方面的自信心,并认可这一领域的重要性,他就可以重新获得较高的整体自尊。在自我评价不断分化的同时,大约从 7 岁开始,儿童在评价自己时,变得更加现实也更加一致,既承认自己的优点也承认缺点。但由于此时自我评价和自我体验的水平较低,个体自尊也显得笼统而不稳定。在随后的发展中,儿童的自我评价的独立性和稳定性逐渐增强,其自我体验与自我评价的发展又具有较高的一致性,使得儿童自尊较明显地显现出来。

在青春期早期,儿童对自尊的体验常常出现极端。当社会评价与个人自尊需要相一致时,会出现较高自尊,又往往导致盲目自大;当社会评价与自尊需要不一致时,自尊水平降低,甚至妄自菲薄,自暴自弃。

青春期儿童经历着身体、心理和社会适应性上的巨大变化,他们常常在心里产生这样的念头:“我不是我应该成为的人,我不是我想要成为的人,我不是我自己”。12~15 岁的儿童常常会陷入这样的“身份危机”。他们找不到确定的答案,既感到迷茫,又不能对自身价值做出合适的评价。然而,青春期的孩子一般总是会度过这段“危机期”,从而获得稳定的自我身份。

近期的一些研究发现,儿童自尊的发展虽然具有稳定性,但是随着年龄的增长,可呈现“波浪式”发展。儿童早期个体的自尊水平很高,4~6 岁的孩子只是根据简单的社会比较(把自己与另一个同龄人比较)来进行自我评价。到了小学低年级,儿童的自尊水平有所下降,这是因为儿童开始进行多项社会比较。他们把自己的能力、行为、外貌等与其他人比较,这样,儿童的自尊处于更现实的状态,自我评价与他人评价更一致、更符合客观规律。从小学四年级开始,大多数儿童的自尊水平上升且保持在较高的水平。

进入青春期后,个体的自尊水平再次有所下降。艾瑞克森认为,青少年体验到了生理、认知和社会的变化而带来的压力,他们也开始探索自我同一性,在这个过程中,他们常常感到困惑,自尊水平会出现一定程度的下降。无论在家庭还是学校,青少年都会经历比幼儿期和童年期更多的日常争吵或其他负性事件。当各种压力不断累积，如升学、生理发育、初恋等，青少年的自尊可能下降到最低点，这个时期他们特别容易产生苦闷或其他消极情绪，但是，也有一些青少年的自尊水平没有下降，甚至有一定的上升，这是由于个体在青春期感受到的自豪感和自信心所致。

三、自我控制

自我控制（self-control）指对优势反应的抑制和对劣势反应的唤起的能力。自我控制对于儿童的发展具有重要的意义，一些研究发现，具有较高自我控制能力的儿童一般具有较高的成就动机。另外，自我控制能力的缺乏还是儿童多动症出现的重要原因之一。

大多数研究者认为，自控最早发生于婴儿出生后的 12~18 个月之间；也有一些研究者认为，自控最早可出现于婴儿 6~12 个月大时，是伴随着注意机制的成熟而出现的。注意机制的成熟是自控发生与进一步发展的重要基础，从幼儿 12 个月大时维持注意的能力可以预测其 24 个月时的自控水平。

大约在 2 岁，随着儿童认知能力的提高，尤其是心理表征能力的发展，儿童的自我控制能力也逐渐地发展起来。这时的儿童能够在没有外界监控的情况下服从父母的要求，并根据他人的要求延缓自己的行为。大约从 3 岁时开始，儿童逐渐地获得了自我连续性和自我统一性的认识，开始把自己的行为与父母的要求联系起来。由于这些能力的发展，这时儿童有可能根据自己的动机进行自我调节。与自我控制相比，自我调节对外界的变化更具灵活性和适应性。

3 岁以后，儿童的自我控制行为明显增加。经典的延迟满足实验主要就是对 3 岁以后儿童的自我控制能力和行为的研究。在实验中，要求儿童在一个立即可以得到的小的奖励和一个大的但需要等待一段时间才能得到的奖励之间做出选择。研究发现，当奖励就在眼前时，儿童很难抵制住诱惑去耐心等待。随着年龄的增长，延迟满足的时间会延长，10~12 岁儿童能比较容易地达到要求。

● 学习链接 ●

“延迟满足”实验

实验者发给 4 岁被试儿童每人一颗好吃的软糖，同时告诉孩子们：如果马上吃，只能吃一颗；如果等 20min 后实验者回来再吃这块糖，就给吃两颗。实验者悄悄观察，发现有的孩子只等了一会儿便迫不及待地把糖塞进了嘴里；而有的孩子则很有耐心，闭上眼睛或头枕双臂做睡觉状，也有的孩子自言自语或唱歌，想出做游戏、讲故事之类方式来转移注意、消磨时光，以克制自己的欲望，最终坚持到实验者回来，得到了第二块糖。

实验者又对这批孩子 14 岁时和进入工作岗位后的表现进行了跟踪调查。发现那些以坚忍的毅力获得两颗软糖的孩子，到上中学时学业成绩更好，表现出较强的适应性、自信心和独立自主精神，而且意志坚强，经得起困难和挫折，更容易取得成功；而那些禁不住软糖诱惑的孩子，则往往屈服于压力而逃避挑战。那些能等待并最后吃到两颗软糖的孩子，到了青少年时期，仍能等待机遇而不急于求成，他们具有一种为了更大、更远的目标而暂时牺牲眼前利益的能力，即自我控制能力。而那些急不可待只吃了一颗软糖的孩子，到了青少年时期表现得比较固执、虚荣或优柔寡断，当欲望来的时候无法控制自己，一定要马上满足欲望，否则就无法静下心来继续做后面的事情。换句话说，能等待的那些孩子的成功率远远高于那些不能等待的孩子。

儿童自我控制能力随着年龄的增长而增长。其中一个原因在于儿童学会了更多也更有效的调控自己思想和行为的方式。大多数儿童能在成人的指导下,利用如转移注意力等策略来抵制眼前的诱惑。大多数 6~8 岁儿童已经开始意识到用别的活动来转移注意可以使自己更有耐心。11~12 岁的儿童甚至意识到在思想上转移注意也可以帮助自己。另一个原因是随着年龄的增长,儿童逐渐内化了那些强调自我调整和自我控制的价值观念。这一点可以从儿童的主观陈述中发现。当被问到他们喜欢自己哪些方面的时候,青春期早期儿童常常提及体现自己有自我约束力的那些行为,如为了某个目标能做到自我控制,不去做那些和自我形象不一致的行为。

自我控制有一个适宜的度。儿童自我控制过低,常常表现为容易分心,无法延缓满足,易冲动,攻击性强;自我控制过强,儿童会表现出很强的抑制性(个体的需要和情绪表达)和一致性(与成人的要求保持同一)。这类儿童平时很少在班级和家里惹麻烦,容易被成人忽视。这样的儿童容易焦虑、抑郁、不合群。

最适宜的自我控制,可以称之为有弹性的自我控制。这类儿童的特点是“管得住,放得开”,能随着环境的变化改变自控的程度,他们具有很强的灵活性。

四、性别角色

性别角色(gender role)是特定社会对男性和女性社会成员所期待的适当行为的总和。儿童的性别化就是在特定社会文化生活中获得适合于某一性别(男性或女性)的价值观、动机和行为的过程。儿童性别角色的获得是早在婴儿期就已开始的一个长期的发展过程。

(一)性别角色的发展

儿童成长为男性或女性的过程是复杂的,心理学家对儿童性别化过程的研究也是多种多样的。性别的认知和性别化行为方式是主要的、有代表性的领域。

1. 性别认知的发展　儿童最初区分“男性”和“女性”,主要是依据对象的服装和发型,体形和其他身体特征并不是主要因素。研究发现,即使女性留短发,有些 2 岁儿童就能很好地区别图片上人物的性别。幼儿园阶段,儿童的性别意识是不稳定的,这时儿童往往对自己的性别同一性还不十分确定。2.5~3 岁,绝大多数儿童都能准确地说出自己是男孩还是女孩,但这时儿童通常还没有建立性别恒常性(认识到生物性别不随外表而变化的一种守恒概念)。3~5 岁的儿童中,也会有儿童认为男孩可以成为妈妈,女孩可以当爸爸;甚至如果一个人的发型和服装变了,以为他就“成了另一个性别的人”。儿童通常在 5~7 岁期间开始表现性别守恒,这正是儿童对液体和面积等物理特性开始守恒的年龄。5~7 岁儿童首先对自己的认识产生了性别恒常性,然后才能应用到别人身上。发展顺序大致表现为:①自身的性别恒常性;②与自己相同性别的他人的性别恒常性;③异性的他人的性别恒常性。

2. 性别角色行为的发展　儿童的性别认知必然能反映儿童的性别角色行为。评价儿童行为的“性别相符性”最常见的方法就是观察儿童游戏中的玩伴与游戏的内容。儿童对玩具的偏爱在很早的年龄就有了性别差异,这种差异甚至在具备明确的性别同一性之前就已经出现了。据研究,14~22 个月的儿童中,通常男孩在所有玩具中更喜欢卡车或小汽车,而女孩则更喜欢洋娃娃或毛绒玩具。

儿童对同性别玩伴的偏好也出现得很早。在婴儿时期就已出现性别分离(gender separation)现象,即出现儿童喜欢与同性伙伴交往,而将异性伙伴看作“圈外人”的倾向。2 岁的女孩喜欢与其他女孩玩耍;3 岁时,男孩会稳定地选择男孩而不是女孩作为自己的玩伴。6 岁半时,儿童与同性别伙伴相处的时间,是与异性伙伴相处时间的 10 倍以上。从小学阶段一直到青春期开始,儿童更喜欢与同性别伙伴玩耍,并形成男孩团体和女孩团体。研究发现,这种现象具有跨文化的一致性,并随年龄的增长而加深。

这些研究结论与我们的经验是一致的,在上小学的时候,男孩和女孩往往是两个对立的群体,男女同桌往往以一条"三八线"相隔离。男孩和女孩好似水火不容,男孩"看不起"那些喜欢与女孩交往的男孩,女孩也"看不起"那些喜欢与男孩交往的女孩。

在经历了小学阶段的性别分离以后,到了青春期,性别角色的发展发生了很大的逆转,男孩女孩之间由性别分离,逐渐转为异性之间的相互吸引,这主要是性驱力的作用使然。在青春期,随着男孩和女孩之间相互接触,互为好感,他们以更符合性别角色预期的方式行事,没有充分表现出男性化特征的男孩和没有充分表现出女性化特征的女孩,可能会不太受欢迎,也难以得到他们同性及异性伙伴的认同。比如在本章之初,我们呈现的小雅的成长经历中,由于作为女生的小雅,对汽车组装和维修等很"男性化"的活动感兴趣,因此受到了班内其他女生的排挤。

(二) 影响性别角色发展的因素

在儿童成长过程中,哪些因素影响着儿童性别角色的发展呢?概括地说,生物的、认知的和社会性因素相互作用,共同影响着性别角色的发展和行为中的性别差异。

1. 生物因素　生物因素是构成性别角色社会化的基础,性别染色体差异导致了个体发育的生物学差异。以第一性征、第二性征为代表的身体差异和男女在大脑功能、内分泌功能方面的差异,成为其他影响因素发挥作用的起点。它们影响着他人的反应、儿童自我概念的形成,他人的反应和自我概念又反过来影响性别角色的社会化。因而,无论是直接作用还是间接制约,生物因素都构成了儿童性别角色社会化的基础。生物因素对个体性别角色社会化的影响往往以社会因素为中介。

2. 认知发展　认知发展促进性别角色的社会化,儿童自我意识的发展和社会认知水平的提高都与其性别角色的分化密切相关。儿童在认知上对性别角色形成一定的概念和规则,把自己归于某一概念之中并按规则去行动。随着认知水平的提高,对概念、规则的理解愈加深刻和丰富,行为也趋向于多样化。

这方面有代表性的研究首推著名的认知发展理论家柯尔伯格的工作。柯尔伯格积极提倡用认知方法研究性别角色的发展,并提出了一套很有影响的关于性别化发展的认知理论。他的理论不同于社会学习理论关于性别化来自强化和塑造的观点,他认为儿童对不同性别信息的知觉先于性别认同作用。当儿童在发型、服装或游戏等身体和性别角色差异的基础上,把自己归类为男性或女性时,表现出与性别角色相符的行为和模仿同性榜样就会使他们愉快。所以一个女孩会这么说:"我是个女孩,因为我更像我母亲和其他女孩,而不像男孩。所以我想穿得像个女孩,玩女孩的游戏,在感情和思想上也像个女孩。"

3. 对榜样的模仿和内化　社会学习理论认为,模仿也是性别角色社会化的一个重要机制。儿童的许多性别角色行为无须直接强化而自有其表现,原因就在于对同性别成人行为的追随和模仿。幼儿园、学校、家庭、媒体等为儿童提供了大量的性别角色榜样。儿童通过观察和替代学习,获得了男性和女性的行为方式,儿童从内心接受这些行为方式并将它们纳入自己已有的价值体系中,这就是内化。值得注意的是,儿童已经获得的行为方式并不一定就表现出来。儿童还要对行为方式进行自己的选择，这除了受环境条件影响，还受儿童认知活动的制约。

由上可以发现，自我是由“知、情、意”三个方面统一构成的高级反应形式。“知”即自我认识，主要指自我概念；“情”指自我的情绪体验，主要包括自尊；“意”指自我控制和调节。随着个体的成熟，生理性别和心理性别不断整合于个体的自我意识发展。

第三节 儿童情绪

情绪(emotion)是心理活动中的一个重要方面，它与认知活动一样，都是个体对客观事物的一种反应；所不同的是，它是对客观事物与个人需要之间的关系的反应。儿童有着广泛的情绪反应范围，他们有时喜气洋洋，十分高兴；有时闷闷不乐，显得有点焦虑；有些时候又会变得愤怒、暴躁。儿童各种各样的情绪是怎样发展的？早期的情绪对后期的社会行为有什么影响？这些都是本节讨论的问题。

一、情绪的产生与识别

喜、怒、哀、乐是人们表达情绪的形式。利用这些方式可以表达一个人当前的需要与愿望，同时也调节着人与人之间的社会距离。婴儿很早就能利用哭与笑这样的情绪表现作为紧密联系养育者、躲避陌生人、调节与周围环境关系的工具。

（一）情绪的产生与识别

1. 情绪的产生　许多研究证实，儿童具有先天的情绪机制。愉快、感兴趣、惊奇、厌恶、痛苦、愤怒、惧怕和悲伤八种基本情绪，都是生长中获得的，并在外部刺激的诱发下发生、展现。

行为主义学派对新生儿的情绪有过大量的观察研究。行为主义创始人华生指出，新生儿有三种非习得性情绪：爱、怒和怕。他还详细地描述了这些情绪的表现：

爱——婴儿对柔和的轻拍或抚摸产生松弛反应，或像展开手指和脚趾做“咕咕”或“咯咯”声等一些反应。

怒——如果限制婴儿的运动，就会产生身体僵直反应，或像手脚“乱砍似的运动”，还有屏息、尖叫之类的反应。

怕——听到突然发出的声音会产生吃惊反应，当突然失去身体支持时，就会发抖、号哭、屏息、啜泣。例如，婴儿安静地在地毯上躺着，突然在他头部上方发出刺耳的声音，婴儿会惊跳，肌肉猛烈收缩，然后大哭不止。又如，突然松开抱着的孩子，使其失去依托往下掉，或者是突然猛烈抖动孩子身体下面的毯子，婴儿都会大哭，而且脚乱蹬、手乱抓。这两例是华生所做的实验，在当时曾引起很大的反响。后来很多人重复这一实验，却未能证实他所得到的结果，于是有人对华生的这一观点提出了异议。

布里奇斯(K. M. Bridges)1930年的研究认为，新生儿的情绪只是一种弥散性的兴奋或激动，是一种杂乱无章的未分化的反应。这种反应通常由强烈的刺激所引起。通过成熟与学习，各种不同性质的情绪才渐渐分化开来(图5-1)。新生儿在3个月的时候，出生时的原始激动分化为两种矛盾的情绪状态，即痛苦和快乐；到6个月时，痛苦型又进一步分化为惧怕、厌恶和愤怒；到12个月时，快乐型又分化出高兴与喜爱；再过半年，可看出他们爱成人与爱儿童的区别，与此同时，痛苦中又分化出妒忌；到24个月时，可以在快乐的热情中区分出较稳定的欢乐来。

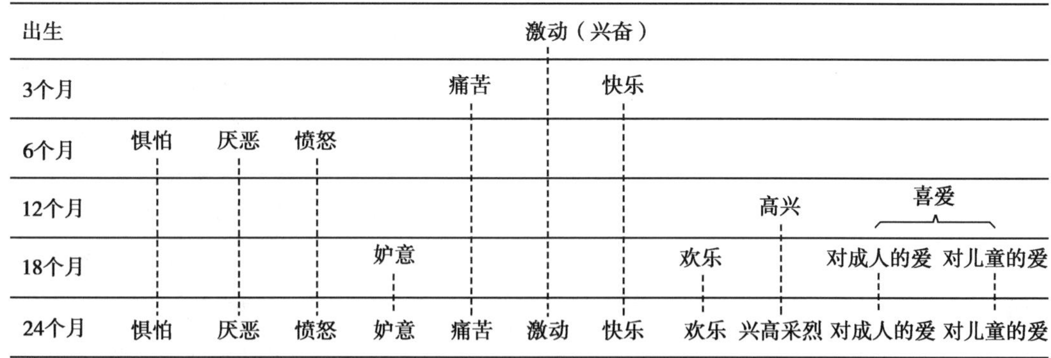

图 5-1　布利奇斯的情绪分化模式图

当代美国著名情绪发展研究学家伊扎德(C. E. lzard)在 1982 年运用录像技术和两套面部肌肉运动和表情模式测查系统,对新生婴儿的面部表情进行了全面、详细的记录,然后做了深入分析,认为婴儿出生时,有不同的面部表情和相当独立具体的情绪,它们是惊奇、痛苦、厌恶、最初步微笑、兴趣五种。伊扎德认为,新生儿的五种情绪随年龄增长会逐渐分化。4~6 周时,出现社会性微笑,对社会性刺激物微笑次数更多;3~4 个月时,出现愤怒、悲伤等情绪;5~7 个月时,出现惧怕情绪,怕某些物体或怕从高处摔下;6~8 个月时,出现害羞,对成人产生依恋,对陌生人开始出现焦虑;6~12 个月时,形成对抚养者更稳定的依恋,产生分离焦虑,对陌生人产生恐惧情绪。1. 5 岁以后,儿童产生羞愧、自豪、骄傲、操作焦虑、内疚、同情等情绪,这和儿童自我意识、社会认知、社会交往的发展是相联系的。

由于伊扎德研究的科学性和可重复性,其结果在婴儿情绪研究领域颇具影响。因为,关于儿童每一种情绪的出现,他都提出了具体明确的客观指标,他不仅具体研究了情绪分化的表现,还分析了情绪分化的原因,将儿童情绪的发展与儿童其他领域的心理发展结合起来,更深入地探讨了儿童情绪发展的机制,对婴儿情绪研究做出了很大的贡献。

我国学者孟昭兰认为,人类婴儿从种族进化中获得的情绪大约为 8~10 种,称为基本情绪,即痛苦、微笑、兴趣、惊奇、厌恶、愤怒、惧怕、悲伤等。所有这些不同的情绪,在婴儿出生到半岁左右陆续出现,并且每种具体情绪都有不同的内部体验和外部表现,具有各不相同的适应功能。这些基本情绪的发生具有一定的时间次序和诱因(表 5-3),并且不同个体也有差异。

表 5-3　个体情绪发生时间表

情绪类别	最早出现时间	最早出现时间的诱因	经常显露时间	经常显露时间的诱因
痛苦	出生后	疼痛	出生后	—
厌恶	出生后	不良气味刺激	出生后	—
微笑	出生后	睡眠中内部过程节律反应	出生后	—
兴趣	出生后	“奇异的光”、声或动的物体	3 个月	—
社会性微笑	3~6 周	高频声音、人的面孔的出现	3 个月	熟人面孔出现;面对面游戏
愤怒	2 个月	疼痛	7~8 个月	身体活动受限
悲伤	3~4 个月	疼痛	7 个月	与熟人分离

续表

情绪类别	最早出现时间	最早出现时间的诱因	经常显露时间	经常显露时间的诱因
惧怕	7 个月	从高处降落	9 个月	陌生人出现，“新异、奇异的较大的物体”出现
惊奇	1 岁	“新异、奇异的物体”出现	2 岁	陌生人出现，“新异、奇异的较大的物体”出现
害羞	1~1 岁半	熟悉环境中陌生人的出现	2 岁	熟悉环境中陌生人的出现
轻蔑	1~1 岁半	愉快的情况下显示自己的成功	3 岁	愉快的情况下显示自己的成功
自罪感	1~1 岁半	抢夺别人的玩具	3 岁	做错事，如打破杯子等

摘自：孟昭兰．人类情绪[M]．上海：上海人民出版社。

2. 情绪的识别　早在婴儿能够理解语词之前，看护人和母亲在与婴儿的相处中经常表现出各种情绪，这就为婴儿提供了学习表情的机会。研究者估计，在 3~6 个月这段面对面游戏的高峰期，一个婴儿可以看到大约 3 200 次面部表情的样例。早在 4 个月时，婴儿就已能区别不同的情绪。向 4~6 个月的婴儿呈现成人高兴、发怒或自然状态下面部表情的幻灯片，婴儿注视高兴表情比注视愤怒和自然状态下面部表情的时间要长。识别高兴的能力早于识别愤怒的能力，这是与婴儿自身情绪表现的发展相一致的。微笑和出声笑这些积极情绪的发展，早于害怕这种消极情绪的发展。

情绪的产生和识别能力存在正相关，那些能更准确地发出情绪信号的学前儿童对于判断表情也具有更好的技能，随着年龄的增长，儿童识别和产生表情的能力都有所增长。这种进步也许要归因于年长儿童的更经常和更成功的同伴活动和他们越来越多的更持久和更细致的社会交往。

（二）情绪的测量

如何测量情绪也是研究者关注的一个重要问题。研究者需要综合考虑情绪的三个方面：生理、表情和认知。儿童的情绪测量方法主要有三种：

1. 生理测量　一个人处在某种情绪状态下，可以表现出许多生理反应，这些生理变化可以作为情绪的客观指标。儿童情绪测量的第一个方法就是记录生理功能的变化，如心率加速或减速、显示情绪刺激时大脑活动的脑电图。与情绪相关的生理反应测量包括循环系统、呼吸变化、皮电反应、声音应激分析、神经内分泌测定等。

2. 表情测量　儿童情绪测量的第二种方法是，详细分析儿童的面部表情和声音。情绪状态下引起的面部表情变化是普遍的，而且伴随着大脑和自主神经系统的活动变化。儿童处于高兴、悲伤、愤怒和其他情绪状态时，眉毛、眼睛和嘴部肌肉都会产生细微的运动变化。儿童发声的频率、响度、持续时间和声音模式也是情绪状态的指标。表情的现代测量技术主要是艾克曼和伊扎德等发展起来的。艾克曼研发了一个最大可能区分面部运动的综合系统——面部动作编码系统，伊扎德也发展了一套儿童面部表情变化的编码系统，对儿童的情绪进行测量。

3. 主观体验测量　第三种测量儿童情绪的方法是主观体验测量，即评定儿童对自己或他人情绪的解释。主观体验测量运用标准化的量表来测量被试者的情绪体验，要求被试者报告其直接感受的经历（如“告诉我，上星期你是怎样感受到高兴的”），或者要求儿童完成命名、匹配或表现情绪性表情（如“告诉我图片上这个人感觉怎么样”），随着儿童的成熟，他们开始用成人教的概念来对情绪进行解释和命名。

二、情绪的获得

正如前文所说,儿童出生时已具有一定的情绪反应能力,但是情绪作为一种适应能力是通过后天的学习获得的。下面介绍几种儿童情绪获得的理论假设。

(一) 学习理论

按照行为主义心理学代表人物华生及其他学习理论的心理学家的观点,情绪的产生是在以下几种条件下和学习中发生的。

其一,无条件刺激引起的情绪反应。华生认为,某些无条件刺激能引起情绪反应而无须任何学习。通过无条件刺激引起的情绪反应是先天的,他声称有三种基本情绪是无须学习的,即害怕、愤怒和爱。

其二,通过经典性条件反射(或应答性条件反射)获得。华生和雷诺(1920年)进行了一项经典实验,即恐惧情绪习得实验(详见第二章第一节),实验表明,儿童的害怕不仅可以通过条件反射建立而获得,还可以通过新的条件反射的建立加以克服。

其三,观察学习也是引起情绪反应的重要来源。班杜拉提出的社会学习理论认为,观察学习是通过观看到他人对情境刺激的反应从而使自身获得相应的知识、行为或情绪反应的过程。一个儿童看到另一个儿童对小动物表现出退缩或哭的反应之后,会“学习”到对小动物的惧怕;儿童也会因看到其他儿童对动物的兴趣和友爱而消除自己的恐惧。

(二) 知觉再认理论

知觉再认理论把儿童看作是一个信息加工的机体,并试图用已形成的结构或工具来影响输入的刺激。加拿大心理学家赫伯(Hebb,1946年)对黑猩猩的研究表明,知觉经验是建立在一组神经活动序列的痕迹之上的。实验为将一组黑猩猩一直处于正常的视觉刺激,包括能看见其他黑猩猩;另一组黑猩猩处于有障碍物、看不见其他黑猩猩的条件下抚养。给两组黑猩猩看一个石膏制的黑猩猩头像,结果发现,那些在正常视觉条件下养大的黑猩猩一见到这个头像就唤起了害怕与愤怒;而缺乏视觉经验的黑猩猩或者没有引起什么反应,或者感到好奇,无害怕表现。赫伯认为,这两组黑猩猩的不同反应是由于在正常视觉条件下抚养的黑猩猩形成了一个知觉模式,这个知觉模式包括黑猩猩的头部、身体、四肢,可是眼前它们看到的模式虽然是十分熟悉的,却是不完整的,与它们原有的经验不相符,于是唤起了害怕。另一组黑猩猩因为从来没有见过黑猩猩的模样,也未形成过有关黑猩猩的知觉模式,没有比较,也就无所谓害怕了。由此推知,人类婴儿对陌生人的惧怕是由于对陌生人的认知图式与已建立的认知图式不相匹配的结果。

美国心理学家凯根(Kagan,1966年)等人曾做了这样一个研究,给4个月的婴儿先看一张规则的人脸照片或三维的人脸塑像,再看一张弄歪了的不规则的脸的变体,结果发现婴儿对前者比对后者会产生更多的微笑。并且这个刺激物有一定的“新异、奇异”时,微笑才会被诱发出来;而当刺激不再新鲜时,微笑的出现率则下降。也就是说,在刺激物与婴儿头脑中的原有图式一直一致或完全不一致时,就不会引起婴儿的兴趣,而当二者的不一致是中等程度时,婴儿就会出现最显著的兴趣。

(三) 社会认知理论

社会认知是指对人类和人类事物的知觉、思维和推理。社会认知理论研究的重点是儿童对自己和别人、对社会关系的认识和理解。儿童的社会认知能力会影响儿童的情绪。随着儿童学会采纳别人的观点、感受到别人情绪的移情作用渐趋成熟,引出儿童情绪反应的刺激性质也发生了变化。同时,随着儿童采纳别人观点能力的提高,儿童学会了对别人行为的正确分析和归因,并能更好地控制和表达自己的情绪与行为。比如,儿童甲刚搭好的积木塔被儿童乙推倒了,如果儿童甲认为这是儿童乙故意破坏,就会发怒,但是若认为是无意中碰翻的,就不会发火。儿童早在5岁时,归因对其情绪就产生了影响。到了学龄期,为了减少别人的不满或痛苦,他们还会编造行为发生的原因。

三、重要情绪

(一) 微笑

微笑(smile)是儿童生活中最重要的正面情绪,它有利于社会交往,有利于儿童身心健康。我国学者孟昭兰曾描绘儿童快乐时出现的笑容是“嘴角向后拉、向上翘,犹如新月,面颊鼓起,额头平展,眼睛闪光”,愉快的外部表情首先是面部的笑容。

儿童的笑从出生开始要经历几个发展阶段:

第一阶段:自发的微笑(0~5周),又称内源性微笑。婴儿睡眠时出现的类似笑的表现。研究表明,出生后2~12h,新生儿睡眠时就有微笑运动,表现为卷起口角,嘴周围肌肉运动,眼周围的肌肉不收缩。这种早期的微笑可以在没有外部刺激的情况下发生,是自发地笑或反射性地笑,最普遍发生在睡着时。如果我们抚摸婴儿的面颊、腹部或者发出各种声音,也能引出婴儿的微笑。它只是一种内源性的或反射性的反应,主要与中枢神经系统的皮质下中枢有关,是脑干或边缘系统的兴奋状态影响的结果。

第二阶段:无选择的社会性微笑(3~4周)。这种微笑是由外源性刺激引起的微笑。虽然这个时候婴儿还不会区分那些对他有特殊意义的个体,但是人的声音和人的脸特别容易引出他们的微笑。有些心理学家曾观察到这个阶段婴儿在微笑时十分活跃,眼睛明亮,眼睛周围的皮肤也伴随皱起,可是持续的时间相当短。大约到第5周时,婴儿开始对移动着的脸微笑;到第8周时,会对一张不移动的脸发出持久的微笑。这种发展标志着有选择性的社会性微笑的开始。这时候婴儿对陌生人的微笑与对熟悉的养育者的微笑没有多少区别,只是对熟悉的人的微笑比对陌生人的微笑多一点,这种情况持续到6个月左右。

第三阶段:有选择的社会性微笑(5~6个月)。随着婴儿处理刺激内容能力的增加,他能够认出熟悉的脸和其他事物,开始能对不同的个体做出不同的反应。婴儿对熟悉的人会无拘无束地笑,而对陌生人勉强笑且有特别注意的表情。这些表现表明儿童的社会性认知开始发展,能分辨人脸且意识到其对自己的意义,这时产生了社会性微笑。婴儿的照料者这时常常会高兴地说,“孩子会嬉笑了”“他会看着我笑了”。这种微笑增加了婴儿与养育者间的依恋。

笑的早期出现时间和过程有其先天的先成性,但随着儿童年龄的增加,儿童笑的频率、笑的发展速度各不相同。目前认为笑与遗传、成熟、认知能力三者都有关系,正是这些因素共同作用构成了个体的笑,以及最终的性格特征和心境质量。

(二) 痛苦

痛苦是负面的情绪,是由于某种需要没能达成满足或某种刺激不符合需要,甚至破坏了需要的满足时,而产生的内心体验。虽然哭不一定就代表内心体验一定是痛苦的,但儿童早期的痛苦通常是以哭的方式表现出来,长大以后哭也常常是痛苦的表现。

儿童最早正是用哭声来表达其需要的。儿童最早的哭声完全是因为生理性的需要未满足,而后儿童的哭声则常常是生理性和社会性需要共同作用的结果。儿童的哭声开始是无意的反射性的情绪反应,之后逐渐发展为有意识的主动操作性行为。

学习链接

儿童哭的种类

1. 饥饿的哭 初生时出现,表现是闭眼、号哭、四肢乱动。

2. 疼痛的哭 初生时产生,特征是突然高声大哭,连续大哭数秒钟,接下来平静呼气,吸气,再哭。

3. 恐惧的哭 初生时出现,特征是突然发作,强烈而刺耳,有间隔的短时间地嚎叫。

4. 不称心的哭 初生时出现,特征是哭声在无声无息中出现,"悲悲切切"、持续不断。

5. 招引人的哭 出生第三周开始。特征是先"哼哼唧唧"、断断续续,如果无人理会,便大哭大叫。

儿童早期不会用语言和别的方式表达情绪,哭是极重要的表达情绪的手段,通常所说的"会哭的孩子有奶吃",表明了儿童是依靠哭来表达需求的。养育者必须根据经验猜测判断儿童的需要和情绪,在互动过程中了解儿童,促进儿童的发展。

(三) 兴趣

兴趣(interest)是一种基本情绪,它是与生俱来的,它具有很强的动机作用,处于动机的最深处。儿童早期的感知和注意活动都是由这种动机所驱使的,求知欲、探究欲正是早期兴趣的具体表现。儿童之所以有这种具有动机作用的先天性情绪,是因为婴儿生来头脑便时常处于一种感情性唤醒状态,即大脑的准备状态,它是好奇心的内在来源。

儿童兴趣最早的发展可分成三个阶段:

第一阶段:先天反射性反应阶段(1~3个月)。人类婴儿先天具有兴趣这一情绪,儿童出生后,能积极主动地运用感官接触客观事物,并努力维持这种反应活动。

第二阶段:相似性物体再认知觉阶段(约3~9个月)。这时的儿童对重复出现的某种刺激物发生兴趣,并且尽力用自己的办法促进这些刺激物出现,使儿童进一步认识物体特征和自己与物体之间的关系成为可能。儿童在这种对相似性客体的认识中感到快乐,并且快乐和兴趣相互影响,由兴趣活动产生快乐,由快乐加深兴趣活动,快乐还释放了兴趣活动带来的心理紧张,使儿童在这种活动中轻松愉快。

第三阶段:"新异、奇异"探索阶段(约9个月以后)。这一阶段儿童已能清楚认识到客体的"新异、奇异性",主动地做出动作去接触新刺激,新刺激及情境吸引他们不断地感知、操作,并将过去经验和新情境结合起来,认识到自己的力量,加深对客体物体和自我的认识。

随着年龄的增加,儿童的兴趣越来越广泛,儿童对事物认识的深入又使得儿童对事物的兴趣更浓厚和稳定。儿童兴趣的个体差异主要源于教育影响,除此之外也有性别差异。这种性别差异在幼儿时期就有所表现,如幼儿玩具选择和活动类型上存在明显的性别差异。

(四) 依恋

依恋(attachment)是婴儿寻求并企图保持与另一个人亲密的身体和情感联系的一种倾向,也指人与人之间一种密不可分的情感联系。特定的依恋使婴儿追求接近某些特定的人。依恋不仅是一种广泛、强烈和富于生活色彩的现象,而且关系到父母对儿童日后发展的作用。

依恋是在出生后的6个月中一步一步地逐渐出现的。这个过程可以划分为三个阶段:

第一阶段:“对人的偏好”。婴儿被一切社会性客体所吸引。与动物客体相比,表现得更喜欢人。

第二阶段:“对人的区分”。婴儿逐渐学会区别熟人和陌生人。新生儿就能区分母亲与其他女性的声音,早在出生后 2 周时,就能通过嗅觉识别母亲。但这一时期婴儿并不拒绝熟悉的人离开。

第三阶段:“特定依恋”。到 6~7 个月时,一个新的阶段——特定性依恋开始了。婴儿此时开始积极地寻求与特定个体的联系并拒绝他们离去,这一阶段会出现“分离性焦虑”。

安斯沃斯(M. D. S. Ainsworth)和她的同事长期观察了乌干达和美国家庭母子间的关系,利用婴儿在陌生环境中的表现作为依恋性质评定的方法,将婴儿的依恋划分为三种类型:

A 型:回避的(avoidant)。对这类儿童来说,母亲在场或不在场影响不大。母亲离开时,他们并无特别紧张或忧虑表现。母亲回来了,他们往往也不予理会,有时也会欢迎母亲的到来,但只是短暂的,接近一下又走开了。这种儿童接受陌生人的安慰就像接受母亲的安慰一样。实际上这类儿童并未形成对人的依恋,所以有的人把这类儿童称为“无依恋的儿童”。

B 型:安全的(securely)。这类儿童与母亲在一起时,能安逸地玩玩具,但并不总是偎依在母亲身旁。当母亲离开时,探索行为会受影响,明显地表现出苦恼。当母亲重又回来时,他们会立即寻求与母亲的接触,但很快地又平静下来,继续做游戏。

C 型:反抗的(resistant)。反抗性依恋的儿童逢到母亲要离开之前,总显得很警惕。如果母亲要离开他,他就会表现极度的反抗。但是与母亲在一起时,又无法把母亲作为他安全探究的“基地”。这类儿童见到母亲回来就寻求与母亲的接触,但同时又反抗与母亲接触,甚至还表现出有点儿发怒的样子。如儿童见到母亲立即要求母亲抱他,可刚被抱起来又挣扎着要下来。要他重新回去做游戏似乎不太容易,因为他会不时地朝母亲那里看。

大多数儿童属安全依恋类,A、C 两类型又称不安全依恋。

研究发现,早期与依恋对象的相互作用,塑造了儿童后来的行为。在认知发展中,早期“安全型”依恋者在 2 岁时便产生更多且复杂的探索行为。随着儿童的发展,这种理智上的好奇心在问题解决情境中反应为高度投入的持久性和愉快感,而早期曾是不安全型依恋的儿童则没有这些表现。在社会交往方面,早期安全型和不安全型依恋的儿童以后各自发展了十分不同的社会性和情绪性模式。安全型依恋的婴儿更多地以积极性情感来发动、响应和维持与他人的相互作用;儿童自尊、同情和积极性情感较强,消极性情感较低。同样,这些儿童攻击性更低,对新鲜活动表现出较少的消极反应,更具社会竞争能力和社会技能,他们的朋友人数更多。安全型依恋的儿童被他们的同伴认为比不安全型依恋的儿童更容易接触。另外,成年后对丈夫(妻子)、子女的依赖和依恋都与幼年时的依恋感有关,尽管这类研究没有揭示明确的因果联系,但它们已经表明儿童与成人的安全关系,将促进其良好的社会交往和心理发展。就像本章初小雅的故事中,儿童时期接受父母高质量陪伴的小雅与父母形成了积极的依恋关系,这成为长大成人后的小雅强大的心理支持,促成了她自己和谐的家庭生活,即使有生活的辛苦,但是家庭是缓解她疲劳的心理支持资源,给予她安全感。

以婴儿与父母两人的关系而不是单以父子关系或母子关系为基础,能更好地理解儿童的社会性反应。即使年龄很小(1 岁)的儿童也常常对母亲和父亲发展迥然不同的关系,与父母亲中一人的关系不理想,可以由与另一人的较好关系来补偿。

然而到目前为止,还没有精确的实验结果可以证明,早期的依恋性质会对以后的行为和个性产生持久的影响。儿童的行为特点和个性心理特点是儿童与家庭、学校、社会长期的相互作用的产物，除了儿童早期与父母/照顾者的依恋关系外，还需考虑儿童进入幼儿园、学校以后生活环境的变化、人与人关系的变化以及其他因素可能给发展带来的影响。

（五）恐惧

恐惧体验是每个正常儿童都具有的，这种体验是在儿童预防某种情境的威胁、保护自身安全意识的基础上产生的。从这个意义上看，恐惧体验对儿童的正常成长具有一定的积极意义。它有助于儿童躲避那些有害于生存的刺激，有利于群体团结友善。但是，大量和长期的恐惧存在却是对儿童有害的，它会使儿童形成胆小懦弱的性格，使儿童遇事退缩不前，不敢去探索和创造。

1. 儿童恐惧发展阶段　不同学者对于儿童恐惧发展的观点基本一致。儿童恐惧发展经历了：①本能恐惧，儿童生来具有的本能性恐惧，如怕高声、从高处降落、忽然位移、疼痛、黑暗等；②知觉性经验恐惧，4 个月开始出现的与过去经验有关的恐惧，如打针痛、吃药苦等；③陌生人恐惧，6~8 个月时，儿童社会性认知发展后，对陌生人产生警觉时的恐惧；④预测性恐惧，1.5~2 岁儿童明显出现，儿童由于预想能力开始发展，对可能出现的事物与情境产生的恐惧，这种恐惧与儿童经验相关，也与成年人对儿童的教育影响有关。

2. 儿童恐惧发展的差异　引起恐惧的特定物体和情境随着儿童的发展而有所变化，不同年龄的儿童害怕的对象是有差异的（图 5-2）。尽管产生恐惧的关键事件随年龄而变化，但恐惧的具体程度没有发展上的差异。随着年龄增长，对想象的容易产生恐惧的事物和个人安全方面的恐惧减少了。这种趋势可能是由于儿童对物理现实规律有了更准确的理解。随着个体进入初中阶段，出现了另一个突出的变化，儿童对学校和社会的关心急剧增长。这种发展变化使儿童更接近成人的恐惧方式，即以高度的社会恐惧和极少想象性恐惧为特征。

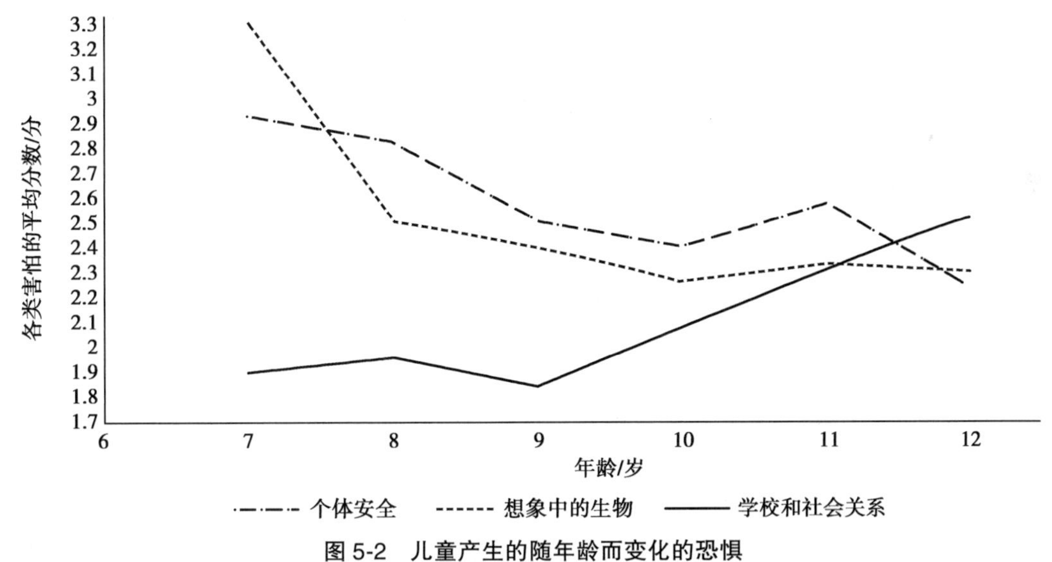

图 5-2　儿童产生的随年龄而变化的恐惧

3. 怯生　儿童对不熟悉的人所表现的害怕反应通常称为怯生（shy with strangers）。儿童不是生来就怯生的。5 个月以前的孩子，对所有的人，包括熟悉的或不熟悉的都不会产生怯生，反而会露出微笑；大约 6 个月，儿童开始对陌生人有害怕反应，且害怕的强度是渐进发展的，到 12 个月时最强烈。儿童怯生主要是针对陌生成人，而对陌生的儿童仍然喜欢。

儿童怯生没有性别差异，只有个体差异。怯生反映了儿童心理发展的进步，表明儿童的认识能力有了发展，已能明显区别陌生人和熟悉人，并开始懂得不同的人对自己的意义不同，是一种自我保护意识在社会认识上的最早表现。怯生也反映了儿童依恋情感的良好发展，出现了情绪、情感上的分化。但是，过分的怯生有碍于儿童的交往活动，有碍于情绪、情感的发展。

并非所有婴儿在所有情境中，对所有陌生人都不可避免地有怯生反应。怯生受诸多因素的影响，比如：①父母的行为，这种影响主要来自父母与孩子的亲密程度和依恋程度，成人的依恋度与儿童的怯生成正比关系。②陌生人的形象特征，一般来说，陌生人的形象特征（主要是面部特征）与大多数成人的差异程度，决定着儿童的怯生程度，与大多数成人差别较大，儿童则较怕。③婴儿接受的刺激，婴儿获得的听觉刺激和视觉刺激越多，则怯生程度越小，因为婴儿已经习惯于接受各种新奇刺激，可能有一个较好的“心向”，能应对并同化“陌生”事物。因此，不论是陌生人还是陌生事物，对他们来说都不算是太新奇，也不易引起害怕。

学习链接

帮助幼儿克服恐惧

幼儿的恐惧	帮助建议
害怕“妖怪”和怕黑	在幼儿还无法区分现实和表象之前，不要给他讲恐怖的故事，或者让他看“恐怖”影片。带着幼儿彻底搜索一遍房间，让他知道房间里没有“妖怪”。等幼儿入睡后，再离开房间，或者开着床头灯，让他抱着一个最喜欢的玩具入睡。
害怕小动物	不要强迫幼儿去接近那些会让幼儿感到害怕的小动物。教幼儿如何照料小动物，使他们体会到如果我们关爱小动物，小动物也会对我们友善。
害怕上幼儿园	幼儿害怕上幼儿园，原因多数在于不愿意与父母分离。在这种情况下，给予幼儿情绪支持，并鼓励他独立。如果发现幼儿害怕待在幼儿园，试图找出幼儿害怕的原因，是因为教师、其他小朋友，还是嘈杂的环境？

四、情绪的调节

情绪调节（emotion regulation）指个体将自己的情绪状态调整到适度，从而保证行为目标的实现。有效的情绪自我情绪调节既包括抑制自己的情绪及行为，也包括维持和增强情绪。

自我情绪调节的策略和能力发展与感觉运动、认知能力的发展有关，其发展过程可分为以下几个阶段。

1. 婴儿期（0~1岁） 婴儿在刚出生的几个月，情绪的自我调节是很有限的，主要靠照料者的干预（如抱起来、拍一拍、轻声地说话等）来帮助他调节情绪。大约6个月大时，开始使用自我管理的技巧——安慰行为，最开始可能是偶然的，比如把大拇指放到嘴里，从而产生一定的安慰效果。随着大脑的发育，婴儿对刺激的忍受能力渐渐增强，同时，婴儿的注意转移能力有所发展，开始采用分心行为，即目光或注意力离开引起消极情绪的情境，朝向其他目标，或者主动从事其他替代性活动，这都有助于他对情绪的控制。

2. 幼儿期（>1~3岁） 到了1岁左右，由于婴儿活动能力的增强，他可以通过接近或逃避各种刺激有效调节情绪，还可以主动寻找所依恋的大人，从他们那里获得安慰。这表明，工具性情绪调节行为（消除消极情绪源）已经出现。1.5~2岁时，儿童能尽力控制由人或物引发的不愉快，还能通过与照料者说话、玩玩具或转移注意力等方式，应对消极情绪或挫折感，在主动控制自己的生气或伤心时，会皱眉或按嘴唇，但是他们还难以调节各种害怕情绪。2岁左右时儿童语言能力的发展,使他们产生了新的情绪调节方式,他们开始谈论情绪,这些关于自己和他人情绪的原因和结果的对话,促进了情绪理解和情绪自我调节。他们可以通过描述自己的内心状态来使他人帮助自己调节情绪。当儿童逐渐能思考问题后,情绪调节过程进入象征水平,他们可以把假装游戏作为表达情绪的途径。儿童的自我意识出现后,他们认为自己是自主的、可以控制"事态"的,这进一步促进了儿童情绪控制能力的提高。

3. 学龄前期(>3~6 岁)　随着儿童使用言语和思维来思考情绪的能力越来越强,他们能够将情绪现象客观化,用不同的方式解释情绪,尽量使它们不对自己造成伤害。他们还可以与别人讨论情绪,倾听他人的情绪体验和解释。他们也越来越能掩饰或减弱自己的情绪。儿童开始使用认知策略调节消极情绪,例如,把注意力从令人害怕的事件上转移(如"我怕大老虎,把眼睛闭上"),想高兴的事,来克服不愉快的想法(如"妈妈上班了,等她回来,我们一起去游乐园"),或者换一种方式理解引发悲伤的原因。

4. 学龄期(>6~11/12 岁)　随着年龄的增长,儿童的归因能力不断增强,情绪体验逐步深刻,愤怒情绪逐渐减少,并越来越现实。小学生开始使用问题解决、寻求支持、远离、内化以及寻找外在原因等应对策略,越来越倾向于使用既有利于达成目标又不破坏人际关系的方式,来应对与他人的情绪冲突。认知能力的发展使儿童能更抽象地思考情绪,以更客观的方式来反思情绪。他们还能意识到情绪是怎样产生和被控制的。到 10 岁左右时,大部分儿童都有了一套恰当的情绪控制技巧。

5. 青少年期(>12~18 岁):随着年龄增长,青少年形成了多样化的自我调节策略并能在不同场合灵活运用,他们能更有效地处理生活中突发事件所带来的压力。当情绪自我调节能力发展良好时,青少年获得了情绪自我效能感,即能控制自己情绪体验的感觉,这使他们能更积极地应对情绪变化所带来的挑战。

总之,人的情绪体验是无处不在的,进行情绪交流和维持积极的社会交往是儿童的重要发展任务,情绪和控制情绪能力也随着儿童的长大而不断发展变化,影响着个体与他人的关系。

拓展专栏

如何培养儿童的移情能力?

● 父母主动向儿童倾诉自己的情感。儿童具有本能的模仿能力,父母的言行举止对儿童的成长起着潜移默化的影响。父母的情感主动向孩子开放,他们对情感的理解就会逐渐深刻。所以,父母应该向儿童陈述自己的喜怒哀乐的情绪状态,以及产生这些情绪的原因,培养儿童对情感的敏感性。听大人倾诉,孩子不仅有了解别人情绪和内心体验的机会,而且能学到表达情感的方法。

● 引导儿童学会关注自己的内在感受。生活的经验告诉我们,一个儿童情感越丰富就越能设身处地感受他人的情感变化,其移情能力就越强。所以,培养儿童的移情能力,一定要丰富他们自身的情感体验,但更为重要的是,儿童也要了解自己的情绪,并把它正确地表达出来。

● 引导儿童进行换位思考,加强移情能力。培养孩子换位思考,可以采取以下措施。第一,积极为儿童创造与别人交流的机会,特别是多与同龄人接触;第二,引导儿童,以加强移情能力,如当别人高兴时,应该为他高兴,当别人痛苦时,应具有同情心,对别人进行安慰和关怀。需要指出的是,当孩子做出了道德移情时,父母要记得称赞孩子的这一道德行为,使孩子感受道德体验,这有助于强化孩子的道德移情行为。

● 帮助儿童走向集体。儿童对集体的道德移情反应强于对个人的道德移情反应,儿童在集体中,更有机会产生与他人相同或类似的情感,更有机会锻炼自己的道德判断力和道德意志力,做出道德行为和体验道德情感。同时,儿童在集体中也会遇到一些困惑,需要父母的帮助。所以,当儿童从学校回到家里时,父母要倾听他在学校发生的事情,从语言、友情中感受孩子的情绪,体察孩子的内心世界,并针对他们的疑惑做必要的启发;有时也需要提供建议,这样才能适时地帮助孩子在走向班集体的同时,发展道德移情能力。

第四节 儿童社会关系

儿童的社会关系包括家庭关系、同伴关系、师生关系、重要他人关系等,其中家庭关系和同伴关系对儿童的发展尤为重要。儿童所接受的养育方式和互动模式在不同国家和家庭是各不相同的。儿童与其照料者以及同胞、同伴之间的互动模式,帮助儿童形成最早的社会经验。本节主要介绍家庭关系和同伴关系。

一、家庭关系

家庭是儿童最初的生活场所,儿童的社会性发展首先是在家庭中开始的。通过家庭成员,特别是父母的抚养与教育,儿童逐渐获得知识与技能,掌握了各种行为准则和社会规范,从一个基本依靠本能生活的婴儿,发展成一个合乎其社会角色系统要求、被其所在的社会环境认可和接纳的人。

家庭是由家庭全体成员及成员间的互动关系组成的一个动态系统,该系统中的诸多因素对儿童社会性的发展都或多或少产生了作用。本节主要探讨父母教养观念、教养方式和同胞关系的作用。

(一) 父母教养观念

父母教养观念(parenting concept)指父母在教育和抚养儿童的过程中,对儿童的发展、教育儿童的方式和途径,以及儿童的可塑性等问题所持有的观点或看法。父母教养观念与父母行为及儿童发展间存在着双向的影响。一方面,父母教养观念通过直接影响父母行为,间接作用于儿童的发展;另一方面,父母对其行为结果的理解与评价又反作用于父母教养观念,引起父母教养观念系统的某些变化;同时,儿童自身的行为及个性特征也在一定程度上反作用于父母的行为方式及其教养观念。

父母教养观念的实质包括以下 3 个方面:父母的儿童观、发展观和父母观。儿童观指父母对儿童在发展过程中是被动接受外界影响,还是积极主动地获得发展这类问题的基本看法;发展观指父母对儿童发展的规律及其影响因素的观点或看法;父母观指对父母在儿童发展过程中的作用问题的看法。

父母教养观念与父母行为之间存在着密切的关系。父母认为儿童的内在动机对其发展有重要作用,那么在亲子交往中,父母往往就较多运用讲道理的方式,而较少采取强制命令来控制儿童。父母对子女的期望也影响父母行为,虐待儿童的父母对儿童多抱有不现实的期望,当孩子达不到他们的期望时,他们感到失望从而更可能虐待孩子。但是父母教养观念并不是决定父母教养行为的唯一因素,父母教养行为还可能受儿童的行为特征、亲子交往情境的影响。

(二) 父母教养方式

父母教养方式(parenting style)是父母的教养观念、教养行为及其对儿童的情感表现的一种组合方式。这种组合方式是相对稳定的,不随情境的改变而变化,它反映了亲子交往的实质。从婴幼儿期到童年早期、童年中期,再到青春期,儿童的身心特点处于不断的变化之中,称职的父母能够不断地适应儿童的身心发展而变化其教养方式。

最早研究父母教养方式的是美国心理学家鲍姆林德(D. Baumrind),她根据父母行为的控制和温情两个维度把父母教养方式分为三类:权威型、专制型和放任型。后来,麦考贝和玛丁(Maccoby & Martin,1983 年)在鲍姆林德对教养方式的分类的基础上,把放任型父母教养方式按要求和反应两个维度,又分为沉溺型和忽视型。由此,父母教养方式最终被定义为四种类型:权威型、专制型、溺爱型、忽视型,见表 5-4。

表 5-4　父母教养方式

要求及控制方式	接纳,反应性高	拒斥,反应性低
要求严格,控制力高	权威型	专制型
要求不严格,控制力低	溺爱型	忽视型

(1)权威型父母教养方式:这种教养方式的特点是鼓励孩子独立,同时也会有一些限制和控制。亲子间言语交流较多,家长对孩子也会更温和并充满感情。权威型的家长会支持儿童的积极行为,并且鼓励儿童成熟、独立和与年龄相符的行为。权威型家庭的孩子往往具有良好的自我控制能力,自我独立,成就感也比较强。他们和同龄儿童关系融洽,与大人合作融洽,并且能很好地应对压力。

(2)专制型父母教养方式:这是一种限制型和惩罚型的教养方式,家长劝诫孩子要时刻听从父母的话,尊重父母的劳动和努力。专制型家长对孩子进行严密的限制和控制,不接受讨价还价。例如,专制型家长会对孩子说:“你必须按我说的做”。专制型家长可能会经常打孩子,并强加给他们一些不经解释的规矩,更会经常对孩子发怒。专制型家庭的孩子往往感觉不快乐,专制型家长容易把孩子和其他孩子进行比较,会感到恐惧和焦虑;他们通常很被动且缺乏沟通技巧。

(3)溺爱型父母教养方式:这种抚养方式的家长往往很积极地投入孩子的养育中,但他们却极少对儿童进行管教。这些家长允许孩子想做什么就做什么,儿童很难学习到自我控制,甚至会为所欲为。一些家长是经过“深思熟虑”后,采用这种“温和”而又极少限制的方式教育子女的,他们认为,这样能够促使孩子充满信心和创造力。然而,这样教育出来的孩子,往往对父母缺乏尊重,并且在控制自身行为上也存在困难。他们可能会变得霸道、以自我为中心、固执、很难与同龄人相处。

(4)忽视型父母教养方式:是一种家长不太“卷入”孩子成长的教养方式。那些忽视型家庭的孩子会认为父母生活中的其他方面要比自己重要得多。许多孩子社交能力不良,自我控制和独立能力都较差。而且,他们自尊水平较低,不成熟,与家庭疏远。进入青春期后,他们可能出现旷课,甚至犯罪行为。

上述四种父母教养方式类型中,权威型教养方式是最有效的。权威型父母在儿童自主性和对儿童的控制力之间建立了一种适宜的平衡,在为孩子提出必要的标准、限制以及指导的同时,也给了孩子发展独立性的机会。权威型的父母更倾向于与孩子进行言语上的交流,允许孩子表达自己的观点。这种家庭讨论,帮助孩子理解了社会关系,明白了成为一个能够胜任社会需求的人应该达到哪些能力要求。权威型的父母积极参与儿童的生活,并为他们提供温暖的、由爱支持的环境,从而有利于孩子接受良好的教育。

（三）同胞关系

许多人有过与兄弟姐妹一起长大的经历。回忆起这段经历，人们可能会想起许多关于同胞间互相争吵，甚至互相攻击的场景；同时也会拥有许多愉快的、相亲相爱的记忆。儿童与兄弟姐妹相处包括了互助、分享、互相学习、争吵和游戏等。同胞可以是自己的情感支持、竞争对手或者交流的同伴。

同胞之间频繁激烈的争吵对青少年的发展起到破坏的作用，尤其是当父母教养效率较低时。纵向研究揭示了低效的父母教养（问题解决技能缺乏、对子女缺少督导、亲子冲突激烈）和同胞冲突（互相争吵、打架、“偷盗”、欺骗）并存，与12~16岁之间的反社会行为以及不良的同伴关系相联系。

同胞之间的互动与亲子之间的互动有何区别？儿童更加倾向于听从父母的指示而不是兄弟姐妹的指示。一旦发生冲突，对兄弟姐妹的行为更加消极和富有惩罚性。然而有些时候，同胞对个体社会性发展的影响强于父母的影响。由于年龄更加接近，同胞比父母更加了解问题所在，并能采取更加有效的交流方式。在解决与同伴交往、对付“苛刻”的教师方面以及讨论一些较为“禁忌”的话题（性知识）等，同胞的影响力超过了父母。

由于同胞关系情况复杂，笼统地概括同胞之间的影响比较困难。有许多因素需要同时考虑，比如年龄、出生的顺序、同胞年龄之间的差距以及同胞的性别等。同性别同胞之间的关系有些“微妙”，通常攻击性和支配的欲望更多地发生在同性别同胞之间，而不是异性别同胞之间。

一些气质上的特点以及父母对不同孩子的区别对待，影响了同胞之间的相处状况。同胞中存在容易型气质，加上相对平等的父母这两个因素，能够使得家庭的同胞关系较为融洽。相反，同胞中存在困难型气质以及父母对其中某个/某些孩子的偏袒，常常使得同胞关系发生紧张。

同胞关系的某些特点与出生顺序有关。人们认为最年长的孩子自我控制能力强，同时肩负着与弟弟妹妹互动的责任。人们期望年长的孩子能够承担帮助和教导弟妹的任务，当年长的孩子妒忌心强，或者对弟妹充满敌意时，父母们通常对年幼的孩子实施保护。研究者们指出兄姐对弟妹的影响，超过弟妹对兄姐的影响。

出生顺序对人的影响远远超过了同胞关系的范围。许多研究者致力于探究出生顺序与人格特点以及成就取得之间的关系。例如，第一个出生的孩子与后出生的孩子相比，更加成人化，更加乐于助人，更加能自我控制和遵守纪律；同时焦虑水平也较高。第一个出生的孩子在学业和职场上的良好表现比较突出。

尽管新生儿与相对年长的孩子相比，更加需要父母的关心和照顾，然而在毕生的发展中，第一个出生的孩子通常能够和父母保持一种特别强烈的联系。父母对老大的期望要高于其后出生的孩子，他们往往让老大承担更多的责任，对他施加更大的压力，希望其能够取得一定的成就。父母的额外关注，使得他们的行为更加成熟。父母对老大的高要求和高标准，不仅与他们的成就相联系，也与他们的一些心理问题相联系，例如焦虑和负罪感。所以老大与家中的其他孩子相比，接受儿童心理指导和治疗的比例较高。

除了出生顺序以外，同胞的数量、年龄、年龄的跨度和性别等，都是同胞关系的影响因素。

二、同伴关系

皮亚杰等一些理论家认为，同伴对儿童、青少年的发展起到了与父母同样重要甚至更重要的作用。他们提出了“童年时代的两个世界”：一个是成人和儿童相互作用的世界；一个是同伴世界。它们以不同的方式影响着儿童的发展。

（一）同伴关系及其功能

同伴是社会地位相同的人，或者是行为复杂程度相似的个体。按照这种以活动水平为基础的定义，只要儿童在追求共同兴趣和目标时，发生调节自身行为以适应他人的情况，年龄上稍有不同也可以认为是同伴。

同伴关系在儿童成长过程中扮演着不可替代的角色。其中最重要的一项功能就是，它为儿童提供了解家庭以外世界的渠道。儿童会更加愿意接受同龄人对自己能力的反馈意见。他们通过与其他同龄的儿童进行比较来评估自己。这一点在兄弟姐妹之间则很难进行，因为兄弟姐妹通常比自己年长或比自己年幼。

除了提供更多的信息来源，同伴之间的相互影响还涉及社会情感的需求。良好的同伴关系能促进社会情感的发展。如果把一群从小一起长大的孩子隔离开来，他们会变得不安、沮丧、社会退缩。受人排斥和歧视的、性格内向的孩子，更易感到孤独，并有可能患上抑郁症。而好胜心太强的孩子，也容易产生一些问题，例如攻击性行为、道德问题等。

当然，同伴关系对儿童存在积极影响的同时，也存在消极影响。被同伴拒绝或受同伴忽视都会让儿童感到孤独，变得不友善。更有甚者，这种拒绝和忽视可能导致将来的精神疾病和犯罪行为。一些伦理学家还认为，青少年过多地与同伴接触，可能使得他们与父母的关系变得疏远，父母的权威也会受到威胁。若交友不慎，青少年甚至会被同伴影响，染上酗酒、吸毒、犯罪以及其他不良的行为和习惯。

儿童发展的轨迹不同、同伴关系的测量方法不同以及考察的指标不同，对同伴关系的功能评价也随之不同。“同伴”和“同伴群体”已经成为一个外延广泛的概念。青少年的“同伴群体”有可能指一个由同龄邻居间组成的朋友圈，也可能指一个社团、一支足球队里的朋友。同伴关系或同伴团体对儿童、青少年的影响取决于他们特定的背景和环境。

（二）儿童同伴关系发展过程

儿童在婴幼儿期与同伴之间互动的质量与儿童将来社会情感的发展息息相关，婴幼儿时期，同伴间积极的关系使儿童在童年期更易融入同伴间的游戏，也更受同伴的欢迎。

3 岁左右，孩子们开始变得更加愿意与同性别儿童一起玩耍，随着与同伴接触的频率增加，同伴交往的积极影响和消极影响都开始出现。虽然同伴间相互攻击和打闹的次数有所增加，但是与友好的交换行为相比，通过攻击同伴而获得想要的事物这一行为的概率却有所下降。学龄前儿童的大量时间都用于同伴间的互动，他们在一起会讨论游戏规则和各自在游戏中扮演的角色，互相争论和妥协，最终达成一致的意见。

随着儿童进入小学阶段，互惠在同伴关系中显得尤为重要。孩子们在一起玩耍，在自己的同伴小群体中发挥不同的作用，发展友谊。童年中后期同伴关系的改变还包括同伴人数的壮大以及互动次数的增多，通常在这一过程中，成人对儿童的监管开始慢慢放松。

在青春期开始之前，这种同伴小团体通常由同一性别的儿童组成。在整个童年时期和青春期，人们与同伴在一起的时间呈直线上升趋势。

同伴间的互动形式多种多样：有相互协作和相互竞争的互动形式，有表现安静的和表现喧闹的互动形式；也有可能在互动的过程中，让儿童感到愉快或感到不光彩。性别因素在这些互动中所起的作用不容忽视。男孩在 5 岁以后，就比同龄的女孩更易形成一个较大的同伴群体，而女孩则更喜欢在一个只有两到三人组成的同伴群体里玩耍。“性别”的差异使男孩和女孩倾向于进行不同类型的活动。男孩喜欢竞争、冲突、冒险、自我展现以及领导别人的游戏；与此相反，女孩则喜欢合力完成某项任务的游戏。

第五节 儿童道德

道德(morality)指帮助个体明辨是非并由此表现相应行为的一系列原则或观念,个体会因表现出合乎道德的行为而感到自豪,而对违反标准的行为感到内疚或者不愉快。

道德发展包含思维、情感和行为的正确和错误标准方面的变化。道德发展有个体内和个体间的维度,前者规范着不涉及社会交互作用时的个体活动,后者规范着社会交互作用和公断冲突。为了理解道德发展,我们需要考虑四个基本的问题:个体如何对道德决策进行推理和思考?在道德情境中个体如何真实表现?个体对道德事件如何体验?个体的道德人格有何特点?

一、皮亚杰的道德发展理论

(一)皮亚杰与"对偶故事法"

在儿童道德发展领域,研究者们一般认为皮亚杰是首先有计划、有系统地研究道德判断问题的心理学家。皮亚杰在1932年出版的《儿童的道德判断》一书,是发展心理学研究儿童道德发展的里程碑,为儿童道德发展的认知研究奠定了坚实的基础。

皮亚杰和他的同事们设计了许多包含道德价值内容的对偶故事,开创了"对偶故事"的研究方法。其中有一个故事讲道:

A. 一个叫约翰的小男孩,听到有人叫他吃饭,就去开餐厅的门。他不知道门外有一张椅子,椅子上放着一只盘子,盘内有15只茶杯,结果撞倒了盘子,打碎了15只杯子。

B. 有个男孩名叫亨利,一天,他妈妈外出,他想拿碗橱里的果酱吃,一只杯子掉在地上碎了。

皮亚杰和他的同事们询问被试儿童:哪个男孩犯了较重的过失?结果发现:6岁以下的儿童大多认为第一个男孩的过失较重,因为他打破了较多的杯子;年龄较大的儿童则认为第一个男孩的过失较轻,因为他的过失是在无意间发生的。

皮亚杰采用对偶故事法,考察了儿童对游戏规则的认识和执行情况,对过失和说谎的道德判断以及儿童的公正观念等方面的问题,并据此概括出儿童道德认识发展的三个阶段。

(二)道德发展阶段理论

第1阶段:前道德阶段。此阶段大约出现在4~5岁以前。处于前运算阶段的儿童的思维是自我中心的,其行为直接受行为结果所支配。因此,这个阶段的儿童还不能对行为做出一定的判断。

第2阶段:他律道德阶段。此阶段大约出现在5~9岁之间。此阶段儿童对道德的看法是遵守规范,只重视行为后果(打破杯子就是坏事),而不考虑行为意向,故而称之为道德现实主义。

第3阶段:自律道德阶段。自律道德约始自9~10岁。此阶段的儿童,不再盲目服从权威。他们开始认识到道德规范的相对性,同样的行为,是对是错,除看行为结果之外,也要考虑当事人的动机,故而称之为道德相对主义。

按皮亚杰的观察研究,个体的道德发展达到自律地步,是与其认知能力发展齐头并进的。对一般儿童来说,自律阶段大约跟认知发展的形式运算阶段同时出现。在皮亚杰看来,较小的儿童是他律道德者,他们通过考虑结果来判断行为的正确或好坏,而不是考虑行为者的意图。例如,意外打破15个茶杯比故意打破1个茶杯更"糟糕"。他律思维者相信,规则不可改变、由全能的权威者所制定。相反,较大的儿童(道德自律者)则接受改变,并意识到规则是可以改变的。他律思维者也相信固有的公正,即如果打破规则必定要立即受惩罚。较小的儿童认为，违规自动地跟惩罚联系在一起。因此，较小的儿童常常在做错事情后，很担心地四处察看，期望能避免惩罚。固有的公正也意味着，如果有不幸的事情发生在某个人身上，这个人必定先前已违法。而较大的儿童是道德自律者，他们能意识到惩罚只在有人目击不道德行为时发生，他们甚至认为，有时候惩罚也不是不能避免的。

这些变化是如何发生的？皮亚杰认为，随着儿童成长，他们越来越熟练地思考社会事件，尤其关于合作的可能性和条件，这种社会理解通过相互妥协的同伴关系而产生。在同伴群体中，当其他人有着跟儿童类似的权利和地位时，计划要经过磋商、调整，要说服反对才能最终获得解决。而在亲子关系中，父母有权利而儿童没有，在这种情况下，则不大可能促进道德的推理，因为规则常常是以权威方式制定的。

二、柯尔伯格的道德发展理论

皮亚杰后来越来越专心从事逻辑和科学思维的研究，不再继续进行关于道德发展的研究。但是，皮亚杰关于儿童道德发展研究的创造性工作，引起了西方国家许多学者的关注和重视。继皮亚杰之后，许多心理学家从不同角度或侧面，在不同国家或地区重复修正了皮亚杰的研究，进一步丰富和发展了他的道德发展论。其中影响较大的是美国哈佛大学教授柯尔伯格(Lawrence Kohlberg)关于儿童道德发展阶段的研究。

(一) 柯尔伯格与“道德两难故事”

自20世纪50年代末期，柯尔伯格对皮亚杰的理论框架进行了深入研究和系统扩充。他一方面对皮亚杰的理论给予高度的评价，充分肯定了皮亚杰的下列基本观点：儿童的认知发展是其道德发展的必要条件；道德发展作为一个连续的发展过程，由于认知结构的变化而表现出明显的阶段性；他律道德和自律道德之间的差异相当于前运算阶段与具体运算阶段之间的差异等。但是，另一方面，他也指出了皮亚杰研究方法中存在的某些局限性：皮亚杰研究所采用的成对故事中，造成较坏后果的儿童往往不是故意的，而造成较轻后果的儿童往往是有意的。利用对偶故事法不能很好地揭示儿童道德推理的过程。皮亚杰研究儿童道德发展的内容维度较窄，有些对偶故事只研究道德判断的一个方面。柯尔伯格鉴于上述考虑，决定采用“开放式”的手段来揭示儿童道德发展水平，同时保留皮亚杰成对故事中的冲突性特征。他选择古代哲学家经常采用的“假设两难情境”，编制“道德两难故事”作为引发儿童道德判断的工具。

柯尔伯格使用的一系列道德两难故事中，最典型的是“海因兹偷药”的故事：

在欧洲，一个妇女身患癌症，濒临死亡。医生认为有一种药或许能够救她。那是同一镇上的一个药剂师最新发现的一种形态的镭。药的造价很昂贵，药剂师更要以10倍的价钱卖药。他花200美元制造镭，而一小剂的药却要价2 000美元。患者的丈夫海因兹向所有认识的人借钱，但是他只能筹集药价的一半。他向药剂师说明了妻子即将死去，请他卖得便宜点或者让他迟点付账。但是药剂师却说：“不，我发现了这个药，我就是要用它来赚钱。”海因兹很失望，偷偷潜入药店偷走了能给妻子治病的药。

这个故事是柯尔伯格所设计的11个故事之一，这些故事用以研究道德思维的特点。面谈者回答一系列关于道德两难困境的问题：①海因兹应该偷药吗？②偷药是对的还是错的？为什么？③如果丈夫没有其他方法为妻子拿到药，偷药是丈夫的责任吗？④一个好的丈夫应该偷药吗？⑤当没有法律限定价格时，药剂师有权利要价那么高吗？为什么？

儿童对柯尔伯格所编制的两难故事中的问题既可做肯定回答，又可做否定回答。柯尔伯格真正关心的不是儿童做出哪一种回答，而是儿童证明其回答时提出的理由。因为在柯尔伯格看来，儿童提出的理由（即儿童的推理思想）是根据其清晰的内部逻辑结构而来的，所以根据儿童提出的理由就能确定出儿童的道德判断水平。

柯尔伯格采用纵向法，连续测量记录儿童的道德判断达10年之久。此后又将研究结果推广到世界各国去验证。最后于1969年提出了他的“三水平六阶段”道德发展理论。

（二）“三水平六阶段”道德发展理论

基于面谈者对道德两难困境给出的答案，柯尔伯格概括出道德思维的三个水平，每个水平又分为两个阶段。

1. 前习俗水平　也称道德成规前期，是柯尔伯格所认为的道德推理的最低级水平。在这个水平上，个体以外部奖励和惩罚来表示好与坏的标准。

（1）阶段1：服从与惩罚取向的道德。这种取向是为了逃避惩罚而服从于权威或有权利的人，通常是父母。在这个阶段，道德思维跟惩罚联系在一起。例如，儿童认为他们必须遵守规则，因为他们害怕因不遵守规则而受惩罚。

（2）阶段2：朴素的快乐主义和工具取向的道德。在这个阶段，个体认为有权利追求自己的兴趣，其他人也一样。他们推理，如果他们对别人好，别人也将回报、对他们好。这一阶段儿童，服从于获得奖赏，尽管也有一些报偿的分享，但也是有图谋、为自己服务的，而不是真正意义上的公正、慷慨、同情或怜悯。例如，“你让我玩四轮车，我就把自行车借给你。”“如果让我看晚上的电影，我现在就做作业。”

2. 习俗水平　也称道德循规期，是柯尔伯格道德发展理论的第二个或者中间水平。在这个水平上，个人遵从某种标准，但是这些标准是他人制订的标准，例如父母或者政府。

（1）阶段3：好孩子取向的道德。在这一阶段，能获得赞扬和维持与他人良好关系的行为就是好的。尽管儿童仍以他人的反应为基础来判断是非，现在他们更关心他人的表扬与批评，注意遵从朋友或家庭的标准来维持好的名声。开始接受来自他人的社会调节，并依据个人违反规则时的意向，来判断其行为的好坏。儿童和青少年经常采用父母的道德标准，寻求让父母看作“好女孩”或“好男孩”。

（2）阶段4：维护社会秩序取向的道德。这一阶段个体盲目地接受社会习俗和规则，并且认为只要接受了这些社会规则，他们就可以免受指责。他们不再只遵从其他个体的标准而是遵从社会秩序。遵从一系列严格规则的行为就被判断为好的。大多数个体都不能超越习俗道德水平。例如青少年可能做出推理：为了使社区有效地运转，需要成员们要遵守的相关法律来保护。

3. 后习俗水平　也称道德自律期，是柯尔伯格道德发展理论的最高水平。在这个水平上，个人认识到道德过程可变，探索多种选择，然后决定个人的道德原则。

（1）阶段5：社会契约与个人权利取向的道德。这一阶段出现了以前阶段所没有的道德信念的可变性。道德是一种社会契约，当社会中的人们经过理智的讨论，找到符合群体中更多成员利益的替代物时，它也是可以修正的。

（2）阶段6：个体内在良心取向的道德。这是柯尔伯格道德发展理论的最高阶段，也被称为“普遍伦理原则阶段”。这一阶段个体为了避免自责而不是他人的批评，既遵从社会标准也遵从内化的理想。决策的依据是抽象的原则，如公正、同情、平等。这种道德是以尊重他人为基础的。达到这一发展水平的人，将具有高度个体化的道德信念，它有时是与大多数人所接受的社会秩序相冲突的。

表5-5结合“海因茨偷药”的道德两难故事，说明处于每个阶段的人对海因茨两难困境的可能的反应。

表 5-5 柯尔伯格的道德发展水平对“海因茨偷药”故事的反应

阶段描述	支持海因茨偷药的道德推理示例	不支持海因茨偷药的道德推理示例
前习俗水平		
阶段 1:服从与惩罚取向的道德	海因茨不应该让他的妻子死掉;如果这样,他将很苦恼	海因茨会被抓起来送进监狱
阶段 2:朴素的快乐主义和工具取向的道德	如果海因茨被捕,他能把药还回去,或许他们就不会判他长期入狱	药剂师是个商人,需要赚钱
习俗水平		
阶段 3:好孩子取向的道德	海因茨只是做了一个好丈夫应该做的事情,那表明他很爱他的妻子	如果他的妻子死了,他不能因此被责怪;那是药剂师的错误。药剂师是个自私的人
阶段 4:维护社会秩序取向的道德	医生高价卖药违反法律准则	海因茨应该遵守法律,因为法律要保护生产和社会的有序运转
后习俗水平		
阶段 5:社会契约与个人权利取向的道德	海因茨偷药是有理由的,因为一个生命正处危险之中,那超过了药剂师对药的任何权利	遵守法律很重要,因为法律代表一个共同协定的必要结构
阶段 6:个体内在良心取向的道德	因为尊重个人的普遍原则,人的生命是神圣的,它优先于其他任何价值	海因茨需要决定是否考虑其他需要这药的跟他妻子一样病重的人。他的行为不应该基于他对妻子的特定情感,而要考虑涉及的所有生命的价值

摘自:桑特洛克. 儿童发展[M]. 11 版. 桑标,译. 上海:上海人民出版社,2009。

柯尔伯格最初认为儿童道德判断的发展是按顺序经过这几个阶段的,不能超越,只能循序渐进。但在 20 世纪 70 年代初,他所做的许多实验研究发现,该阶段理论与儿童道德判断的实际情况不完全相符。因此,在 20 世纪 70 年代末 80 年代初,柯尔伯格对其理论进行了修正,增加了一些“过渡阶段”,如阶段 1 和阶段 2 之间存在过渡阶段 1/2,阶段 2 和阶段 3 之间存在过渡阶段 2/3 等。但从整体上看,他的基本阶段模型没有变化。

三、儿童亲社会行为与反社会行为

儿童道德感的发展与其行为有着密不可分的联系,道德感发展到一定程度,便会出现道德行为,其中受到较多关注的是儿童的亲社会行为和反社会行为。

(一) 亲社会行为

亲社会行为(prosocial behavior)通常指对他人有益或对社会有积极影响的行为,包括分享、合作、助人、安慰、捐赠等。心理学家们认为,引发亲社会行为的动机是多种多样的,如为了期待外部的奖励,或为了获得社会赞许,或为了减轻自己消极的内部状态等。亲社会行为主要包含以下几种行为。

1. 利他行为　亲社会行为的最纯粹形式是由利他主义激发的,利他行为(altruistic behavior)是一种同情他人或坚持内化的道德准则而表现出的亲社会行为。人类有很多利他主义行为,例如捐献器官以令其他人能存活;小孩注意到受伤的猫并照顾它。利他行为要比为了避免惩罚或为了获取报酬或社会赞许而引发的亲社会行为更具有道德性。

然而,也有人认为不存在真正的利他主义,因为在这些行为的背后,人们其实是可以打算通过实施利他行为而获得一些好处的,在这种情况下,它就不是真正的无私。许多看似利他的亲社会行为实际上都是由互惠的规范所激发,即有义务以关切回报关切,互惠或利他能激发许多重要的亲社会行为。

2. 分享行为 在生命的头三年中，个体的大部分分享行为之所以发生，是因为儿童模仿他人或者因为分享，使得他们体验到社会游戏的乐趣。大约4岁，移情意识和成人鼓励的联合作用促使儿童产生了与他人分享的使命感。

然而，大部分4岁儿童都并不是无私的“圣人”。儿童认为他们有责任分享，但不一定认为他们该对他人与对自己一样慷慨。尤其当他们垂涎某个东西时，他们的行为也并不一定支持自己的信念。重要的是儿童发展出了这种信念：分享是社会关系必需的一部分，并涉及正确和错误的问题。这些关于分享的早期想法为儿童后期的发展奠定了基础。

在小学开始之前，儿童开始表达更为复杂的公平观念。贯穿整个小学时期，各式各样的公平定义被用于分配物品和解决冲突。这些定义涉及平等、功劳、慈善的法则。

(1)平等意味着每个人被一样对待。

(2)功劳意味着给进行繁重工作、有才能的表现或者其他值得赞赏的行为额外的回报。

(3)慈善意味着对那些弱势条件下的个人给予特定的考虑。

许多研究已经显示成人权威对儿童的分享只有一小部分影响，儿童解释他们自己的分享行为，常常给出移情和实际的理由。父母的建议和激励当然会培养分享行为，但是同伴要求和争论的妥协互换，提供了最直接的分享刺激。公平标准的日常建构是儿童在互相合作和妥协中完成的。在经过许多年及许多事件后，儿童理解诸如平等、功劳、慈善和妥协的观念。伴随这种理解，儿童分享中出现更大的一致性，也更慷慨。

3. 合作行为 合作行为指两个或两个以上的个体为达到共同的目标而协调活动，以促进某种既有利于自己又有利于他人的结果得以实现的行为。合作行为作为一种基本的互动形式，一直是个体社会化研究的重要领域。

儿童的亲社会行为，如分享、助人、合作等是在18~24个月时开始迅速发展和分化的。对此，研究者们认为，一种可能是儿童对他人反应的动机基础在第二年开始成熟；另一种可能是在出生的第二年，儿童的一些认知的能力得到普遍发展，从而使他们能够区分自己与他人的行为，并使自己的行为与同伴的行为相协调。

4. 安慰和保护行为 年幼儿童不仅能够区分他人的需要和利益，进而对他人做出分享和帮助行为，而且还可以对周围其他人的情感悲伤做出亲社会性的反应。儿童早期对他人悲伤情感所做出的反应形式主要包括注视悲伤者、哭泣、呜咽、大笑和微笑。这些反应随年龄而增加，并逐渐被其他一些反应所代替，如寻找看护人、模仿和明显的具有利他性或亲社会性的干预的意图。

这些亲社会性干预也随着儿童年龄的增长而变得越来越复杂。例如，一个五六岁的儿童会把她的瓶子递给疲劳的母亲，然后躺在母亲的身边，轻拍她。而一个八九岁的儿童对于他正在哭闹的年幼小妹则会说：“小妹妹哭了，我们去哄哄她吧。让我抱抱她。妈妈，你最好来照看一下小妹妹。”当然，儿童做出的亲社会行为并不总是很适当。

(二) 反社会行为

反社会行为(antisocial behavior)指故意或非故意、不顾他人观感，而且可能对社会造成危害、无法增进公众福祉的行为。包括违法、犯罪行为和并不触犯法律但违反社会公德的行为。上述行为中，如果这些行为经常发生但没有触犯法律，可把他们诊断为行为失调；如果这些行为导致特有的不合法行为，则社会把它们列为犯罪行为。

1. 行为失调 行为失调指违反家庭预期、社会规则、他人权利的与年龄不适应的行为或态度。有行为问题的儿童表现广泛的违反规则行为，从诅咒、发怒到严重的故意破坏、偷窃和攻击。行为失调在男孩中要比在女孩中来得普遍。

儿童的行为问题可以由混合因素或者风险因素来解释。这些因素包括：气质遗传、无效的养育和居住在常常发生暴力行为的地方等。研究者常常会建议使用多系统干预的方法，动员所有家庭成员、学校人员、青少年社会团体工作人员等共同实施。

2. 犯罪行为　跟行为失调紧密联系的是犯罪行为，许多青少年很容易被激怒，他们对真实或想象的细小事情进行攻击性反应，有时候甚至伴随一些悲剧发生。他们可能因敌意和激动而错误判断他人的动机和意图，因此常常参与跟同伴和教师的敌意性对抗。

不适当的家庭支持系统也和青少年犯罪联系在一起。家庭不和谐、矛盾和不适当的养育都跟青少年犯罪相联系。也有研究发现，青少年罪犯的父母要比行为良好者的父母更不擅长阻碍反社会行为和鼓励亲社会行为。

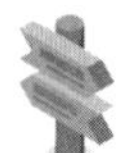

学习路标

1. 弗洛伊德性心理发展阶段理论的主要内容是什么？

弗洛伊德将儿童的性心理发展分为 5 个阶段：口欲期（约 0~1 岁）、肛欲期（约 1~3 岁）、性蕾期（约 3~6 岁）、潜伏期（约 6~11/12 岁）和生殖期（约 11/12~18 岁及成人期）。口欲期主要的发展任务是断奶，如在该阶段发生功能固着，则会造成口腔行为，如吸烟、过度饮食，形成被动、易受骗的性格；肛欲期主要发展任务为如厕训练，如发生功能固着，会造成刻板、小气、顽固的性格；性蕾期主要发展任务为解决俄狄浦斯冲突，否则会造成虚荣、鲁莽的性格；潜伏期主要发展任务是发展自我防御机制；生殖期主要任务是发展成熟的性亲密。

2. 艾瑞克森的心理社会阶段理论的主要内容是什么？

艾瑞克森将个体心理社会发展划分为 8 个阶段，其中与儿童相关的 5 个阶段为：基本信任对基本不信任（约 0~1 岁），主要发展任务是对母亲或核心照顾者的信任；自主对羞愧、怀疑（约 1~3 岁），主要发展任务是获得自由活动，完成如厕训练，学会控制，但是如果处理不当可能出现羞愧；主动对内疚（约 3~6 岁），主要发展任务是学会围绕一个目的组织活动，变得更坚定自信和富有攻击性；勤勉对自卑（约 6~12 岁），主要任务是吸收所有基本的文化技能和常规；角色认同对角色混淆（约 12~18 岁），主要任务是使自己适应青春期的躯体改变，做出职业选择，达到与成人一样的性认同，寻找新的价值。

3. 儿童的自我概念及其发展经历了哪几个阶段？

自我概念指个体对自己的知觉。儿童自我概念的发展主要经历了四个阶段。①婴儿期：婴儿的自我概念仅仅是对自我映象的再认。②学前期：学前期儿童自我概念的特点是具体化。③童年期：他们能够逐渐地将自己的内心，世界与外部行为、短期行为和长期行为整合起来，从而认识自己身上的一些稳定的特点。④青少年期：青少年早期已经能够将各种分散的特征联系起来；到青少年中期，大多数人能够将这些看似相悖的观点系统化。

儿童自我概念形成和发展的条件主要有社会互动、社会认知发展水平和传统的文化价值三个方面。

4. 性别角色发展的特点是什么？

性别角色是特定社会对男性和女性社会成员所期待的适当行为的总和。绝大多数 2.5~3 岁儿童知道自己是生物学上的男性或女性；3~5 岁的儿童知道人的性别不会随着年龄变化而变化；6~7 岁的儿童知道人的性别不会随服饰或活动的改变而改变。

学龄期儿童会按照性别的行为方式行事，并且获得了基本的性别认同和许多性别差异的刻板印象。在青少年早期，那些表达出对异性活动感兴趣的青少年，会收到同伴更多消极的评价。在青少年晚期，青少年对自己作为男性或女性的角色认同更加适应，而且在思考和践行性别角色的时候更加灵活。

5. 儿童情绪的发展特征是什么？

哭是新生儿与世界交流的最重要机制。婴儿至少有三种类型的哭声——基础的、生气的和痛苦的哭声。害怕在婴儿时期，主要表现为对陌生人的焦虑和对与看护者分离的害怕。引起恐惧的特定物体和情境，随着儿童的发展而有所变化，但恐惧的具体水平没有发展上的差异，随着年龄增长，对想象的容易产生恐惧的事物和个人安全方面的恐惧减少，对学校和社会的关心急剧增长。

学龄前儿童越来越擅长谈论自己及他人的情绪，越来越了解情绪的原因及结果。在4~5岁时发展反省情绪的能力，也开始理解同样的事件能诱发出不同人的不同情绪。

学龄期儿童越来越理解复杂情绪，意识到在特定情境中，并不仅仅只能体验一种情绪。他们也越来越能周全地思考导致情绪反应的事件，考虑压制或者消除消极情绪反应，使用策略来调整情绪。

6. 父母教养方式的类型有哪些？

根据“接纳性和反应性/要求和控制力”四种类型、两个维度，父母的教养方式可以分为四种：权威型、专制型、溺爱型、忽视型。

权威型父母教养方式的特点是鼓励孩子独立，同时也会有一些限制和控制；孩子比较快乐，具有良好的自我控制能力，能够自我独立，成就感也比较强。

专制型父母教养方式是一种限制型和惩罚型的教养方式；孩子往往很被动而且缺乏沟通技巧。

溺爱型父母教养方式的家长往往很积极地投入孩子的养育中，但对他们却极少要求和控制。儿童很难学习到自我控制，往往对父母缺乏尊重，在控制自身行为上也存在困难。

忽视型父母教养方式是一种家长不太卷入孩子成长的教养方式；许多孩子社交能力不良，自我控制和独立能力较差，自尊水平较低，与家庭疏远。

7. 柯尔伯格道德发展理论的基本内容是什么？

柯尔伯格提出了“三水平六阶段”道德发展理论。

(1)前习俗水平：个体以外部奖励和惩罚来表示好与坏的标准。该水平分为两个阶段：服从与惩罚取向的道德、朴素的快乐主义与工具取向的道德。

(2)习俗水平：个人遵从某种标准，但是这些标准是他人制订的标准，例如父母或者其他权威。该水平分为两个阶段：好孩子取向的道德、维护社会秩序取向的道德。

(3)后习俗水平：个人认识到道德过程可变，探索多种选择，然后决定个人的道德原则。该水平也可以分为两个阶段：社会契约与个人权利取向的道德、个体内在良心取向的道德。

【思考题】

1. 儿童社会性的发展是否会受社会文化环境的影响？你能找到支撑依据吗？
2. 你认为学校教育和家庭教育在儿童社会性发展中各自发挥了什么样的作用？
3. 儿童道德感的发展是否还有其他影响因素？请加以论证？
4. 哪些方法可以测量儿童的情绪？
5. 描述儿童依恋的发展阶段及类型。
6. 结合实例阐释自我控制的发展过程。

（冯 骏 孙亚文）

下篇　各　论

第六章

生命的开始

学 习 目 标

◆ **掌握**

胎儿各发育阶段的特点；胎儿感觉发育的特点及其意义；新生儿照护的要点。

◆ **熟悉**

影响胎儿发育的相关遗传因素及环境因素；新生儿分娩过程、各阶段的特点及其对儿童身心发展的意义。

◆ **了解**

相关遗传学基础知识；生殖系统的构成及功能；孕前保健要点。

● 典型成长故事 ●

胎儿酒精综合征

胎儿酒精综合征指母亲在妊娠期间酗酒，对胎儿造成的永久性出生缺陷，是造成儿童身心发育迟滞的主要原因之一。1971 年，美国作家迈克尔 · 多里斯领养了一名三岁的男孩亚伯。亚伯的母亲是个酒鬼，35 岁时死于酒精中毒，亚伯的父亲被人殴打致死。亚伯是一个 7 个多月出生的低出生体重早产儿，被领养之前遭到常年虐待且营养不良，他的体格比其他同龄人弱，未经过如厕训练，只会说大约 20 个单词。亚伯被诊断为轻度发育迟缓，多里斯认为只要给孩子提供一个积极的环境，最终亚伯应该能够正常发展。遗憾的是，亚伯始终发育迟缓。4 岁时还裹着尿布，体重也只有 12kg。他无法记住其他小朋友的名字，头围非常小，肢体活动水平"较高"，还不时受癫痫折磨。随着年龄增长，亚伯在学习数学、颜色识别和系鞋带等方面都存在困难。入学前他被贴上了"学习障碍"的标签，他的智商始终维持在 65 分左右。一年级时，他遇到了一位充满爱心的教师，在教师帮助下，亚伯学会了阅读和写作，但是他的理解速度仍然很慢。小学毕业时，他仍然不会加减运算，也不能每次都正确辨认出他所居住的城市、州和国家。亚伯小学毕业的前一年，迈克尔参观了南达科他州一所药物依赖问题青少年治疗中心，在那里他发现了三个和亚伯同样状况的男孩，迈克尔才恍然大悟问题的根源是什么。酒精一旦从孕妇身体进入到胎儿的血液中，就会在血液中存留很长时间，从而对胎儿的大脑及其他器官造成损害，这种损害无法治愈。亚伯的故事就像一个警钟，准父母对自己所创造的新生命负有很大责任，这些责任来自于他们所提供的遗传因素及环境影响。人们所处的社会文化环境也可能会影响孕妇在产前所获得的照护质量。

生物个体的生命是有限的，通过生殖过程产生一代又一代新个体，使种族的生命得以延续。孕育是胚胎和胎儿在母体内发育成长的过程，生命的孕育过程可谓神奇而复杂，从受孕那一刻起直至死亡，个体经历了复杂的发展过程。在人生最初阶段，所发生的变化相比今后将要经历的变化更加广泛和迅速。本章主要探讨从孕育新生命至新生儿出生期间，生命的发展历程及影响因素。

第一节　孕育新生命

人类发育以受精为起始。由精子与卵子结合形成的受精卵是人类发育过程中的第一个细胞，受孕启动的强大遗传力量将影响人的一生。

一、生物学基础

（一）生殖系统

人类新生命的孕育和诞生由生殖系统完成。男性生殖系统包括：输精管、睾丸、前列腺、阴茎等，其功能是产生精子、分泌雄激素、将精子输送到女性的生殖器官中。男性睾丸内产生的精子无明显周期性。女性生殖系统包括：内、外生殖器官及其相关组织。女性外生殖器（female external genitalia）又称外阴，指生殖器的外露部分，位于两股内侧间，前为耻骨联合，后为会阴，包括阴阜、大阴唇、小阴唇、阴蒂和阴道前庭。女性内生殖器（female internal genitalia）位于真骨盆内，包括阴道、子宫、卵巢、输卵管等。其功能是产生卵细胞、分泌雌激素、接受精子及为受精卵和胚胎提供良好的发育环境等。女性卵巢内产生的卵子具有周期性，一个性成熟的女性体内排卵活动（即成熟的卵泡破裂并且释放其中的卵细胞）大约每 28 天进行 1 次，一直持续到更年期，每 1 个周期中，通常只有 1 个卵子发育成熟，排卵时间大概在两次月经期中间。

（二）遗传基础

1. 遗传物质　卵细胞和精子相结合形成受精卵，这个新细胞同时拥有父亲的精子和母亲的卵子提供的遗传信息，含有使受精卵从一个单细胞发展成为一个完整的人的物质基础。受精卵的细胞核含有 46 条折叠成线状的染色体，每一条染色体都是由成千上万的化学片段（基因）组成。基因是最基本的遗传单位，构成简单蛋白质。除了生殖细胞（精子和卵细胞），正常人体内的细胞有 23 对染色体共 46 条，每对染色体中的两条染色单体在大小、形状和基因的功能上都是一致的，其中一条来自母亲，另一条来自父亲。染色体由一长串被称为脱氧核糖核酸（deoxyribonucleic acid，DNA）的分子构成，DNA 呈复杂的双螺旋结构，能通过有丝分裂而自我复制，这种独特的功能使一个单细胞受精卵发育成一个由无数细胞组成的复杂的人。带有遗传信息的 DNA 片段称为基因（gene），每个基因都控制或影响着某一个器官的某个特征或发育模式的一个部分，人体共有 20 000~25 000 个基因排布在染色体上。

2. 性别　人体存在两种类型的染色体，即常染色体和性染色体。在受孕的那一刻，分别来自精子和卵细胞的 23 条染色体共同组成了 23 对染色体，其中 22 对为常染色体，它们外表相似，所包含的基因座都是精确配对的，第 23 对染色体即性染色体则决定人的性别。性染色体包括 X 染色体和 Y 染色体。一个正常女性的第 23 对染色体是两个 X 染色体（XX），而正常男性则为一个 X 染色体和一个 Y 染色体（XY）。决定胎儿性别的染色体来自精子，Y 染色体中包含的性别决定基因称为 *SRY* 基因。当卵细胞（X）与一个携带 X 染色体的精子完成受精，形成的受精卵为 XX 型，即该受精卵的遗传性别是女性；如果卵细胞(X)与一个携带 Y 染色体的精子完成受精，形成的受精卵为 XY 型，则遗传性别为男性。受孕后 4~8 周，*SRY* 的遗传编码促使男性胚芽的身体开始分泌雄激素，雄性生殖器官发育；如果缺乏雄激素，不管胚芽为何种染色体组合，则女性生殖器官开始发育。

3. 多胞胎　多胞胎可通过两种途径产生，最常见的一种途径是，在很短的时间内排出了两个卵细胞，随后都受精，由此产生的胎儿是双卵双胎，也称异卵双胎，这样的双生子在遗传学上的特征就像是"同胞兄弟姐妹"，甚至性别都可能不同。第二种途径是一个受精卵分裂成两个，通过这种细胞分裂产生的胎儿是单卵双胎，被称为同卵双胎，拥有相同的遗传物质。至于三胞胎、四胞胎和其他多胞胎，可以通过以上某种途径实现，也可能是这两种方式共同起作用。

4. 遗传模式　除了男性的 XY 染色体，所有染色体都是成对出现。每条染色体上的基因成对发生作用，每组基因对的两个成员位于同源染色体上的相同位置，称为等位基因。如果来自父母双方的等位基因相似，子代就是纯合型，表现出相应的遗传特征；如果这两个基因不同，子代就是杂合型，具体表现出什么特征由基因间的相互关系决定。基因通过不同方式影响人类的特征。

(1)基因型和表现型：基因型是个体的基因所包含的具体信息，而表现型则是个体实际被观察到的一系列特征。表现型是基因型、受孕及后天环境影响、基因型与环境因素这三个方面相互作用的结果。一个儿童或许有与高智商相关的基因型，但如果母亲受孕期间大量酗酒影响了胎儿神经系统发育，则会导致儿童精神系统发育迟滞。如果一个儿童有导致"困难"气质的基因型，但其父母照护得非常细致周到，儿童则会学会如何更好地控制自己。

(2)显性-隐性遗传：在许多杂合体中存在显性-隐性遗传，只有一个等位基因影响后代的特性，称为显性基因，另一个等位基因不起作用，称为隐性基因。例如头发颜色的遗传，控制黑色头发的基因为显性(用 D 表示)，控制金色头发的基因为隐性(用 b 表示)，遗传了一对纯合显性基因(DD)和一对杂合基因(Db)的孩子，他们的基因型不同，但都是黑色头发。金色头发则肯定是遗传了一对纯合隐性基因(bb)。只有一个隐性基因的杂合体(Db)可以将这种隐性特征传给后代，是该特征的携带者。许多疾病和残疾都由隐性基因导致，如苯丙酮尿症。在显性-隐性遗传中，如果知晓父母的基因组成，就可预测其子女表现出某种特征或成为该特征携带者的可能性。

(3)共显性：有些杂合体并不存在显性-隐性关系，而表现为共显性。因两个等位基因在遗传中同时表达，表现出一种组合的或介于二者之间媒介的遗传模式。例如，人类有 3 种不同的血型基因：A(显性)、B(显性)和 O(隐性)。每个个体只具有其中两种。如果一个基因是 A，另一个基因是 O，该个体的血型为 A 型，如果两个都是 O 则表现为 O 型血。若 A 与 B 组合，则表现为 AB 型，这个基因组合被称为双显性。

(4)性连锁遗传：性连锁是连锁遗传的一种表现形式，指性染色体上基因所控制的某些特征总是伴随性别而遗传的现象，也称为伴性遗传。男性和女性有相同概率遗传到常染色体上的隐性致病基因。当一个有害等位基因位于 X 染色体上时，遵循伴 X 遗传规律。由于性染色体不配对，男性易受影响；对于女性，任何一个 X 染色体上的隐性等位基因都有机会被另一条 X 染色体上的显性等位基因抑制。除了伴 X 遗传疾病外，还有很多性别差异都显示男性处于不利地位，如流产、幼儿和儿童期死亡、各种先天缺陷、学习障碍、行为失调和智力迟滞等在男孩中发生率较高，这些性别差异可以追溯到基因编码，女性得益于两个 X 染色体，具有更大的基因变通性。

(5)多基因遗传:人类大部分特征都是多基因遗传的结果,多个基因共同影响一种特征的表型,如身高、体重、肤色、气质、智力等。肤色是由 3 条不同染色体上的 3 组及以上的基因控制,这些基因共同作用产生不同量的褐色素,从而出现深浅不一的肤色。智力可能受到 50 组或更多基因的影响。目前尚未发现任何一个基因能够独立解释复杂日常行为中的个体差异,这些行为可能是受多种基因共同影响。此外,将遗传因素与环境因素相结合的多因素传递在大部分特征的表现中具有重要作用。

(6)基因组印记:又称遗传印记,指某些特定基因遗传特征的差异性表达取决于该特征是遗传自父亲还是母亲。某些遗传特征仅在母源染色体上表达,而有些仅在父源染色体上表达。人类至少有 1 000 种特征遵循显性-隐性遗传和共显性遗传规则。此种情况下,无论父母中哪一方把基因遗传给子女,基因都以相同方式起作用。但遗传学家发现了一些例外,在基因组印记中,等位基因被印刻或做了化学标记,无论其怎样组合,配对等位基因中只有一个(来自父或母)被激活。印刻往往是暂时的,可能在下一代消除,并且不在所有人身上发生。基因组印记可解释一些遗传方式的难题。例如,父亲患糖尿病,子女更可能患病;母亲患糖尿病,子女的患病情况则不然。

二、受孕过程

(一) 精子与卵子

精子和卵子是人类的生殖细胞(图 6-1、图 6-2)。卵子呈圆球形,直径约 0. 1mm,是人体内最大的细胞,卵子的大小使其成为长度仅为 0. 05mm 的精子的最佳目标。卵子的结构主要包括:放射冠、透明带、卵细胞膜、卵细胞质、细胞核。精子由头部、颈部、体部、尾部组成,其运动主要依靠尾部摆动。精子头部由顶体囊泡和精核构成。顶体中含有多种水解酶,主要作用是溶解卵子外膜。精子和卵子之间存在着复杂的对话,卵子可以激活精子的代谢,尤其是对受精作用重要的代谢活动。精子也可为激活卵子发育的开始做准备。刚出生时每个女婴的两个卵巢里约有 200 万个不成熟的卵细胞,所有卵细胞都在卵泡里。一个性成熟的女性体内大约每 28 天进行 1 次排卵。通过纤毛的摆动作用,卵细胞沿着输卵管游动,最后达到子宫。

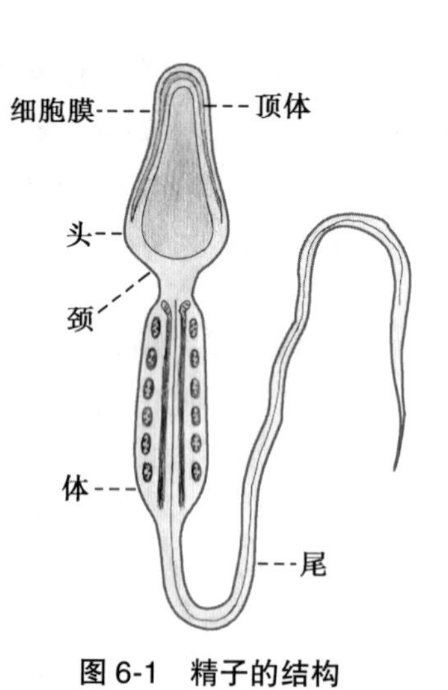

图 6-1 精子的结构

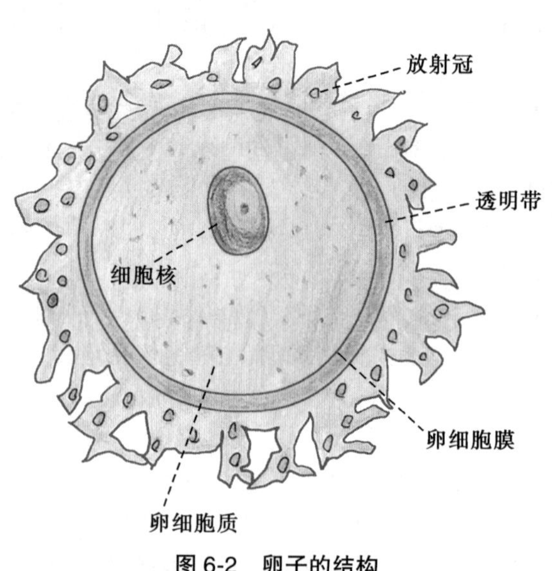

图 6-2 卵子的结构

受精过程通常发生在卵细胞通过输卵管的这两三天。在成年男性的睾丸里，每天会产生数亿个精子，并且在性高潮时随着精液被射出。精子进入阴道后，试图游动穿过宫颈达到输卵管，但仅有极少部分精子能游到输卵管。最终，精子与卵子相遇结合形成新生命。如果精子是在排卵当日或之前 1~3d 进入阴道，则受精的可能性极大。如果未能成功受精，被排出的卵细胞及女性体内所有精子都会死亡，精子会被女性体内的白细胞吸收，而卵细胞从卵巢经由输卵管进入子宫，在子宫中逐渐分解，下次月经期随经血排出体外。如果卵细胞受精，则女性受孕，受精卵顺输卵管进入子宫并最终植入子宫壁。

（二）受精的过程

生命的诞生就是男性的精子和女性的卵子结合的过程。获能的精子与次级卵母细胞相遇于输卵管，结合形成受精卵的过程称为受精(fertilization)，又称受孕，受精过程约需 24h。一个成年男性每天可产生 7 000 万~1.5 亿个精子，一个性成熟女性一生约排出 400 个卵子，最多不过 500 个卵子，每个卵子存活时间为 12~24h。正常性成熟的男性虽然一次射精可以排出数千万，甚至高达 2 亿个左右精子，但这些精子大部分在女性阴道的酸性环境中失去活力而死亡，只有 1~2 个精子能进入卵子。射精过程中，精子的运动速度可达 12.5m/s。卵子排出后，要经过大约 15cm 长且狭窄的输卵管向子宫游动。精子在女性输卵管内能生存 1~3d，卵子生存 1d 左右，如在女性排卵日前后数天内性交，精子和卵子可能在输卵管壶腹部相遇，这时一群精子包围卵子，获能后的精子其头部分泌顶体酶，溶解卵子周围的放射冠和透明带，为精子进入卵子开通道路。精子的头钻进卵子里，它像一个不断旋转的钻头，在尾部拍打的驱动下进入卵子。精子和卵子结合后形成一个新的细胞，称为受精卵或孕卵。受精将父母的基因传递给子代，并激发卵细胞中确保发育正常进展的一系列反应。女性如果存在阴道炎、宫颈炎、宫颈息肉、盆腔炎、输卵管卵巢炎、输卵管阻塞或粘连、卵巢炎症、卵巢肿瘤、子宫内膜炎、子宫肌瘤、子宫腔粘连等，都有可能导致不孕的发生。受精的过程见图 6-3。

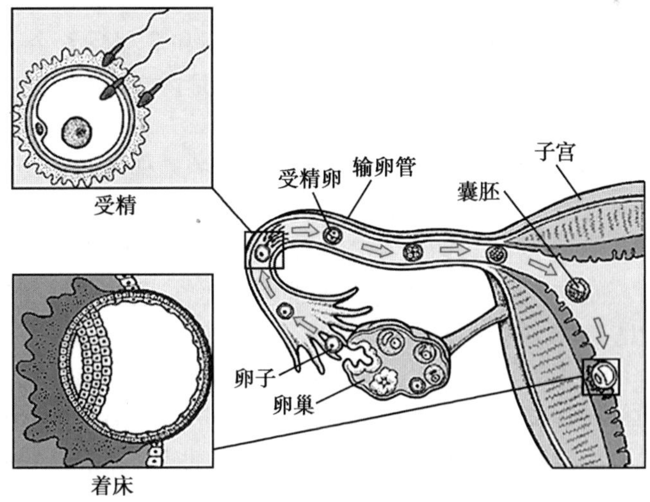

图 6-3　受精及受精卵发育、输送与着床

三、孕前保健

孕前保健(pregestational care)通常指孕前 3 个月通过评估和改善计划妊娠夫妇的健康状

况，减少或消除导致出生缺陷等不良妊娠结局的风险因素，预防出生缺陷发生，提高出生人口素质。

（一）孕前保健的重要性

孕前保健可提高妊娠的计划性，对夫妇的健康状况、治疗措施、生活行为、慢性疾病、遗传性疾病等情况进行详细评估，指导适宜妊娠的时机，改变正在接受疾病治疗的夫妇的对胎儿有害的治疗方法。可提醒夫妇避免在计划受孕前后接触对胚胎、胎儿有不良影响的因素，孕前保健实现了从不经意的伤害到有意的避免，可降低先天缺陷和妊娠并发症。

（二）孕前保健的内容

通过咨询和孕前医学检查，对准备怀孕夫妇的健康状况做出初步评估，针对存在的可能影响生育的健康问题提出建议。孕前医学检查（包括体格检查、实验室和影像学等辅助检查）应在知情选择的基础上进行，同时应保护服务对象的隐私。健康指导是根据一般情况进行孕前医学检查，对孕前保健对象的健康状况进行综合评估。健康指导遵循普遍性指导和个性化指导相结合的原则，对计划怀孕的夫妇进行怀孕前、孕早期及预防出生缺陷的指导等。

计划受孕前要排除遗传和环境方面的不利因素。如有遗传家族史、女方不良生育史、慢性病和传染病等，应在计划受孕前找临床专科医师进行遗传咨询。环境中有毒有害物质会损伤生殖功能，男女双方既往曾接触过或目前正从事可造成生殖损害的职业有害因素作业，如接触高温、铅、汞、苯、砷、农药、放射线等，应调离工作岗位，且在孕前进行相应检查后方可怀孕。母体是孕育新生命的环境，其健康状况和生活方式将会直接影响未来的新生命。女性如果患有严重的肝炎、肾炎、结核、心脏病等应暂时避孕，待疾病完全治愈或稳定后，根据自身健康状况综合考虑后方可怀孕。另外要重视合理营养，培养良好的饮食习惯，改变不良的生活习惯（如吸烟、酗酒等）及生活方式。孕前及孕初服用叶酸可降低胎儿神经管畸形的发病率，因此，孕前需多食含叶酸的食物如肝、蛋等动物性食品和菠菜、芹菜、莴苣、橘子等蔬菜水果及加服叶酸片；同时要远离宠物，预防弓形虫病。计划受孕决定后，要调整避孕方式，如果采用口服避孕药应停药，如放置宫内节育器应取出节育器，一般在停药和取器后6个月可受孕，以彻底消除药物的影响，调整子宫内环境。在调整避孕方式6个月内，需采用其他避孕方法，如屏障避孕法。

选择适宜的受孕年龄和季节。女性23~30岁是生育的最佳年龄段，此期女性身体发育完全成熟，卵子质量高，若怀孕生育，女性并发症少，分娩危险小，胎儿生长发育好，早产、畸形儿和痴呆儿发生率低。应避免18岁以前和35岁以后的过早和过晚生育，过早生育因母体发育不成熟，容易发生早产、难产，35岁以后骨盆和韧带松弛性差，盆底和会阴弹性变小，分娩时容易发生难产。35岁以后卵巢功能开始衰退，卵子容易畸变，所生子女中先天愚型儿童发病率明显增高。受孕最佳的季节是春末或秋初，即3~4月或9~10月怀孕较为理想。春末3~4月，此时气候温和适宜，风疹病毒和呼吸道传染病较少流行，孕妇饮食起居易于调适，可使胎儿在最初阶段有一个安定的发育环境，对于预防畸胎有利。此外，春季日照充足，孕妇皮肤里的麦角固醇在紫外线照射下能变成维生素D，促进钙磷吸收，有利于胎儿骨骼的生长发育。秋初9~10月受孕也较为合适，正值秋高气爽，气候温暖舒适，睡眠食欲不受影响，又是水果丰富的季节，对孕妇营养补充和胎儿大脑发育十分有利；同时孕妇的预产期为春末夏初，气候温和，有利于产妇身体康复和促进乳汁分泌，婴儿衣着也逐渐减少，护理较为方便；春夏之交，日光充足，婴儿有良好的光照条件，有利于生长发育的骨骼钙化，不易患佝偻病；进入冬季时，婴儿逐渐长大，也可避免肠道传染病流行高峰。

第二节　胎儿的发育

胎儿在子宫内的发育过程是一个极其复杂而神奇的演变过程,可分为受精卵期、胚胎期、胎儿期。应做好孕期保健,保障胎儿在宫内健康生长发育及最终安全分娩。

一、胎儿的发育阶段

孕周从末次月经第1日开始计算,通常比排卵或受精时间提前2周,比着床提前3周。妊娠全过程约为280天,即40周。妊娠10周(受精后8周)内的人胚称为胚胎,是器官分化、形成的关键时期。自妊娠11周(受精第9周)起,称为胎儿,是胎儿生长、成熟的时期。

(一) 受精卵期

受精卵期约持续两周,从受精开始到受精卵植入子宫内膜时结束。

1. 受精卵的形成　受精后36小时内,受精卵借助输卵管蠕动和输卵管上皮纤毛推动向宫腔方向移动,同时开始有丝分裂。受精后72小时分裂为16个细胞的实心胚,称为桑椹胚,随后细胞继续分裂并形成早期囊胚。受精后第4日,形成的囊胚开始分化,形成两个细胞层,囊胚内部的细胞称为胚盘,将成为新的生命体,外层细胞称为胚胎滋养层,作为遮盖物保护并供给营养。

2. 着床　大约在受精7~10日后,胚胎植入子宫内膜,称为着床。受精卵着床经过定位、黏附、侵入三个过程。囊胚移向子宫时,其外层出现细小的绒毛,当囊胚达到子宫后壁,这些绒毛将埋入子宫壁,与母亲的血液供应系统相连接。着床大约需要48小时。大约30%的受精卵未能度过此阶段,如精子和卵子结合不成功、细胞未分裂,母体会阻止着床,迅速排除大部分的异常受孕。

3. 支持系统的发育　成功着床后,囊胚的外层会迅速发育成4个主要的支持性组织,即羊膜、绒毛膜、胎盘和脐带,负责保护并向发育中的有机体提供营养。羊膜包裹发育中的生命体和羊水,调节胚胎的温度并缓冲各种伤害。绒毛膜包裹在羊膜外面。胎盘从子宫内壁和绒毛膜发育而成,为胎儿提供氧气和养料,并排泄胎儿的代谢产物。脐带是连接母亲和胎儿的纽带。到受精卵期结束时,发育中的生命体已经找到了养料和庇护所,而当这些戏剧性的开端正在发生时,大多数母亲还不知道自己已经怀孕了。

(二) 胚胎期

从着床开始持续到孕期第8周,这是怀孕期间变化最大的时期,所有身体结构和内脏器官都在此期奠定基础。该阶段也是重要器官发育的关键期,此期胎儿最脆弱,对母体致畸因素的易感性最强,如果发育中的某一有机系统或组织在此期受到干扰可能会造成严重缺陷。有严重缺陷的胚胎通常在妊娠期的最初3个月会出现自发性流产,或者部分胎儿出生时存在严重先天畸形。

图6-4展示了不同孕周胎儿器官发育对致畸物的敏感度变化,其中孕3~10周是最易受到致畸物影响的关键时期。

(三) 胎儿期

胎儿期指从孕第9周到胎儿出生。胚胎迅速增大,各器官和身体系统变得更加复杂,直到快出生时,手指甲、脚指甲和眼睑等才最终发育完全。胎儿最早可以存活的时间点称为存活龄,约在22~26周。整个胎儿期是儿童身体器官和感知觉发育的重要时期。

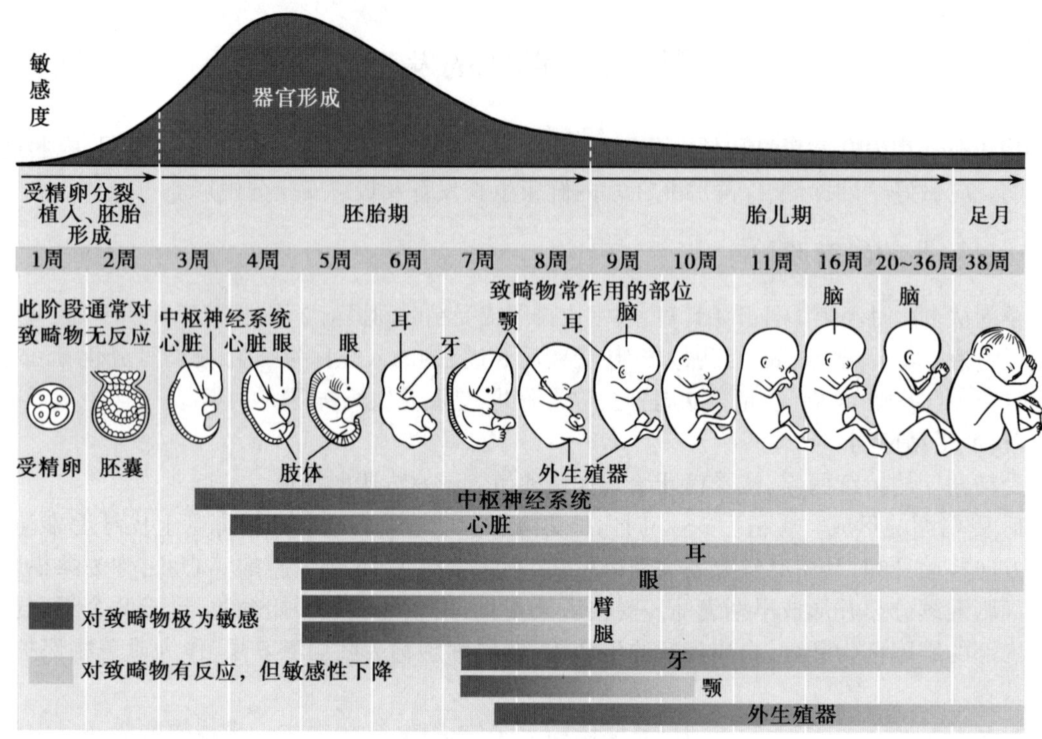

图 6-4 胎儿器官发育致畸敏感期

以 4 周(1 个妊娠月)为 1 孕龄单位描述胚胎及胎儿身体器官发育特征：

(1)4 周末：妊娠期第一个月的发展速度超过其他任何时期，胚胎与受精卵相比，体积增大为原来的 10 000 倍。在显微镜下可看到头部的突起，可辨认出胚盘与体蒂。

(2)8 周末：胚胎长约 2cm，初具人形，头大，占整个胎体近一半。能分辨出五官、手指及足趾，各器官正在分化发育，心脏已形成。

(3)12 周末：胎儿身长约 9cm，顶臀长 6~7cm。外生殖器已可初辨性别，胎儿四肢可活动。

(4)16 周末：胎儿身长约 16cm，顶臀长 12cm，体重约 110g。从外生殖器可确认胎儿性别。头皮已长出毛发，胎儿开始出现呼吸运动。皮肤菲薄呈深红色，无皮下脂肪。部分孕妇能自觉胎动。

(5)20 周末：胎儿身长约 25cm，顶臀长 16cm，体重约 320g。皮肤暗红，出现胎脂，全身覆盖毳毛，可见少许头发。开始出现吞咽、排尿功能。自该孕周起，胎儿体重呈线性增长。胎儿运动明显增加，10%~30%时间胎动活跃。

(6)24 周末：胎儿身长约 30cm，顶臀长 21cm，体重约 630g。各脏器均已发育，皮下脂肪开始沉积，因量不多，皮肤呈皱缩状，出现眉毛和睫毛。细小支气管和肺泡已经发育。出生后可有呼吸，但生存力极差。

(7)28 周末：胎儿身长约 35cm，顶臀长 25cm，体重约 1 000g。皮下脂肪不多。皮肤粉红，表面覆盖胎脂。瞳孔膜消失，眼睛半张开。四肢活动好，有呼吸运动。出生后可存活，但易患呼吸窘迫综合征。

(8)32 周末：胎儿身长约 40cm，顶臀长 28cm，体重约 1 700g。皮肤深红，皱缩状。生存能力尚可，出生后注意护理可存活。

(9)36 周末：胎儿身长约 45cm，顶臀长 32cm，体重约 2 500g。皮下脂肪较多，身体圆润，面部皱褶消失。指(趾)甲已达指(趾)端。出生后能啼哭及吸吮，生存力良好，存活率很高。

(10)40 周末:胎儿身长约 50cm,顶臀长 36cm,体重约 3 400g。胎儿发育成熟,皮肤粉红色,皮下脂肪多。足底皮肤有纹理。男性睾丸已降至阴囊内,女性大小阴唇发育良好。出生后哭声响亮,吸吮能力强,能很好存活。

二、胎儿的感觉

感觉是胎儿与外界环境进行交流互动的重要途径。在子宫中的胎儿已经开始感官认识和学习,运用发育中的大脑与感觉去自我学习及适应周围环境。味觉和嗅觉发育始于孕 12 周,第 15 周时胎儿味蕾形成,24 周左右嗅觉细胞开始工作。研究发现,新生儿对于味觉与嗅觉有偏爱,这取决于他们在子宫中已经习惯的味道。胎儿能对母亲的声音、心跳和身体振动做出反应,胎心随着母亲的身体活动和情绪会有所变化,这表示他们已经形成听觉和触觉。

有研究显示,胎儿听到母亲的声音心率会增快,听到陌生人的声音则心率会降低。在孕期最后 3 个月,听母亲读熟悉的故事和新故事时,胎儿的心率会发生变化。胎儿对声音和振动的反应性始于妊娠期的第 26 周,之后反应水平不断提高,32 周左右达到稳定状态。孕 2 个月的胎儿能对刺激产生反应活动,孕 4~5 个月时触及胎儿上唇或舌头会产生嘴的开闭活动。

在所有感觉中,视觉发育成熟所需的时间最长,孕 20 周的胎儿能感受到外界光线,直到第 28 周才会睁开双眼,孕 34~35 周时胎儿的视力与新生儿相当。

胎儿能够进行学习和记忆。在一项试验中,为出生 3d 的婴儿分别播放三段录音,其中一段是母亲在出生前 6 周里朗读过的故事,同时分别为婴儿提供不同的奶嘴。结果发现,婴儿会更多吸吮与母亲曾朗读过的故事同时出现的那个奶嘴,提示婴儿能够识别其在子宫里听过的声音模式。类似的研究也发现,出生 2~4d 的新生儿更偏爱出生前听过的音乐和故事。胎儿对来自外界有意识的刺激行为的感知体验将会长期保留在记忆中,并对其未来的个性、智能及体能产生相应影响。研究显示,母亲在孕期 27 周开始听经典音乐,出生后婴儿身体动作和运动技巧的发育高于对照组。胎教可促进胎儿神经细胞轴突、树突、突触的发育,丰富神经细胞间的连接。应合理运用胎教促进胎儿感觉发展,从而促进大脑的发育。

三、胎儿发育的影响因素

(一)遗传因素

1. 遗传障碍 很多遗传障碍是通过显性和隐性基因作用而导致,常染色体遗传病由常染色体上的致病基因导致,性染色体连锁遗传病由 X 染色体上的致病基因所引起,见表 6-1。

表 6-1 遗传障碍

常染色体显性	常染色体隐性	性染色体隐性
亨廷顿病	苯丙酮尿症	血友病
多指/趾	镰状细胞贫血	脆性 X 综合征
偏头痛	囊肿性纤维化	红绿色盲
精神分裂症	Tay-Sachs 病	门牙缺失
	肾囊肿	夜盲
	白化病	某些类型的肌营养不良
		某些类型的糖尿病

2. 染色体异常 染色体异常是造成有些严重发育问题的重要因素之一，大约有50种不同的染色体异常已经被人类发现，可分为常染色体病和性染色体病两大类。染色体畸变包括数目畸变和结构畸变。最常见的常染色体疾病是21-三体综合征，又称为唐氏综合征，主要是减数分裂过程中第21号染色体分离失败，致使染色体呈三倍体改变导致的疾病，即有47条染色体。猫叫综合征是常见的结构畸变型常染色体异常疾病。常染色体异常也会严重影响发育，甚至引发流产。性染色体异常则常常只引发较小的问题，大多到了青少年期发育迟缓才被发现，最常见的问题是女性多一条染色体（X或Y）或少一条X染色体，X染色体数量或多或少都会引起智力缺陷。男性常见XXY，被称为精曲小管发育不全，有特征性的长手长腿、睾丸发育不全/不成熟，语言和学习障碍较多见。XYY少见，均为男孩，典型表现是身材超高，有轻度精神发育迟滞。

（二）环境因素

异常的胚胎发育可能是受精卵和胎儿所在的多种环境因素作用的结果，特殊的致畸因素若发生在某个特殊时期，会造成受精卵或胚胎的损害，各器官系统在其发育的敏感期最容易受损。

1. 母亲因素

（1）疾病：一些病原体可穿过胎盘屏障，对胚胎和胎儿所产生的伤害远大于孕妇本人。胚胎和胎儿未成熟的免疫系统尚不能产生足够的抗体来有效抵抗各种感染。患风疹病毒的孕妇所生的儿童常出现盲、聋、心脏异常及智力发育落后等问题。其他传染性疾病也是致畸因素（表6-2），其中较为常见的是弓形虫病。性传播疾病是最常见、最具危害性的疾病，可能导致婴儿严重的出生缺陷，或在其他方面影响儿童未来的发展，其中最危险的三种疾病是梅毒、生殖器疱疹及获得性免疫缺陷综合征（简称艾滋病）。

表6-2 可能影响胚胎、胎儿或新生儿发育的常见疾病

疾病	影响			
	流产	生理畸形	智力损伤	低出生体重或难产
性传播疾病				
艾滋病	?	?	?	+
生殖器疱疹	+	+	+	+
梅毒	+	+	+	+
其他疾病				
水痘	−	+	+	+
糖尿病	+	+	+	−
流行性感冒（简称流感）	+	+	?	?
疟疾	+	−	−	+
风疹	+	+	+	+
弓形虫病	+	+	+	+
尿路感染（细菌）	+	−	−	+

注：+表示该疾病会造成此类影响；−表示该疾病不会造成此类影响；？表示尚不清楚该疾病是否会造成此类影响。

（2）药物：妊娠期和哺乳期可以安全使用的药物非常有限。1960 年，德国的一家医药公司开始向市场投放一种药性温和的镇静剂——沙利多胺（反应停），用于缓解孕妇在孕早期的周期性恶心和呕吐，数以千计的妇女在怀孕头两个月服用了反应停，她们意外地生出了有严重生理缺陷的婴儿，如四肢发育畸形或残缺、严重的面部畸形和器官缺陷等问题。

目前已有数十种药物被证明即使是临床推荐剂量也会导致胎儿畸形，包括抗生素类（如四环素、链霉素、新霉素、庆大霉素、土霉素）、抗疟药（如奎宁、氯喹乙胺嘧啶）、镇静催眠药（如地西泮、利眠宁、苯妥英钠、丙戊酸）、抗肿瘤药（如环磷酰胺、甲氨蝶呤、氮芥、苯丁酸氮芥）、激素类药物（如己烯雌酚、雄激素）、非甾体抗炎药（如阿司匹林、水杨酸）、违禁物质（如大麻、可卡因、海洛因）等。

妊娠期用药致畸主要发生于胎儿器官形成期（3~12 周），故孕期应尽量少用药物，尤其在妊娠期的前 3 个月。

（3）烟草、酒精：酒精通过损伤胎盘功能直接或间接影响胎儿发育，酒精对发育中的胎儿的影响从轻到重不等。最严重的是胎儿酒精综合征，表现为精神发育迟滞和身体外部较小畸形，常见于酗酒母亲所生婴儿。即使中度的“社交性饮酒”（一杯啤酒或葡萄酒）也可能导致婴儿出现一些轻微问题，称为胎儿酒精效应，包括生理发育受阻、轻微的生理畸形、动作技能较差、注意力不集中、智力低下及语言学习障碍等。烟草中含有有害物质尼古丁，可导致胎盘发育异常，减少营养输送，对胎儿中枢神经系统造成破坏。吸烟可显著增加流产或新生儿死亡的风险，导致胎儿发育缓慢和低体重儿、胎儿唇裂、腭裂等，影响新生儿的内脏活动节律。孕期暴露于烟草环境下，会对儿童的认知和社会功能发育造成长期影响。

（4）其他因素：母亲的营养、年龄、情绪压力等可影响胚胎及胎儿的发展。①营养：儿童在孕期的发育速度超过其他任何发展阶段，此期依赖母亲提供营养，使孕妇孕期体重增长 10~13.5kg 的健康饮食有助于母婴健康。孕妇通常每日比正常人多需 300~500kcal（1 256~2 093kJ）的热量和更多蛋白质。孕期营养不良会导致中枢神经系统严重受损，抑制免疫系统发育，在最后 3 个月内，严重营养不良可导致死产、新生儿低体重或婴儿夭折等。孕期非常重要的一种关键营养素是叶酸，摄入不足可导致胎儿神经管发育不良。孕妇体重增长过多，可因产后肥胖导致心脏病、糖尿病等一系列健康问题，孕前有肥胖问题的女性所生婴儿发生神经管缺陷的风险是正常人群的两倍。②年龄：女性生育年龄在 23~30 岁为最佳时期。生育年龄与胎儿及新生儿死亡率明显相关，青少年期生育更可能发生早产和分娩低出生体重儿，新生儿死亡风险大大增加。35 岁以上者怀孕时染色体异常的概率增加，更可能导致自发性流产、死胎、早产、发育迟缓、其他分娩并发症及出生缺陷。③情绪压力：如果女性在孕期有严重的情绪压力，其孩子可能会出现较多问题。长期的、严重的情绪压力可导致流产、早产、低出生体重、婴儿呼吸系统疾病和消化系统紊乱的发生风险增高。有研究发现，处于高压力下的母亲所生的孩子可能多动、易怒，饮食、睡眠、排泄无规律。孕妇的某种情绪被唤起时，腺体会分泌出应激激素如肾上腺素，通过胎盘屏障进入胎儿血液，提高胎儿的动作活动水平，而压力则可能降低胎儿的活动水平。与低水平和高水平的压力相比，母亲适度的压力状态也许是子宫内健康发育所必需的，妊娠期适度的压力可促进胎儿脑组织形成。

2. 父亲因素　如果男性经常接触铅、强烈辐射、烟酒、杀虫剂等，其精子可能会出现异常或活性下降。研究表明，与母亲的职业相比，胎儿出生缺陷与父亲职业的联系更强，尤其是那些从事机械操作和装配工作的父亲。男性吸食可卡因等违禁物质也会导致孩子出生缺陷，可卡因可能会依附在精子上，并在受精过程中进入受精卵，从而影响胎儿。经常吸烟的男性更可能将异常基因遗传给后代。父亲的高生育年龄也是导致孩子出生缺陷的一个重要原因，父亲的高生育年龄(通常接近40岁)可能会增加后代患罕见疾病的风险,如马方综合征和侏儒症。

3. 环境风险 常见的环境致畸因素包括辐射、化学物质和污染。基因突变指一种在DNA片段上的突然变化,有些突变是由危险的环境因素所引起,如非离子形式的辐射电磁波和微波,妊娠前重复受到一定剂量辐射的女性,更可能流产或生下有遗传缺陷的孩子。如果父母生育前1年内接受过X射线检查或者工作中接触高浓度的铅,其后代在胎儿期会发育缓慢,出生体重也较低。孕期应尽量避免X射线检查,尤其是子宫和腹部更应避免。孕妇在日常生活中可能会不可避免地接触各种潜在的有毒物质,包括有机染料和颜料,甚至杀虫剂和装饰材料等,若遇到其中一些已明确对动物有致畸作用的物质,应停止接触。在空气和饮用水中,也存在污染物质,例如孕妇可能暴露于高浓度的铅、锌、汞之中,这些重金属对成人及儿童的生理健康和心智能力均有伤害。环境中的有毒物质可能影响父母双方的生殖系统,父母应尽量避免接触相关致畸因素。

拓展专栏

遗传咨询、产前筛查与产前诊断

遗传咨询是由从事医学遗传的专业人员或咨询医师,就咨询对象提出的家庭遗传性疾病相关问题予以解答,并就咨询对象提出的婚育问题给予医学建议。内容包括:帮助患者及其家庭成员梳理家族史和病史,选择合理的遗传学检测方案,解读遗传检测结果,获取详细的临床表型,分析遗传机制,告知患者可能的预后和治疗方法,评估下一代再发风险并制订生育计划等。

产前筛查是对一般低风险孕妇进行系列检查,以发现子代具有遗传性疾病高风险的可疑人群。筛查结果阳性的患者需要进一步确诊试验。妊娠早期和中期采用由超声、血清学检查和无创产前检测技术组成的各种筛查策略,可发现非整倍体染色体异常的高风险胎儿。妊娠20~24周通过超声对胎儿各器官进行系统筛查,可发现严重的、致死性胎儿结构畸形。

产前诊断指对可疑出生缺陷的胎儿,在出生前应用各种检测手段,全面评估胎儿宫内发育状况,对先天性和遗传性疾病做出诊断,为胎儿宫内治疗及选择性流产提供依据。对象为出生缺陷的高风险人群,方法包括胎儿结构观察、染色体核型分析、基因及基因产物的检测等。

第三节 出生和新生儿

新生儿是人类发育的基础阶段,又是胎儿的延续。对母亲而言,孕育生命既带来了巨大的身体压力,又带来混杂着各种复杂情感的特殊精神压力;对孩子而言,出生标志着他开始成为家庭和社区的一员。从出生到成长为幼儿,母亲和孩子都面临着巨大的挑战,出生后的第一个月是母婴适应环境的重要时期。

一、新生儿的出生

(一) 分娩动因与机制

妊娠达到及超过28周(196d),胎儿及其附属物从临产开始至全部从母体娩出的过程称为分娩(labor)。分娩启动的原因至今尚无定论,可能是多因素综合作用的结果,如炎症反应学说、内分泌控制理论、机械性刺激、子宫功能性改变等。随着分子生物学研究技术的发展,目前认为,子宫功能性改变和胎儿成熟是分娩发动的必要条件,即妊娠稳定失衡学说与缩宫素诱导学说。

分娩机制(mechanism of labor)指胎儿先露部通过产道时,为适应母亲骨盆各平面的不同形态，被动进行系列适应性转动，以其最小径线通过产道的全过程。临床以枕先露左前位最多见，故以左枕前位的分娩机制为例，包括衔接、下降、内旋转、仰伸、复位和外旋转、胎肩及胎儿娩出等动作(图6-5)。

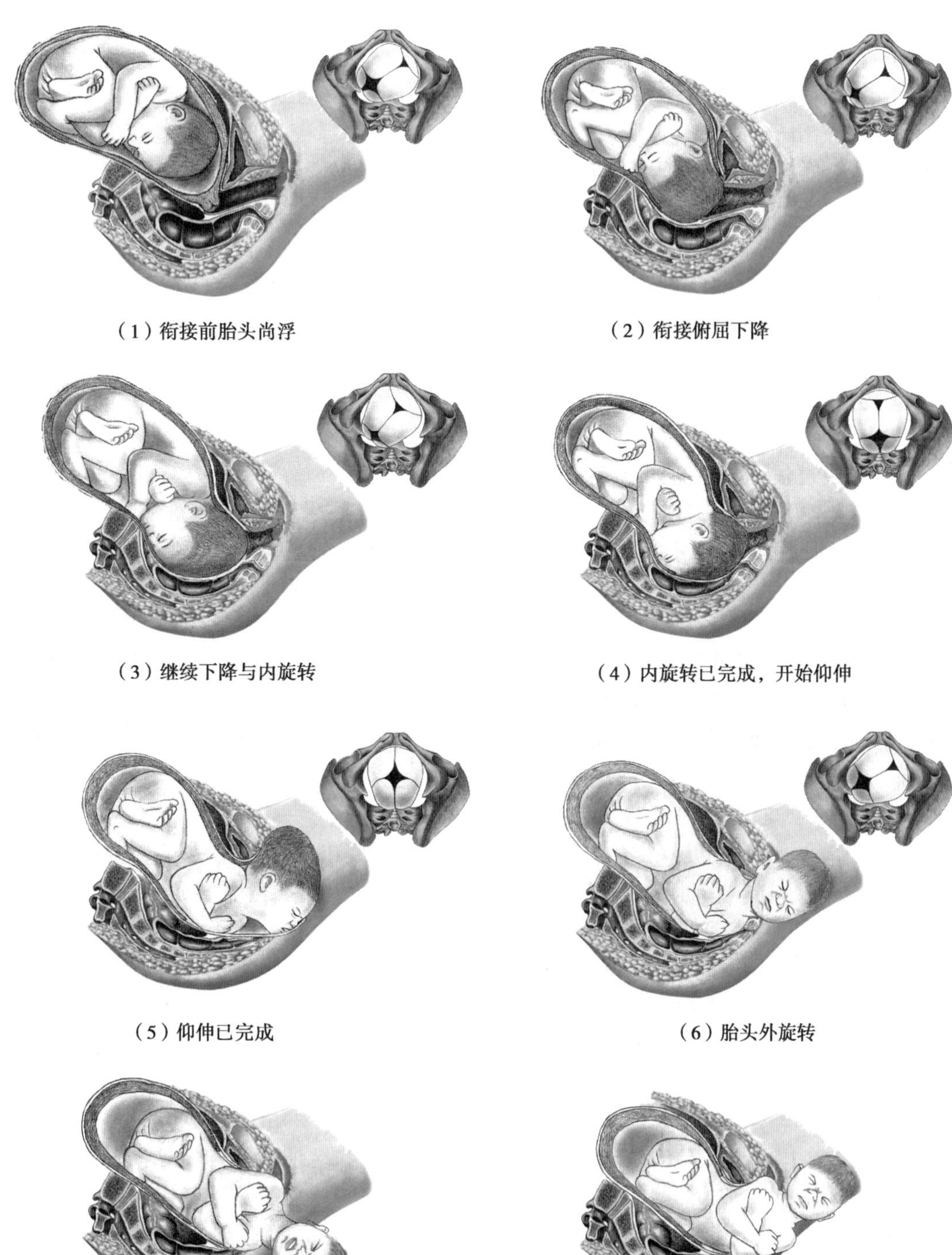

图6-5　分娩机制示意图(左枕前位)

(二) 影响分娩的因素

影响分娩的因素包括:产力、产道、胎儿及产妇的精神心理因素。

1. 产力 将胎儿及其附属物从子宫内逼出的力量称产力。产力包括子宫收缩力(简称宫缩)、腹肌和膈肌收缩力、提肛肌收缩力。

2. 产道 产道是胎儿娩出的通道,分为骨产道和软产道两个部分。骨产道又称真骨盆,其入口平面呈椭圆形,中骨盆平面是骨盆最小平面,呈前后径较长的纵椭圆形,出口平面即骨盆腔的下口。软产道由子宫下段、宫颈、阴道及骨盆底软组织组成,是一个弯曲的软性管道。

3. 胎儿 胎儿能否顺利通过产道,除了产力和产道因素外,还取决于胎儿大小、胎位及有无畸形。

4. 产妇的精神心理因素 分娩是一个正常的生理过程,但对产妇而言,是一种持久而强烈的应激源。产妇的焦虑、不安、恐惧情绪会使机体产生一系列变化,如心率加快、呼吸急促、肺内气体交换不足,致子宫缺氧收缩乏力、产妇体力消耗过多等,同时也促使产妇神经内分泌系统发生变化、交感神经兴奋、血压升高,致胎儿缺血缺氧。

分娩的过程是上述因素综合作用的结果,同时也是胎儿逐步适应母体外部环境的重要过程。

(三) 分娩过程

胎儿从母体娩出的过程称分娩。分娩的全过程称总产程,指从临产开始到胎儿胎盘完全娩出为止的全部过程,按不同阶段的特点将其分为三个产程。分娩的发生不是由某一特殊因素引起的,而是由内分泌、机械性、神经性及免疫性等多种因素之间复杂地相互作用,彼此协调促成的。

1. 第一产程 又称宫颈扩张期,指临产开始直至宫口完全扩张,即宫口开全(10cm)。临产的重要标志为:有规律且逐渐增强的子宫收缩,持续 30s 或以上,间歇 5~6min,同时伴随进行性子宫颈管消失、宫口扩张和胎先露下降。初产妇宫颈扩展较慢,约需 11~12h;经产妇较快,约需 6~8h。第一产程中,每一次宫缩伴随着不同程度的疼痛,应注意为孕妇提供舒适的环境并给予心理社会支持,同时需监测胎儿的状况。

2. 第二产程 又称胎儿娩出期,指从宫口开全至胎儿娩出的全过程。初产妇约需 1~2h,经产妇一般不超过 1h。此期是胎儿自身力量与母亲产道、产力综合作用的重要时期,胎儿转动身体姿势,以适应母亲产道不同平面的形态,同时在产力推动下从母亲阴道娩出。

3. 第三产程 又称胎盘娩出期,指从胎儿娩出后至胎盘胎膜娩出,即胎盘剥离和娩出的全过程,需 5~15min。此期应注意监测产妇生命体征,评估子宫收缩情况,检查胎盘和软产道,估计出血量,评估新生儿。

(四) 分娩方式

1. 阴道分娩 分娩是胎儿适应外界环境的重要过渡期,胎儿经阴道分娩犹如"瓜熟蒂落",是一种正常生理规律。妇女本身的生理结构及孕后各系统所发生的生理性改变,均有利于胎儿的生长及娩出。阴道分娩对母体损伤小,产后恢复快,近期与远期并发症低于剖宫产。临产后,规律子宫收缩能锻炼胎儿的肺脏,增加肺泡弹性,扩张肺泡,有利于新生儿生后自主呼吸的建立,降低新生儿肺透明膜病发生率。阴道分娩时,产道挤压也有利于胎儿肺、鼻、口中的羊水及黏液被挤压出来,防止首次呼吸时吸入呼吸道。同时,阴道分娩的三个逐渐发展的产程,为胎儿向新生儿的转变提供了一个过渡环境,胎儿经过长达十几个小时的适应过程,从母体娩出时,对外部环境已经有了一定的熟悉和适应。

2. 剖宫产　剖宫产是通过下腹切开腹腔，再切开子宫将胎儿取出。剖宫产可在短时间内结束分娩，并对产前异常情况如前置胎盘、胎盘早剥，能迅速止血；对产程延长的孕妇，可防止产程延长所致的子宫破裂。剖宫产被广泛应用于处理高危妊娠和异常分娩，在一定程度上，大大降低了孕产妇和围产儿的死亡率。但剖宫产也带来一些问题，剖宫产术的母亲并发症是正常分娩的 4~6 倍，如近期手术出血、羊水栓塞、术后切口感染；剖宫产出生的儿童容易出现新生儿湿肺、呼吸窘迫综合征、高胆红素血症、生后适应性相对低、低血糖等，远期发生过敏性哮喘、注意力不集中，焦虑、抑郁等神经精神疾病的风险也较高。

同时，阴道分娩过程中，胎儿受到宫缩、产道适度的物理张力改变，机体受到有节奏的挤压刺激，该刺激信息经外周神经系统传递到中枢神经系统，在中枢神经系统经过有效的反馈处理，使胎儿能以最佳的姿势、最小的径线和阻力，顺应产轴曲线娩出，这是各种感觉刺激信息在中枢神经系统的有效组合过程。剖宫产儿则未经此过程影响本位感的建立，以后可能出现感觉统合失调或注意缺陷多动障碍等问题。

学习链接

勒博耶分娩法

胎儿在母亲子宫内生活了 9 个月，子宫环境相对安宁、温暖、半黑暗，分娩让胎儿从安全温暖的母体进入一个陌生、嘈杂、刺眼的环境，使他对这个新环境充满了孤独、焦虑和不安全感。在缺乏安全感的环境中成长大的婴儿，在今后与他人交往中大都缺乏主动交往和移情的能力。因此，出生时应为胎儿营造一个过渡环境，以减轻或消除其面临环境改变所产生的不安全感。勒博耶分娩法就是为这种过渡营造好的条件：将灯光调至微暗，医务人员将初生婴儿轻放在母亲裸露的皮肤上，母亲通过抚摸或按摩来安慰婴儿，继而将新生儿浸浴在温水里，待脐带停止脉动后再剪断脐带。

（五）新生儿照护与评估

无合并症的新生儿应在出生后，尽早与母亲进行母婴皮肤接触，完成第一次母乳喂养。母婴皮肤接触期间，推迟任何常规性操作，如测量体重和身长、常规查体等。新生儿出生评估常用 Apgar 评分方法，见表 6-3。

表 6-3　新生儿 Apgar 评分方法

观察指标	0 分	1 分	2 分
皮肤颜色	青紫或苍白	躯干红润，四肢青紫	全身红润
心率/（次/min）	无	<100	≥100
反射	无反应	有些动作，如皱眉	哭声响亮
呼吸	无	慢，不规则	规则，啼哭
肌张力	松弛	四肢略屈曲	四肢活动

注：各项观察指标分值相加，8~10 分为正常，4~7 分为轻度窒息，0~3 分为重度窒息。分别于生后 1min、5min 和 10min 进行评分。1min 是窒息诊断和分度的依据，5min 及 10min 评分有助于判断复苏效果和预后。

二、新生儿的评估

对于新生儿而言，出生过程是一种应激，但是激活应激激素的分泌具有一定的适应性意义,它可以提高心跳速率并加速有氧血液流入大脑来应对缺氧。出生应激也有助于保障婴儿出生时处于清醒状态并做好呼吸准备。大部分新生儿相当安静,在第一声啼哭后的几分钟之内就开始适应周围的环境了。

(一) 新生儿的分类

1. 根据胎龄分类　足月儿指胎龄 37~42 周(259~293d)的新生儿;早产儿指胎龄未满 37 周(<259d)的新生儿;过期产儿指胎龄≥42 周(≥294d)的新生儿。

2. 根据出生体重分类　低出生体重儿指出生 1h 内的体重<2 500g 者,其中,出生体重低于 1 500g 者称为极低出生体重儿,出生体重低于 1 000g 者称为超低出生体重儿;正常体重儿指出生体重 2 500~4 000g 的新生儿;巨大儿指体重≥4 000g 的新生儿。

3. 根据出生体重和胎龄的关系　小于胎龄儿(small for gestational age infant,SGA)指出生体重在同胎龄儿平均出生体重第 10 个百分位以下的新生儿;适于胎龄儿(appropriate for gestational age infant,AGA)指出生体重在同胎龄儿平均出生体重第 10~90 百分位的新生儿;大于胎龄儿(large for gestational age infant,LGA)指出生体重在同胎龄儿平均出生体重第 90 个百分位以上的新生儿。

(二) 新生儿的外观

新生儿期指胎儿娩出后脐带结扎到满 28d。正常足月儿指胎龄满 37~42 周出生,出生体重 2 500~4 000g,身长超过 47cm,无任何畸形或疾病的活产婴儿。新生儿的特点:头大、躯干长,头部与全身的比例为 1∶4,身体常呈屈曲状,胸部多呈圆柱状。出生后皮肤上覆盖着胎脂,生后数小时吸收。早产儿皮肤鲜红发亮、水肿、毳毛多,头发细软,耳壳软,指(趾)甲未达指(趾)端,足底纹理少,乳腺无结节或结节<4mm,男婴睾丸未降至阴囊,女婴大阴唇不能遮盖小阴唇。

(三) 新生儿的身体系统

出生前胎儿的血液循环、呼吸、营养供给、排泄和温度控制等都通过母体完成。出生后新生儿的所有系统和功能都必须由自己完成。大部分过渡工作都发生在出生后最初的 4~6h 内。新生儿的身体各系统具有生理特殊性,例如,新生儿自娩出、自主呼吸建立,血液循环动力学会发生重大改变,胎盘-脐循环终止,心脏卵圆孔功能性关闭。胃呈水平位,食管下端括约肌松弛而幽门括约肌发达,容易出现溢奶、吐奶情况,消化道面积大、管壁薄、通透性高,易发生肠道感染,甚至坏死性小肠炎症。特异性免疫和非特异性免疫功能均不成熟,IgA、IgM 不易透过胎盘,易发生感染且感染易扩散。出生后最初几天,新生儿会排出黏稠的、墨绿色胎便,主要由胆汁、肠道分泌物、脱落上皮细胞,以及胎儿在子宫内吞入的羊水、胎毛等组成。生后可出现生理性体重下降、生理性黄疸、“马牙”或“螳螂嘴”、水肿、新生儿红斑、粟粒疹、假月经、乳腺肿大等状况。

(四) 反射

反射(reflex)指机体对内在或外在刺激有规律的反应,可分为条件反射和非条件反射。据估计,婴儿有 27 种主要的反射行为,其中大部分反射在出生时或出生后不久就会表现出来。原始反射(primitive reflex)是新生儿与生俱来的非条件反射,这些不受意识控制的反应是婴儿一出生就具有的,大部分随年龄增长在一定的年龄期消失,说明了人类是从比较简单的生命形式进化而来的。如吸吮反射、觅食反射和莫罗反射(又称惊跳反射)与生存和安全等本能需要有关,能加强个体与照护者之间的联结。

出生后的后半年内,大部分原始反射逐渐消失,但一些具有保护性功能的反射如眨眼、瞳孔反射等会保留。那些不再需要的反射适时消失,表明大脑皮质高级中枢日渐发育成熟,开始控制自主行为，皮质下中枢逐渐失去控制权，因此，可以通过观察婴儿是否存在特定反射来判断其神经发育状况。

反射是新生儿最明显的有组织的行为。有些反射具有很明显的适应价值，即具有生存意义，能保护婴儿免受不良刺激伤害，帮助其满足基本需要；有些反射可为稍后将要发育的复杂动作技能奠定基础；还有一些反射可帮助早期社会关系的建立，例如，婴儿如果会搜寻并找到乳头，哺喂时毫不费力，手被触碰时会紧紧握住，这些都会鼓励父母给予亲切的回应，增强父母作为抚育者的胜任感。总之，一整套完整的婴儿反射系统说明，婴儿已经为面对生活中的各种挑战做好了积极的准备，而一些反射的出现与消失，也是婴儿神经系统正常发育的证据。新生儿常见反射见表 6-4。

表 6-4　新生儿常见反射

反射	刺激	反应	消失的时间	功能
眨眼反射	强光照射眼睛或在头附近击掌	婴儿迅速闭眼或眨眼	永久存在	免受强烈的刺激
瞳孔反射	以强光照射婴儿眼睛	遇强光瞳孔收缩，在黑暗中或光线较弱的环境中瞳孔放大	永久存在	保护眼睛免受强光刺激，使视觉系统适应低亮度环境
觅食反射	以乳头或手指触及婴儿靠近嘴角的面颊	婴儿转头张嘴做出吸吮动作	3 周	帮助婴儿找到乳头
吸吮反射	把手指放入婴儿口中	婴儿有节奏地吸吮手指	4 个月后被自主吸吮取代	为进食提供了可能
紧张性颈反射	当婴儿清醒且仰卧时，将其头偏向一侧	做出击剑姿势，头所朝向侧的手臂伸展到眼前，另一侧手臂弯曲	4 个月时消失	为婴儿自主伸手做准备
抓握反射	把手指放在新生儿手中并按压手掌	手指立即被其紧紧抓住不放	3~4 个月时消失	为婴儿自主抓握做准备
拥抱反射	在婴儿的附近突然发出响声或轻轻地突然将其“坠落”	婴儿张开双腿、双臂和手指，弓背仰头	6 个月时消失	在人类进化过程中，可帮助婴儿抓紧母亲
踏步反射	托着新生儿的腋下让其光脚接触平面	婴儿交替抬起双脚做迈步动作	大多数婴儿在 8 周时消失	为婴儿自主行走做准备
巴宾斯基反射	由婴儿脚跟部向前划足掌外侧缘	脚趾呈扇形展开，然后蜷曲，同时脚向内扭曲	8~12 个月时消失	未知

（五）新生儿的行为状态

1. 觉醒与睡眠　新生儿睡眠和觉醒的基本状态可分为：①安静睡眠（非快速眼动睡眠），眼闭合，无眼球运动和自然躯体运动，呼吸规则。②活动睡眠（快速眼动睡眠），眼闭合，眼球在闭合眼睑下快速活动，常有吸吮动作，肌肉震颤，间断有大的舞蹈样肢体运动，身体像伸懒腰，偶尔发生呼吸不规则；脸部常有表情如微笑、皱眉或怪相。③瞌睡，眼可张开或闭合，眼睑闪动，有不同程度的躯体活动。④安静觉醒，眼睁开，机敏、活动少，能集中注意力于刺激源。⑤活动觉醒，眼睁开，活动多，不易集中注意力。⑥哭，眼睛部分或完全闭上，大的全身动作，哭泣或烦躁。新生儿终日在不同的睡眠和觉醒状态之间转换，从深睡眠到浅睡眠，再到哭闹醒来；哺喂之后变得困倦，又重新进入深睡眠状态，这个循环大概 2 小时 1 次。但不同婴儿的日常节律有很大差异，这也影响着父母对婴儿的态度和互动方式。

新生儿在一天之内所经历的可预见的、有规律的状态转换，说明其内部调节机制具有良好的组织性。新生儿大部分时间都处于睡眠状态，每天大约 20h。从安静睡眠到活动睡眠作为一个睡眠周期，新生儿一个睡眠周期平均 45min，活动睡眠和安静睡眠各占一半，每天有 18~20 个睡眠周期。睡眠分为快速眼动睡眠和非快速眼动睡眠，新生儿快速眼动睡眠占其睡眠时间的 50%，3~5 年内下降至成人的 20%水平，快速眼动睡眠的刺激为婴儿提供了中枢神经系统发育必需的刺激。快速眼球运动保证了睡眠期间眼睛得到充分的氧供应。

由于新生儿的正常睡眠行为是有组织且模式化的，对睡眠状态的观察有助于鉴别中枢神经系统异常、脑部受到损伤或经历过严重分娩创伤的婴儿，他们常会出现混乱的快速眼动睡眠-非快速眼动睡眠周期。睡眠组织性差的婴儿可能会出现行为紊乱，使其难以进行学习及唤起与照护者的互动，而这些互动也正是促进婴儿发展所必需的。

2. 哭　哭也是婴儿状态的一种常见表现，婴儿有 2%~11%的时间在哭泣，在最初的几周内，哭的时间会增多，6 个月时是哭的高峰。啼哭是婴儿的第一种沟通方式。婴儿最初的啼哭是一种对身体不适的、非习得性的无意识反应，他们通过这种痛苦的信号引起照护者关注。出生后的几周内，所有婴儿都会出现难以抚慰的烦躁期。但大多数时候，哭闹的类型及照顾新生儿的经验都有助于父母找到婴儿哭闹的原因。大多数新生儿的早期啼哭是由生理不适引起的，如饥饿、疼痛、大小便。婴儿的哭声在几乎所有人身上都会激起强烈的唤醒和不适感，这种强烈的反应也许是人类身上先天设定的程序，以保证婴儿能够得到生存所必需的照护和保护。婴儿有一整套表达各种信息的哭声，疼痛、愤怒或饥饿的哭声各有不同，例如，愤怒的哭声声音更大、更急切，疼痛引起的哭则是突然发生的。有时可通过婴儿的哭声来分辨一些先天性问题，早产儿、营养不良、大脑损伤的婴儿更容易发出刺耳的、无节律的哭声，这些哭声听起来可能更加“刺耳”。因此，婴儿的哭声不仅是与父母的重要交流信号，也是一种有意义的临床诊断工具。

（六）新生儿的行为能力

1. 感觉能力　新生儿的感觉能力超常，因为他们需要以感觉为基础与周围人互动。感觉能力包括（表 6-5）：

（1）视觉：是新生儿最不发达的感官。虽然新生儿生后即有完整的视觉传导通路，但处于初级形成阶段，随机体发育而不断完善。正常新生儿在觉醒状态下，能注视物体和移动眼睛和头，追随物体移动的方向，这是中枢神经系统完整性的最好预测指标之一。眼电图检查发现，新生儿眼随物体移动时，眼有共轭功能。应用动力视网膜镜观察发现，新生儿的视焦距为 19cm，视焦距调节能力差，且视敏度即分辨力的精细程度也较差，因此红球在眼前 20cm 才能发现目标，在此基础上，沿水平方向移动红球，新生儿的头和目光可随之转动，称为寻觅行为。能够聚焦的最佳距离是 20~25. 4cm，这也可能是在喂奶时，新生儿的眼睛与母亲脸部的距离。

（2）听觉：新生儿的听觉反应体现了前庭蜗神经（又称位听神经）功能。胎龄 28 周的早产儿仅对外界噪声刺激有眨眼或惊跳的反应，而足月儿对声音的反应会逐渐敏感和明确，如声音刺激后终止进行中的动作、停止啼哭。正常新生儿在觉醒状态下，在其耳边柔声呼唤或说话，头会慢慢转向发声方，眼睛寻找声源，但如果音频过高或过弱，新生儿头反而转离声源或用哭声来表达抗拒。与纯音相比，新生儿更喜欢复杂的声音，如喧闹声和说话声。出生数天的新生儿已能分辨一些声音模式间的差异，以及快乐动听的言语与消极或中性情绪的言语。人类的嗓音是婴儿最能辨别清晰的声音，而且能够根据气味、形象或声音，立刻将母亲/日常照料者从其他人中区分开来。

（3）味觉、嗅觉和触觉：新生儿出生后即存在嗅觉和味觉，表现为将新生儿抱在怀中，新生儿可自动寻找母亲的乳头。出生后5天，新生儿能识别自己母亲的奶垫和其他乳母奶垫的气味；喂糖水后新生儿即可出现吸吮动作；生后1天，新生儿对不同浓度糖水表现出不同的吸吮速度和吸吮量。从一些原始反射中，可以证实新生儿出生后即有触觉存在，如口周皮肤接触东西后，新生儿会出现寻找动作，即觅食反射；触及其手心和足心，新生儿会出现指（趾）弯曲动作。突然暴露于冷环境中会大哭、战栗，轻柔抚摸新生儿皮肤可使其安静、舒适、满足感增强。

表6-5 新生儿的感觉能力

感觉	能力
视觉	刚出生时是所有感觉中发展水平最低的；视觉适宜及视敏度有限，对光敏感；能分辨一些颜色；能用视线跟踪移动的物体
听觉	会转向声音传来的方向；对轻微的声音不如成人敏感，但能分辨不同音量、方向和频率的声音；对语言尤其有反应；能辨认妈妈的声音
味觉	喜欢甜的溶液；能分辨甜、咸、酸、苦四种味道
嗅觉	能察觉到各种气味；闻到不喜欢的气味会把头扭到一边；母乳喂养的婴儿能根据乳房和腋下的气味，辨认出自己的妈妈
触觉	对抚摸、温度变化和疼痛有反应

2. 习惯形成　睡眠时给予一系列间隔数秒的光或声刺激，新生儿有反应逐渐减弱至消失的能力。对一种刺激习惯形成后，再接受另一种刺激，又将出现反应。说明对前者反应减弱是有选择的。以上行为需要具备对刺激有反应、短期记忆和区分不同刺激的能力，可以认为这是一种简单形式的学习。

3. 相互作用　有研究发现，抱起生后2~3d哭闹的新生儿，竖靠在肩上，88%的新生儿不仅停止哭闹，而且睁开眼睛。新生儿哭闹是引起成人反应的主要方式，他们的表情，如注视、微笑、皱眉也能引起父母的反应，父母与新生儿的关系中，新生儿起决定性作用。

（七）新生儿行为评估

有多种工具可用于新生儿行为评估，最常用的是Brazelton新生儿行为评价量表（neonatal behavioral assessment scale，NBAS）。鲍秀兰等借鉴NBAS和法国Amiel-Tison神经运动测定方法并结合自己的经验，创立了中国新生儿20项神经行为测定方法（NBNA）。NBNA只适用于足月新生儿，若用于早产儿评估，需待纠正胎龄满40周后再做。该方法可用于了解新生儿行为能力，有利于早期开发智力，也有助于发现轻微的脑损伤，及早干预，改善预后。

我国20项新生儿神经行为测查内容分为5个部分。①行为能力（6项）：对光的习惯形成、对咯咯声的习惯形成、非生物性听定向反应（对“咯咯”声的反应）、生物性视听定向反应（对说话人的脸反应）、非生物视定向反应（对红球的反应）、安慰；②被动肌张力（4项）：围巾征、前臂弹回、下肢弹回、腘窝角；③主动肌张力（4项）：颈屈肌和伸肌的主动收缩（头竖立反应）、手握持、支持反应、牵拉反应；④原始反射（3项）：自动踏步或放置反应、拥抱反射、吸吮反射；⑤一般反应（3项）：觉醒度、哭、活动度。每一项评分分为0分、1分、2分三个分度,满分40分,35分以下为异常。

(八) 新生儿疾病筛查

新生儿疾病筛查指通过血液检查对某些危害严重的先天性代谢病及内分泌系统疾病进行群体过筛,使患儿得以早期诊断、早期治疗,避免因脑、肝、肾等损害导致生长、智力发育障碍,甚至死亡。很多国家对新生儿疾病筛查覆盖率近100%。我国新生儿疾病筛查始于1981年,包括遗传代谢病筛查(如苯丙酮尿症、先天性甲状腺功能减退症、先天性肾上腺皮质增生症、葡萄糖-6-磷酸脱氢酶缺乏症)、听力筛查、早产儿视网膜病筛查等。

(九) 出生时的潜在问题

1. 缺氧 大约有1%的婴儿出生时会表现出缺氧症的迹象。许多婴儿会因为在出生过程中脐带绕颈、打结或受到挤压而导致供氧中断,婴儿臀位分娩、产妇使用麻醉剂抑制婴儿呼吸、新生儿窒息等情况也容易发生供氧中断。虽然新生儿对缺氧的承受时间可能超过年长儿和成人,但是如果呼吸中止3~4min以上,将可能造成永久性大脑损伤。另外可能导致缺氧症的因素是母婴Rh因子不相容。经历过轻微缺氧症的婴儿出生后常有烦躁不安,3岁前动作和智力发展测试评分可能低于正常水平。较长时间的缺氧可能导致神经损伤和永久性残疾,例如研究发现4~6岁儿童动作技能的成熟程度与围产期缺氧量呈负相关,产前缺氧与成年后患心脏病风险增加有关。

2. 早产与低出生体重 由于宫内营养不良(宫内发育迟缓)或时间不足(早产),达不到正常的成熟度,从出生就面临诸多健康问题。由于各器官系统发育不成熟,易患各种疾病,胎龄越小,出生体重越轻,其死亡的危险性越大。由于宫内储备不足,生后早期生活能力差,加之各种并发症的影响,存在累积营养不良及随之而来的生长迟缓,即宫外生长迟缓。而生后过度喂养促其生长过快,则容易导致儿童肥胖及成年期代谢综合征的发生。

早产和低出生体重与成年期疾病明显相关,如冠心病、高血压、肥胖、2型糖尿病等,且在生命的不同阶段对其相关危险因素的易感性增加。此外,早产儿和低体重儿在智力发育、情绪行为、社会适应及学业成绩等方面也存在较多问题。早产儿和低体重儿的长期预后,在很大程度上依赖于其成长环境,需要给予特别的关心并创造一个稳定的、支持性的成长环境,从而促进其认知和情感的发展。

三、新生儿的照护

(一) 父母准备

父母有效的抚育,对新生儿的生存和最佳发展至关重要,准父母需要为其新角色做好准备。妊娠末期,母亲开始分泌催产素,这种激素能刺激子宫收缩,促使乳房分泌乳汁,使母亲心情平静放松并增进婴儿的反应性。有研究发现,参加孕期课程的新爸爸们会在分娩期左右与妈妈们出现一致的激素变化,尤其是催乳素和雌激素增加,同时雄激素会减少。在动物和人类研究中,这些变化与对婴儿的积极的情绪反应和父母的养育行为有关。

婴儿出生的最初几分钟,对母亲而言,将是一段特殊的时光,如果有机会与新生儿待在一起,那么母亲将尽享婴儿带来的快乐。婴儿出生后最初6~12h是母婴情感纽带建立的敏感期,此时,母亲已完全准备好能迅速对婴儿的需求做出反应并对婴儿产生强烈的情感。因此,应鼓励母婴早接触,以促进情感纽带的建立。

虽然与分娩有关的激素有助于养育,但其分泌和产生的效果还取决于环境,如良好的夫妻关系、丈夫对孕妇的关爱。在新生儿出生的最初几周充满了巨大挑战,母亲需要从分娩中恢复过来。如果进行母乳喂养,还需要投入精力去建立亲子之间的亲密关系。像母亲一样,父亲同样经历着孩子出生这一重大生活事件,心情非常复杂,有积极情绪也有消极情绪。有研究发现,初为人父者承认他们在妻子分娩时感到非常害怕,但是他们会尽力保持平静。虽然他们把生孩子描述为"一个折磨人的、倍感压力的考验",但是当婴儿出生时,他们的消极情绪一般会被轻松、骄傲和喜悦所代替。和初为人母者一样,初为人父者经常对婴儿表现出投入状态,即对婴儿有强烈的迷恋,非常渴望触摸、拥抱和爱抚这个家庭新成员。与新生儿的早期接触可以使父亲感到与妻子的关系更紧密,家庭归属感更强。孩子出生时父亲在旁边,不仅对产妇有重要的支持作用,而且可以促使其喜欢与新生儿亲密接触。

(二) 健康照护

1. 生活起居　根据新生儿的生理特点对其生活的主要内容进行合理安排,以保证其生活的规律性和稳定性。新生儿每天大约有 20h 的时间都在睡觉,注意观察新生儿是否出现睡觉易惊醒、睡觉时发出"哼哼唧唧"的声音、睡醒后哭闹难止等,这些都是睡眠不良的表现。检查和避免引起睡眠不良的原因,如睡前进食过饱、大小便刺激、身体不适、蚊虫叮咬、皮肤过敏、受惊吓等。应保证新生儿有充足的睡眠时间,并做到规律地觉醒和睡眠。

2. 身体活动　身体活动和体格锻炼不仅有益婴儿的体格健康,更有助于其运动和认知发展。可帮助新生儿练习俯卧、抓手指、抚触、游泳等,活动中注意新生儿精神状态和对身体活动的反应,活动后注意观察精神、食欲、睡眠等状况。

3. 疾病预防　促进性和预防性措施是保障健康的基本措施。"三浴"(日光浴、空气浴、水浴)锻炼对增强新生儿体质简单易行。此外,应做好照护者个人和家庭的环境卫生。保证整洁的环境、清洁的水源、干净的日常生活用品及玩具,尤其注意手卫生,以减少感染风险。做好新生儿生活环境及奶具、毛巾等生活用品的清洁消毒。严格防控传染性疾病,及时接种卡介苗和乙肝疫苗等。

4. 健康监测　定期进行健康检查,应用生长监测图,监测新生儿体重与身长增长情况及发育里程碑指标;评估营养状况、体格生长和神经认知、情绪、行为发展,了解影响新生儿生长发育的风险性因素和保护性因素;早期筛查,及时发现偏离和疾病。目前我国法定新生儿筛查疾病包括遗传代谢病筛查、听力筛查、早产儿视网膜病筛查等。按照国家基本公共卫生服务《0~6 岁儿童健康管理服务规范》要求进行新生儿访视和健康检查,提供积极的照护服务和全日健康观察,对喂养、睡眠、排便等养育照护相关问题,及时予以干预和矫正。

5. 照护培训　照护者良好的健康、情绪以及经济和社会保障是为新生儿提供适宜养育照护的重要条件。应关注照护者,尤其新生儿母亲的身心健康可为其提供必要的帮助。培训有助于提高照护者的养育照护知识和技能,为新生儿提供温暖的、具有支持性的、能敏感地发现婴儿需求的并能及时对婴儿做出回应的良好养育照护环境。可开展多种形式的教育培训,包括但不限于线上线下培训班、家庭访视、父母课堂、咨询指导、小组活动等形式,内容涵盖婴儿健康、卫生与安全、疾病预防、营养喂养、日常照护、交流与玩耍及良好行为习惯培养等。

(三) 营养照护

1. 母亲孕期及哺乳期营养　孕早期膳食应富含营养、清淡易消化,保证足量富含碳水化合物和叶酸的食物,每日补充叶酸 400μg,戒烟酒。孕中晚期及哺乳期适当增加鱼、禽、蛋、瘦肉、海产品的摄入,增加优质蛋白质摄入,为孕 20 周后胎儿脑和视网膜功能发育提供必需的长链多不饱和脂肪酸;适当增加乳类摄入,建议每日至少摄入 250ml 的奶制品并补充钙剂,钙的日摄入总量达 1 000~1 200mg;多进食含铁丰富的食物,每日补充 30~60mg 的铁。整个孕期要定期监测体重并保证适量的身体活动，保证体重适宜增长。

2. 母乳与配方奶喂养 新生儿出生后宜立即开始母婴皮肤接触，尽早母乳喂养；出生后6月龄内，应保证纯母乳喂养，除维生素滴剂或药物外，不添加水和其他任何食物；帮助新生儿建立良好的乳房含接和有效吸吮，实施按需哺乳，每天吸吮不少于8次；母婴分离时，建议挤出母乳喂养婴儿。关心哺乳期母亲的身心健康，保证母亲愉悦的心情、充足的休息和良好的营养。如果母乳分泌确实不足或因婴儿、母亲疾病原因不适宜母乳喂养，需要为新生儿提供适宜的母乳替代品，首选婴儿配方奶。特殊疾病婴儿应在医生指导下，选用特殊婴儿配方奶，完全水解蛋白配方奶粉常和氨基酸配方奶粉用于牛奶蛋白过敏的婴儿。

（四）安全照护

1. 居家安全 保证新生儿处于安全的日常生活环境，避免室内吸烟和有毒有害物质暴露。建议新生儿单独睡婴儿床，做好安全护栏；喂养时抱起婴儿，喂养后让婴儿右侧卧位，以避免溢乳后吸入或窒息。

2. 食品安全 母乳喂养注意乳房清洁和手卫生。挤出的母乳存放于干净的容器或特备的“乳袋”，可以在常温下安全保存3~4h，冰箱冷藏（4℃）存储不超过48h，冷冻（-20℃）保存2~3个月，喂养前用温水加热至40℃左右；建议使用40℃的温开水配制配方粉，配制好的奶液应立即食用，未喝完的奶液建议尽快丢弃，在空气中静置时间不超过2h。

（五）回应性照护

回应性照护是提供满足婴幼儿生理和心理需求的积极照护实践，其核心是在日常生活中观察并及时了解婴幼儿动作、声音、表情和口头请求的需求，并及时给予积极恰当的回应。回应性照护并不仅仅适用于新生儿，而是需要贯穿儿童成长的全过程。对于新生儿和婴儿而言，出生第一年对外界的基本信任感的建立与回应性照护密切相关。

1. 建立亲子关系 亲子关系指孩童与其主要抚养人（主要是父母）之间的交往关系。它是孩童生活中最基本也是最主要的社会关系。良好的亲子关系可给新生儿带来心理的安全感，支持其不断探索、学习，使其在情感、社交和认知方面良好发展。出生后的第一个小时是建立亲子依恋关系的特殊“敏感期”，应鼓励母婴早接触、早开奶、早吸吮。新生儿期应积极培育亲情和育儿技能，与婴儿进行眼神交流、语言交流、面部交流，玩游戏，哺乳时哼唱儿歌、轻声交谈、温柔抚摸，可以增进亲子关系。

2. 敏感观察 每个孩子都具有独特性和个体差异，其行为表现存在着多样性和多元性。新生儿和婴儿通过动作、面部表情、声音或手势发出信号，表达自己的生理、心理需求。照护者在日常生活中通过仔细观察、记录孩子的生理节律、活动和能力水平，逐步了解并掌握其个性特点。将孩子看作独立的个体，敏感注意并能看懂其不同需求所发出的信号及其行为背后的含义，准确判断其需求和情绪体验，进行适当的互动回应；敏感识别疾病征兆，妥善处理和应对疾病。

3. 恰当回应 回应是照护者解读孩子行为后做出的反应，恰当回应不仅具有及时性还应具有合理性，即养育者所做出的反馈应符合孩子年龄、心理发展特点及环境需求，避免不恰当的回应。回应性喂养强调喂养过程中养育者和孩子之间的互动，照护者鼓励婴儿发出饥饿和饱足信号，并给予及时恰当的回应。

4. 互动沟通 互动与沟通是人与人、人与环境交互作用的过程，不仅可以帮助照护者更好地进行回应性照护，形成良好的亲子关系，也能帮助儿童将来建立良好的人际关系。日常的生活环境是孩子与照护者产生沟通和互动的最主要场所，当孩子与照护者共同关注一件物品、参与一件事时，沟通和互动就自然发生了。此时，照护者需要了解孩子独特的沟通方式：哭声、语言、动作、手势和面部表情以及身体姿势，除了仔细倾听、解读其沟通目的外，还需调动合适的身体姿势、表情、眼神、肢体动作及语言、声音去传递易为新生儿/婴儿观察到、注意到并适合其理解的有效信息。当照护者的沟通行为被孩子所理解时，他们可以继续予以回应，维持互动。

（六）早期学习

与回应性照护一样，早期学习也并不仅仅适用于新生儿，下述的主要思想和方法同样适用于婴幼儿和低龄儿童。

1. 关爱与引导　用温柔的语气和婴儿说话，主动识别并及时有效地应答孩子的生理与心理需求。即使照护者很忙，也可以通过目光、微笑、点头、问候等告诉孩子，家人在关注他；照护者和家庭成员应采用一致的养育态度和行为对待孩子。

2. 玩耍与游戏　孩子在日常生活的玩耍与游戏活动中，获得身体运动和动手的能力、认知和社会情绪技能的发展。可提供适合的场地、玩具或家常物品，引导新生儿锻炼视觉、听觉、触觉、身体力量、灵活性和协调性及手眼协调等能力，如让新生儿抓手指或有柄玩具，用红球进行视觉训练，用摇铃在耳边轻轻摇动，被动操，抚触，俯卧训练等。

3. 交流与语言　创造丰富的交流环境，如及时回应、模仿新生儿/婴儿发声，以鼓励其发音，达到“交流应答”的效果。培养孩子对语言的理解能力，将实际物体、动作、指令等与语言相联系。经常同孩子交流，引导其发“baba”“mama”等语音，提高其对发音的兴趣。

4. 资源与机会　提供良好的早期学习环境、资源和机会，对于儿童潜能发展至关重要，特别是对来自弱势群体或有早期发展风险因素的儿童尤其重要。早期学习的机会在日常生活中时时处处存在。即使照护者很忙碌，也可以在喂食、洗澡和其他日常家务中，积极地与孩子交流和互动，每天创造至少 30min 的优质亲子共处时间。社区卫生服务中心、妇幼保健机构等专业机构应利用儿童健康检查等机会，或者利用社区资源，建立家长交流与互助的团体，为家长提供有关早期学习机会的信息、支持和咨询指导。

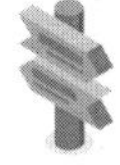

学习路标

1. 遗传因素如何决定性别，如何传递正常和异常性状？

遗传的基本单元是基因，基因由脱氧核糖核酸（DNA）构成。DNA 所携带的生物化学信息或遗传密码控制着细胞结构和功能的发展。每个基因在染色体上都有确定的位置。卵细胞和精子相结合形成受精卵，这个新细胞会从母亲和父亲身上分别遗传 23 条染色体，然后共同组成 23 对染色体——22 对常染色体和 1 对性染色体。女性从父母双方那里继承的都是 X 染色体，男性则从父亲那里继承了一条 Y 染色体。最简单的遗传传递模式是显性遗传和隐性遗传。出生缺陷和疾病可能是由显性遗传、隐性遗传或伴性遗传基因突变或基因印刻导致的。染色体异常会引起出生缺陷。

2. 胎儿发育分为几个阶段？

胎儿发育主要包括三个阶段：①受精卵期，约持续两周，从受精开始到受精卵植入子宫内膜时结束，包括受精卵的形成、着床、支持系统的发育。②胚胎期，从着床开始持续到孕期第 8 周，这是怀孕期间变化最大的时期，所有主要的器官均已成形，一些器官已经开始发挥功能。该阶段也是器官发育的关键期，对致畸因素的易感性最强，此期受到干扰可能会造成严重缺陷。③胎儿期，指从第 9 周到胎儿出生。此时所有器官相互协调，准备出生。胎儿具备基本的感觉能力，会活动，开始使用器官，为出生后使用这些系统做准备。

3. 哪些环境因素会影响胎儿发育?

重要的环境影响包括:母亲的营养状况、身体活动、烟酒或其他药物依赖、母亲罹患疾病尤其是传染病、压力、年龄及外部环境的危险因素。这些外部环境也可能对父亲的精子产生不良影响。

4. 分娩过程分为哪几个阶段?

分娩的全过程称为总产程,指从临产开始到胎儿胎盘完全娩出为止的全部过程。按不同阶段的特点将其分为三个产程:①第一产程,又称宫颈扩张期,指临产开始直至宫口完全扩张,即宫口开全(10cm)。初产妇约需 11~12h,经产妇约需 6~8h。②第二产程,又称胎儿娩出期,指从宫口开全至胎儿娩出的全过程。初产妇约需 1~2h,经产妇一般不超过 1h。③第三产程,又称胎盘娩出期,指从胎儿娩出后至胎盘胎膜娩出,即胎盘剥离和娩出的全过程,约需 5~15min。

5. 新生儿的睡眠和觉醒有何特点?

新生儿的睡眠与觉醒状态可分为安静睡眠、活动睡眠、瞌睡、安静觉醒、活动觉醒、哭。新生儿大部分时间都处于睡眠状态,每天大约 20h。从安静睡眠到活动睡眠作为一个睡眠周期,平均 45min,活动睡眠和安静睡眠各占一半,每天有 18~20 个睡眠周期。

6. 新生儿的感觉能力有何特点?

视觉是新生儿最不发达的感官,新生儿视焦距调节能力差,且视敏度,即分辨力的精细程度也较差。新生儿的听觉很好,能够区分不同强度、方向、持续时间和频率的声音;更偏爱妈妈的声音;对所听到的语言中的音素对比度非常敏感。具有明显的味觉偏爱,喜欢甜味,能分辨甜、咸、酸、苦四种味道;会回避令人不愉快的气味,能根据气味辨认出自己的妈妈;新生儿对抚摸、温度和疼痛也非常敏感。

7. 如何评估新生儿的行为状况?

最常用的是 Brazelton 新生儿行为评价量表(neonatal behavioral assessment scale, NBAS)。鲍秀兰等借鉴 NBAS 和法国 Amiel-Tison 神经运动测定方法并结合自己的经验,创立了中国新生儿 20 项神经行为测定方法(NBNA)。NBNA 只适用于足月新生儿,若用于早产儿测查需待纠正胎龄满 40 周后再做。该方法可用于了解新生儿行为能力,有利于早期开发智力,也有助于发现轻微的脑损伤,及早干预,改善预后。我国的 20 项新生儿神经行为测查内容分为行为能力、被动肌张力、主动肌张力、原始反射、一般反应 5 个部分。

8. 新生儿的养育照护要点有哪些?

准父母做好养育婴儿的准备,如生理、心理准备;做好新生儿的健康照护,如生活起居、身体活动、疾病预防、健康监测、照护培训;做好新生儿的营养照护,如母亲孕期和哺乳期营养、母乳及配方奶喂养;做好新生儿的安全照护,如居家安全、食品安全;做好新生儿的回应性照护,如建立亲子关系、敏感观察、恰当回应、互动沟通;做好新生儿的早期学习,如关爱与引导、玩耍与游戏、交流与语言、资源与机会。

【思考题】

1. 胎儿具备哪些感觉能力?这些初步的能力如何帮助胎儿与母亲和外界环境互动?

2. 与正常的阴道分娩相比,剖宫产可能会对儿童身心发展带来哪些不利影响?为什么?

3. 新生儿与生俱来的反射能力如何帮助他适应外部环境?父母/照护者应如何利用这些反射促进新生儿/婴儿的发展?

4. 你如何理解回应性照护?尝试结合日常生活场景,举例阐释回应性照护的主要思想。

(彭文涛)

第七章

婴幼儿期

学习目标

◆ **掌握**

婴幼儿身体、动作和感知觉发育的基本规律；皮亚杰认知发展理论对婴幼儿认知发展阶段的划分及各阶段的特征；婴幼儿情绪、依恋关系、道德发展的特征。

◆ **熟悉**

婴幼儿保健的要点；早期语言的发展过程和特征；婴幼儿的游戏。

◆ **了解**

婴幼儿期常见的健康问题及其识别。

典型成长故事

林达的故事

林达是个非常漂亮的2岁11个月的女孩，她生长在一个殷实的知识分子家庭。爸爸妈妈在英国留学期间相识、相爱并有了爱情的结晶。家里人有一个共同的愿望，那就是要让林达接受最好的教育，把她培养成一个举止优雅、知书达理的淑女。为了带好林达，妈妈辞去白领工作，专心在家带她。林达6个月大，妈妈便开始把林达送到不同的早教机构，而且选择不多于3个孩子的小班，这样就能避免因接触过多人而造成感染疾病的可能。即便不上早教班的时间，妈妈也让林达尽量待在家里听音乐、看歌剧、搭20块以上的积木。她觉得，小朋友就应该尽早接触高雅艺术，开发大脑功能，这样才能尽可能地激发潜能。从林达10个月大开始，妈妈就着手锻炼林达使用自己的小马桶在卫生间大便，而且不允许有旁人在旁边……在妈妈的不辞辛劳下，林达果然被培养成异常安静、听话的“小淑女”，家里人常常以此为傲！妈妈觉得小区虽然属于高档住宅，但人还是有点多，她不确定那些常在小区里被“溜”的娃是什么样的家庭背景，所以基本避免让林达与其他小孩接触。但是，大约从2岁开始，妈妈感觉到林达居然有点“叛逆”了，变得不大服从管教，什么事情都要倔一倔，说“不”！这让她感到焦虑，对林达的管教更加严厉了些。

林达马上要3岁了，家里人给她在一个国际幼儿园报了名。按照惯例，入园前班主任教师来家访了。林达听了教师对幼儿园的描述，居然大声哭了起来。同时，教师也发现林达的语言表达也与其他的小朋友不同……

婴幼儿指出生后 28 天至 3 周岁的儿童，婴幼儿期是出生后儿童生长发育最迅速的时期。新生儿从出生开始，所有感官和身体系统便开始了不同程度的运行，生理发育及动作技能的发育非常迅速，为婴幼儿认知和情绪发展提供了可能。在出生后的最初三年，婴幼儿的身体、认知、语言、情绪情感、自我意识、自主性等得到了快速的进步，他们将经历出生后的第一个生长高峰期，习得基本语言能力，获得初步的生活自理能力，形成最早的社会经验。

第一节 生理发育

绝大多数的婴儿都能成功存活、正常发展和健康成长。他们会遵循怎样的生长发展规律？身体、大脑、感知觉、动作技能是如何发育的？随着年龄的变化，婴幼儿生理特征会有相应的发展变化，又为之后的发育奠定了基础。

一、身体发育

（一）体格变化

出生后的第一年是儿童体格发育的第一个高峰期。前 6 个月体重平均增加 600～800g/月，身长平均增长 2.5cm/月；7～12 个月体重平均增长 300～400g/月，身长平均增长 1.25cm/月。一般生后 3 个月时，体重约为出生时的 2 倍（约 6kg），1 岁时体重约为出生时的 3 倍，两岁时体重约是出生时的 4 倍。6 个月时平均身长约为 65cm，12 个月约为 75cm，比出生时增加了约 50%。从 1 岁起幼儿身高增加的速度减慢，平均每年增加 10cm，2 岁时身长约 85cm。2 岁后身高稳步增长，平均每年增加 5～7cm。通常男孩在 2.5 岁、女孩在 2 岁时，身高可达其成年时的一半。

（二）身体比例

出生时小儿的胸围约为 32cm，比头围小，且横径与前后径几乎相等。1 岁时胸围和头围相等。1 岁以后胸围继续增加且超过头围，它的外形也因横径超过前后径而变为椭圆形。

头、躯干（脊柱）和下肢的增长速度并不一致，造成婴儿身体各部分比例的差异。出生后第 1 年头部生长最快，躯干次之。在 1 岁左右，头约占身体比例的 1/4，躯干长且下肢较上肢短，身体的中点大致平脐。所以婴儿的体形通常是头大、身体长、下肢短。1 岁以后，小儿的下肢迅速生长，且随着行走的增加，下肢的弯曲消失，膨隆的腹部开始回收，身体开始变得瘦长。2 岁时，幼儿身体的中心点稍低于脐部。

（三）各系统发育

1. 神经系统　婴儿的大脑重量在出生时只有成人的 25%，占自身体重的 12%，神经细胞数量已与成人相同，但其树突与轴突少而短。此后，脑组织迅速发育，至 1 岁时婴儿脑重为出生时的 2 倍。幼儿期脑部继续发育，但速度减慢。总体上，50%的脑发育在出生后第 1 年完成，75%在出生后 3 年内完成，年龄越小的孩子脑发育的速度越快。

大脑左右半球的分工有所不同，左半球负责语言，右半球负责空间、视觉及想象的技巧。研究表明，通常女孩左大脑半球的成熟较快，而男孩右大脑半球的成熟较快。此种现象可说明同年龄的女孩语言能力较好，而男孩则空间、抽象的能力较佳。

出生后中枢神经系统神经纤维的髓鞘化迅速发育，并遵循从上到下、从近到远的顺序。髓鞘化从脊髓和脑神经纤维开始，然后是脑干和皮质束支。感觉神经的髓鞘化比运动神经早。至 3 岁时，脊髓神经的髓鞘化基本完成。

神经细胞的分化成熟及脑神经内部组织协调性的增加，是幼儿期神经系统的发展重点，是幼儿认知能力发展的生理基础。

2. 骨骼系统　颅骨随脑的发育而增长，故其发育较面部骨骼为早。颅骨骨缝在出生时稍分离，约于3~4个月时闭合。后囟出生时即已很小或已闭合，迟至生后6~8周闭合。前囟出生时约1.5~2cm，后随颅骨发育而增大，6个月后逐渐骨化而变小，约于生后12~18个月闭合。

脊柱的增长反映脊椎骨的生长。生后第一年脊柱生长快于四肢，以后四肢生长快于脊柱。新生儿脊柱仅轻微后凸，3个月左右随抬头动作的发育出现颈椎前凸，此为脊椎的第1个弯曲；6个月后会坐时出现胸椎后凸，为脊椎的第2个弯曲；1岁左右开始行走时出现腰椎前凸，为脊椎的第3个弯曲。至6~7岁时韧带发育，这3个脊柱的自然弯曲由韧带固定。任何影响小儿抬头、坐、立、走的情形都会影响脊柱生理性弯曲的正常形成。

一般婴儿在4~10个月开始出牙，平均6个月。12个月还未萌出者为出牙延迟，应积极寻找原因。乳牙萌出一般遵循下颌先于上颌、自前向后的顺序。

2岁以内乳牙的数量约为：月龄-(4~6)。

3. 呼吸系统　婴幼儿上呼吸道的解剖生理特点导致儿童易患病：鼻腔相对较短，后鼻道狭窄；黏膜柔嫩、血管丰富易感染，而感染后黏膜充血、肿胀，致使鼻腔狭窄甚至堵塞，影响吮吸乳汁。另外新生儿上颌窦和筛窦极小，2岁以后迅速增大，至12岁才充分发育。额窦2~3岁开始出现，12~13岁时才发育。蝶窦3岁时才与鼻腔相通，6岁时很快增大。由于鼻窦黏膜与鼻腔相连续，鼻窦口相对较大，故急性鼻炎常累及鼻窦，易发生鼻窦炎，以上颌窦及筛窦最易感染；鼻泪管较短，开口部瓣膜发育不全，上呼吸道感染时易致结膜炎；咽部狭窄且垂直，咽鼓管相对宽、直、短，呈水平位，故鼻咽部感染时易引起中耳炎；喉部呈漏斗形，软骨柔软，喉腔及声门裂较狭小，而黏膜柔嫩，血管及淋巴组织丰富，故喉部炎症时易引起声嘶和呼吸困难。

婴幼儿下呼吸道的解剖生理特点也会增加儿童对某些疾病的易感性：气管、支气管管腔相对狭小；软骨柔软，支撑作用弱；黏膜血管丰富且黏液腺分泌不足，纤毛运动差，清除能力弱，易感染造成气道狭窄甚至阻塞；右侧支气管较左侧直、短、粗，发生气管异物则易进入右支气管，造成右侧肺不张和右上肺炎；肺弹力组织发育不完善，肺泡小且数量少，血管丰富，肺含血量多而含气量相对较少，故易发生感染，且感染时易引起肺间质性炎症、肺不张或肺气肿等。

此外，婴儿的胸廓较短，呈圆桶状，肋骨呈水平位，呼吸肌发育不完善，膈肌位置较高；胸腔较小而肺相对较大。因此，胸廓活动范围小，肺不能充分扩张，通气、换气受限，患病时易发生缺氧发绀。同时，婴儿的纵隔相对较大，纵隔周围组织松软、富于弹性，胸腔积液或积气时易致纵隔移位。

婴儿出生时胸部呈桶状，胸壁较薄富弹性。肺随胸腔增大而增大。婴儿的呼吸形态为腹膈式呼吸。幼儿以腹式呼吸为主，肺容积及氧合能力随年龄增加，呼吸频率由30~40次/min减少为25~30次/min。同时，随着呼吸系统的成熟，幼儿呼吸道感染较婴儿期降低。

4. 循环系统　婴儿心脏的相对体积较成人大，心脏在胸腔的位置随年龄而改变，两岁前的儿童心脏多呈横位，心脏搏动位于左侧第4肋间、锁骨中线外侧。到2岁时，幼儿的心尖位置大约在第五肋间锁骨中线之上或稍内侧。2岁以后心脏逐渐由横位转为斜位。通常在3岁以前，心脏与胸腔之比约是3∶5，3岁以后比例则小于1∶2。由于儿童的新陈代谢旺盛，交感神经兴奋性较高，故心率较快。随年龄增大心率逐渐减慢。婴儿期心率为110~130次/min。婴儿由于心搏出量较少，动脉壁的弹性较好，血管口径相对较大，故血压偏低，但随着年龄的增长而逐渐升高。新生儿收缩压平均60~70mmHg(8.0~9.3kPa)，1岁时70~80mmHg(9.3~

10.7kPa）；舒张压约为收缩压的2/3。2~3岁幼儿的心率为100~120次/min。

2岁以后儿童正常收缩压可用公式计算：

收缩压（mmHg）= 年龄×2+80（mmHg），收缩压的2/3为舒张压。

5. 消化系统

（1）婴儿：婴儿食管呈漏斗状，其下端贲门括约肌发育不成熟，控制能力差，常发生胃食管反流，一般9个月时症状消失。胃呈水平位，加上吮奶时常吞咽过多空气，易发生溢奶和呕吐。肠道相对较长，是身长的6倍（成人约为4~5倍），分泌面及吸收面较大，黏膜血管丰富，有利于消化吸收；但同时因其肠系膜相对较长而且柔软，黏膜下组织松弛，升结肠与后壁固定差，肠活动度大，易发生肠套叠、肠扭转。婴儿的消化情况可由粪便看出，母乳喂养的婴儿其粪便量是配方奶喂养的两倍，且色较淡、质松软，添加固体食物后，则可见未消化的碎渣于粪便中。

年龄越小，儿童的肝脏相对越大。肝血管丰富，肝细胞再生能力强，但肝细胞发育尚不完善，肝功能亦不完善，解毒能力差，易受各种不利因素的影响。婴儿期胆汁分泌较少，对脂肪的消化、吸收功能较差。出生时胰腺的分泌量少，3~4个月时增多，且6个月以内婴儿的胰淀粉酶活性较低，胰脂肪酶和胰蛋白酶的活性均较低，对脂肪和蛋白质的消化和吸收功能较差。1岁后开始接近成人，故生后3~4个月以前，不宜过早喂淀粉类食物。

（2）幼儿：此阶段食管弹力组织和肌层以及食管下端贲门括约肌逐渐发育成熟，收缩能力也逐渐增加，故食物逆流现象逐渐消失，溢奶现象也较婴儿期少，尤其是2岁以后极少发生。消化腺已逐渐成熟，唾液腺在2岁时增至出生时的5倍，其功能也与成人相同；胃酸与消化酶的合成和分泌也持续增加，至4岁时可达成人的标准；肝脏分泌胆汁量逐渐增加，故对脂肪的消化、吸收功能增强；出生后1年，胰腺外分泌量增加迅速，为出生时的3倍。胰液的分泌量随年龄增长而增加，其中所含脂肪酶活性不高，直到2~3岁时才接近成人水平。

胃容量逐渐增大，2~3岁时可达500ml，胃排空时间约是2~6h，与食物的性质有关。因此，幼儿可以和成人一样，形成每天三餐的进食规律，但仍需每两餐之间添加点心，即“三餐两点制”。此外，正常情况下，幼儿的身体已能控制肠道的排泄，排便训练可在此期完成。

6. 泌尿系统　儿童的年龄越小，肾相对越大。肾小球滤过率较成人低，故过量的水分和溶质不能有效排出。且因肾小管的功能不够成熟，故对水和钠的负荷调节较差。婴儿每日尿量为400~500ml，肾功能一般到1~1.5岁时达成人水平。

婴儿输尿管长而弯曲，管壁肌肉及弹力纤维发育不全，故易扩张、受压及扭曲，容易造成尿潴留而引起尿道感染。婴儿膀胱位置相对较高，尿液充盈后其顶部常在耻骨联合以上，腹部触诊易扪到膀胱；随年龄增长，逐渐下降至骨盆内。膀胱容量也逐渐增加约为[年龄（岁）+2]×30（ml），贮尿时间也相应延长。一般至3岁左右幼儿主要通过控制尿道外括约肌和会阴肌来控制排尿；若3岁后仍保留这种排尿机制，不能控制膀胱逼尿肌收缩，则常表现为白天尿频尿急，偶然尿失禁和夜间遗尿，被称为不稳定膀胱。一些压力的情境（如第一次上幼儿园或搬家等）也会影响幼儿控制膀胱的功能而产生夜间遗尿的现象。一般而言，3岁儿童的膀胱功能已近似成人。

女孩尿道较短，外口暴露，且接近肛门，因此上行感染的概率比男孩高。

二、运动发育

婴幼儿运动功能的发育取决于骨骼、肌肉、神经系统的发育，并遵循一定的规律，即由近到远、由简单到复杂、由低级到高级；同时，整个动作发展也与感知觉、情感和认知等的发展密切相关。运动的发育可分为粗大运动技能和精细运动技能。

（一）粗大运动技能

婴幼儿粗大动作的发育在第一年随着大脑的迅速发展而日趋完善，婴幼儿对自己的身体有了更多的控制，并有能力让自己的身体做各种各样的事。粗大动作发育主要表现在下肢的行走上，婴幼儿 1 岁以后开始学习独立行走，这是婴幼儿运动功能发展的里程碑。通过粗大运动技能的发展，婴幼儿具备了活动的基础，开始表现出更多的独立性。不同年龄的婴幼儿粗大运动技能见表 7-1。

表 7-1　不同年龄婴幼儿粗大运动技能

年龄	粗大运动技能
1 个月	俯卧时偶可抬头并转向两侧，无规律，不协调
2 个月	头及眼睛可随物体的转动而转动 从侧卧翻成仰卧 俯卧时能间歇性将头及胸抬离地面 俯卧时能将头抬起 45° 交替着踢脚
3 个月	俯卧时能将头抬起 45°～90° 有支持时，能弯着背及屈膝而坐 从仰卧位翻成侧卧位
4 个月	俯卧时能用双手支撑抬起胸部达 90° 扶着腰部时能坐，头部稳定 在足够的扶持下可坐直 当扶持坐起时，头不再向后倒，且背部弯曲减少，反射减少，有控制的动作增加 由俯卧翻成仰卧
5 个月	扶持成坐姿，头不再向后倒，背也可挺直，扶腋下能站得直 刻意地翻身，从仰卧翻成俯卧
6 个月	自行呈坐姿 自由翻身 用力移动自己（坐着用手及脚移动身体）
7 个月	自己独坐，并用手撑在地面作为支持 双腿能完全支持体重
8 个月	独坐得很好 自己坐起来、躺下去 攀扶站立，站时可抬起一脚 四肢爬行
9 个月	身体被拉动时，脚可拖着走 扶着栏杆站起来 试着独站
10 个月	用单手扶着可支持的物体站直 扶椅或推车走几步 跌坐地上
11 个月	独站片刻 牵着成人的手可以走动

续表

年龄	粗大运动技能
12 个月	扶家具移步 爬上沙发及椅子 不需要协助即能由站而坐 弯腰拾东西
1~1.5 岁	独立走几步 自如蹲起 走得很稳 倒退走 爬台阶,有目标地扔球
1.5~2 岁	跑但不稳 双手扶栏上下楼梯 向前踢球 双脚跳
2~3 岁	自如地跑 远距离跳跃 单手扶梯上下楼 单脚平稳站立,较远距离跳跃 骑三轮车

(二)精细运动技能

婴幼儿期精细动作的发展主要表现在手的活动方面。这些手部活动,大多是为了满足儿童日常生活和游戏的需要。随着大脑皮质的发育,婴幼儿的动作逐渐从基础反射向有意识的操作技能发展,出现换手与捏、敲等探索性动作,进而不断发展,形成婴幼儿对所感兴趣的具体事物的控制能力。不同年龄的婴幼儿精细运动技能见表 7-2。

表 7-2 不同年龄婴幼儿精细运动技能

年龄	精细运动技能
1 个月	手常呈现紧握状态
2 个月	短时间握住手中玩具 用手掌抓握 喜欢把手放入口中
3 个月	注意自己的手 开始挥打东西,但经常失误 会伸手抓醒目的东西,但只是靠运气用手摸东西
4 个月	自己玩手 会玩手中的东西,刻意地握东西但无法放开
5 个月	用整个手抓东西 两手一起抓 会丢掉手中握有的积木,然后捡起另一块

续表

年龄	精细运动技能
6 个月	将手上的物品敲击,以发出声音 放下物品 伸拇指与其他四指抓东西 把物品放入口中 将小物件由一手换至另一手
7 个月	用单手抓玩具,在桌上敲击 发现脚的新奇而去摆弄,如将脚拉至身体的中线放入嘴中吸吮
8 个月	用示、中、拇指像钳子般夹东西 凭意愿放下东西 拍手
9 个月	以推、拉、拖、抱等方式操纵物体 可握住奶瓶,将奶瓶放入口中 从抽屉中取出玩具
10 个月	用拇指和示指对指捡起小物品 用手拿食物(饼干等)自己吃 把手合在一起玩躲猫猫 喜欢丢掷东西 控制嘴唇靠近茶杯喝水 剥掉物品的外皮(如香蕉)
11 个月	捡起像葡萄干般细小的东西 拿蜡笔在纸上画
12 个月	把东西放进容器中 握住杯子喝水,但需要帮助 将圈圈套在棍子上
1~1.5 岁	根据示范,从瓶中倒出小物体 自动涂鸦 重叠 2~5 块积木 自发地从瓶中倒出小物体 用匙时会发生食物外溢
1.5~2 岁	模仿画直线 用双手端碗 重叠 6~10 块积木 用勺子吃饭,用勺时较少发生食物外溢
2~3 岁	一手端碗 折纸近似正方形 会“依葫芦画瓢” 穿、脱简单的衣服 自己扣纽扣 洗手、洗脸

三、感知觉发育

婴幼儿通过各种感觉器官从环境中选择性获取信息。感知觉的发育对儿童运动、语言、社会适应能力的发育起着重要的作用。

（一）视觉

1 岁时，幼儿眼部肌肉的功能已发育成熟。15 个月时，幼儿手眼的协调配合已经比较成熟，目光能够准确定位，从而可以抓住吸引他的物品。但是，由于缺乏经验，幼儿有时因肢体的反应过度或反应不足，造成手眼协调不佳，而无法准确抓住目标物品。1 岁半时，幼儿能区别各种形状，喜看图画；2 岁时，可区别垂直线和横线。虽然整个幼儿期依然为远视状态，但幼儿对视近物与视远物的调节能力，均较婴儿成熟。

（二）听觉

听觉器官在胎儿期已获得发育，出生时孩子可以模仿环境中的不同声音，也可听到声音；3~4 个月时，婴儿头可转向声源；8~9 个月时能对不同语调的声音做出不同反应；4 岁左右听觉发育基本完善。

听觉和儿童的语言发育直接相关。听力障碍如果不能在语言发育的关键期内或之前得到确诊并及时干预，可因聋致哑。婴幼儿可用简单的发声工具或仪器进行听力筛查测试，而年长已能配合的儿童可用秒表、音叉或测听器测试。如要精确了解听力情况，可检测其脑干听觉诱发电位。

（三）其他感觉

1. 味觉和嗅觉　出生时新生儿已有味觉和嗅觉偏好。至 3~4 个月时，婴儿已能区别好闻和难闻的气味；4~5 个月时，他们对食物的微小改变已很敏感，故应适时添加各类辅食，使之习惯不同味道的食物。而幼儿期，嗅觉和味觉受到社会背景、文化以及认知发展的影响，表现出更大的个体倾向性。后天环境较先天的味觉能力更能影响个体的口味选择。

2. 触觉　触觉是胎儿最先获得的感觉，到妊娠期第 32 周，胎儿身体的各个部位都能感觉到触碰。婴儿在出生时触觉已很灵敏，尤其当其处于饥饿或清醒状态时。以眼、口周、手掌、足底等部位最为敏感，触之即有瞬眼、张口、缩回手足等反应，甚至会引起广泛性的全身动作。这种对抚触的敏感，提高了婴儿对外界的反应性。因此，应当经常温柔地抚触婴儿，以刺激不敏感的婴儿或抚慰易激动的婴儿。另外，触觉也是婴儿最初获得外部环境信息的一种方式，对于婴儿早期的认知发展有着关键的作用。而幼儿的触觉更灵敏，对于较小的或局部的触觉刺激均有反应，嘴唇、舌头、鼻黏膜、手掌、足底的触觉仍如婴儿期般敏感；而婴儿阶段较迟钝的肩、胸、腹、背及腿部等部位的感觉发展敏感，2~3 岁时，幼儿通过触觉能区分物体的软、硬、冷、热等属性。

3. 痛觉　婴儿的痛觉自出生后的第 2 个月起才开始逐渐改善。1~2 个月左右，婴儿对疼痛的反应仅限在受到刺激的部位，会产生反射性退缩行为；7~9 个月时，才会出现明显的退缩动作，以避开有害的刺激。

4. 温度觉　婴儿出生时温度觉已较灵敏，冷刺激比热刺激更能引起其出现明显的反应。

（四）跨通道知觉

知觉是人对事物各种属性的综合反映。在出生后的前几个月中，婴儿的知觉能力开始迅速发展。生后 5~6 个月时，婴儿已有手眼协调动作，通过看、摸、闻、咬、敲击等逐步了解物体各方面的属性；到 7~8 个月时，便有能力分辨各种复杂的视觉的形态；1 岁末开始有空间和时间知觉的萌芽。2 岁半到 3 岁,幼儿区别平面图形大小的能力迅速发展;3 岁时,已能辨别圆形、方形和三角形,并能辨别上下方位。

在颜色知觉方面,有研究表明,2 个月的婴儿虽不完全具备对三原色的辨别能力,但已能从白色中区分出红、橙、黄、绿、蓝;3 个月的婴儿已具有三原色视觉。4 个月的婴儿已能在光谱上辨认各种颜色,此时婴儿的颜色知觉发展已接近成人。

在形状知觉方面,婴儿对形状的偏爱特征为:动态的东西优于静止的东西;有闪动的光优于无变化的光;曲线优于直线;有花样的优于单色的;复杂花样的优于单纯花样的;脸谱样的优于非脸谱样的;彩色的优于单色的;立体优于平面的;新奇的物体优于见惯的物体。也就是说,婴儿更偏爱于看新奇、复杂的东西。此外,不同发展阶段的婴儿,形状的视觉偏爱是不同的。例如,出生 6 周的婴儿对中等程度复杂的形状注视时间最长,而出生 11 周的婴儿对最为复杂的形状最感兴趣。这说明,对不同发展阶段的婴儿来说,最适宜的视觉刺激的程度是不尽相同的。

在音乐知觉方面,研究显示,婴儿在出生时已具有对音乐的感知能力,出生后 2 个月,婴儿已能安静地躺着听音乐。成长故事中林达的妈妈在林达 6 个月的时候将其送至各类早教机构,也是为了培养林达早期音乐感知觉方面的能力。

四、婴幼儿保健

(一) 饮食和营养

1. 喂养方式和营养　婴儿期生长发育最为迅速,因此营养的补充至关重要。在这期间,婴儿如果营养供应不足,就可能出现发育不良,罹患感染性疾病,尤其大脑的发育会受到不同程度的影响。

(1)4~6 个月以内的婴儿营养:母乳是该时期最合适的食物。如有特殊情况需以配方奶喂养时,应给予适当月龄的婴儿奶粉。正常足月的新生儿在出生时,由母体获得的铁质足够其 4~6 个月内生长发育所需,但对于早产儿和低出生体重儿,应从生后 2 个月开始补充铁剂。另外,新生儿应从生后两周起,每日补充 400~800IU 生理维持量的维生素 D。

(2)4~6 个月以后的婴儿营养

1)添加辅食的时间:一些家长急于早些开始给婴儿添加固体食物,其中部分理论认为有助于让婴儿能在夜晚有一个完整的睡眠,另一部分理论将婴儿接受固体食物的能力同其智力联系在一起。但目前并没有证据证明以上理论是正确的。相反,如果过早为婴儿添加固体食物或强迫婴儿接受新的食物,一方面会增加婴儿日后肥胖的概率,另一方面可能会引发婴儿的逆反心理、排斥食物,进而造成偏食等饮食障碍问题。当然,如果辅食添加的时间过晚,婴儿没有足够的营养,有可能出现发育迟缓等问题。一般认为,4~6 个月是婴儿开始添加辅食的最佳时机。

2)添加辅食的原因:一方面,4~6 个月的婴儿消化酶的分泌逐渐成熟,胃容量逐渐增加,乳牙也开始萌出,对食物质和量的需求也不断增加,普通的婴儿奶粉或母乳已无法满足他们对钙、蛋白质、维生素及矿物质的需求,添加辅食可满足婴儿营养摄入量增加的需要,也可为断乳打下良好的基础;另一方面,通过添加辅食、改变食物的性质,使食物从流质、半流质逐渐过渡到固体,有助于训练婴儿的咀嚼功能;此外,在添加辅食的过程中,食具由奶瓶改为匙、碗,可逐步锻炼婴儿进食的自理能力,进而培养婴儿良好的饮食习惯。

3)添加辅食的原则:添加方式应根据婴儿的营养需要及消化能力由少至多,由稀至稠,由细至粗,由一种到多种;循序渐进,逐步过渡到固体食物,以免造成消化不良等不良影响。同时考虑时机:天气炎热或患病期间,由于消化液分泌减少及消化功能下降,则少添加或暂停添加,以免造成消化不良。添加时考虑食物的特性,添加的辅食应单独制作,以适应婴儿的消化能力。

2. 饮食习惯的养成

(1)不要将食物作为奖品:在2~3岁期间,养成的进食习惯有延续效应,如果将食物作为赞扬的象征,则幼儿会为非营养性缘由而过分进食。

(2)如果婴儿进入幼儿期,仍然喜欢用奶瓶进食而拒绝吃固体食物,父母可以逐渐稀释奶液,使幼儿对此不再满意,并在其感到饥饿的时候给予固体食物。必要时应限制幼儿用奶瓶进食,包括两餐之间的果汁等,直至其感到饥饿,愿意吃固体食物。

(3)注意不可强迫幼儿吃固体食物,这样只会导致其拒食,对建立健康的饮食方式不利。

(二)睡眠和活动

1. 睡眠　婴儿的睡眠习惯有个体差异,活跃型婴儿通常睡眠时间较安静型婴儿少。此外,因为母乳的消化比较快,母乳喂养的婴儿易因饥饿而醒来。一般足月的新生儿,平均每天睡眠20h。以后随着月龄的增长,婴儿的睡眠时间会逐渐缩短。一般情况下3~4个月的婴儿夜间可睡眠9~11h,加上白天2次左右的小睡,一天可能约有15h的睡眠,到1岁时每日约需睡眠13~14h。出生后第2年的睡眠每日平均为12h,比婴儿期有所减少,通常夜晚睡眠9h,白天约有1~2h的小睡。幼儿入睡困难问题是普遍存在的,大多与害怕分离有关。

2. 活动　在活动方面,父母可以帮助1~6个月的婴儿进行必要的肢体被动运动,6个月以后,可以根据婴儿动作发育的规律,指导婴儿训练大动作(如爬、站、行走)和精细动作(如取物)。同时幼儿开始逐渐喜欢奔跑、蹦跳等激烈、刺激性的运动,应该定期带幼儿进行户外活动,呼吸新鲜空气,父母可给予幼儿包括水浴、空气浴、日光浴的三浴锻炼,以增强体质,防止佝偻病。

(三)大小便的训练

根据弗洛伊德的性心理发展理论,2岁正值肛欲期。学会控制排泄是这段时间的发展任务之一,直接关系到自主感的发展。

1. 大小便训练开始的时机　应注意在幼儿控制大小便的生理和心理准备基本完成时,再开始对其进行控制大小便的训练。生理准备:幼儿的神经系统发育成熟、脊髓髓鞘化完成、肛门和膀胱括约肌能自由控制、蹲下和站起等大动作技能的基本掌握。心理准备:能用语言或动作与父母沟通排便需求,尚未出现排便执拗和抗拒的行为倾向,知道如何通过控制大小便“取悦”父母。如过早开始排便训练,甚至可能会影响幼儿未来人格发展。一般来说,幼儿可在1~1.5岁开始训练解大便,在2岁左右开始训练解小便。通常大便训练的完成早于排小便训练,原因是一天中排大便的次数少,且较具规律性和可预测性,排大便的感觉也比排小便强烈,易引起幼儿的注意。

2. 大小便训练的技巧

(1)选择可以自如坐下、站起的坐便器(小儿痰盂,或前有扶手的小儿坐便器),因其可让幼儿感到安全。稍大幼儿可选用放在成人坐便器上的便携式小儿便圈,以帮助幼儿逐渐过渡到使用成人坐便器。当幼儿坐上坐便器时,不要给食物或玩具,以免注意力不集中。

(2)发现幼儿大便讯号(如发出“嗯、嗯”的声音、站立不动或面部因用力而发红等),脱去裤子和尿布,让幼儿坐在坐便器上。由于幼儿喜欢模仿成人,父母可进行示范。强调大人喜欢他将大便解在坐便器中。训练排便时,幼儿的穿着应易脱卸。

(3)使用坐便器一般以每次5~10min为宜。父母必须予以鼓励陪在旁边,随时表扬幼儿的合作和成功排便行为。便后进行必要的清洁,并让其看到便后冲水的过程,使幼儿能意识到这一行为并形成常规化。

(4)在训练排大小便期间,父母应有耐心,应避免强迫幼儿一直坐在坐便器上或是当幼儿尿湿裤子时责骂,否则只会适得其反。当生活有重大改变时,应暂停大小便训练。

第二节 语言发育

婴幼儿时期是儿童语言发育的关键时期。从出生至婴儿期结束时,短短的三年间,儿童已能基本掌握常用语言,可以比较清楚地表达自己的愿望诉求和想法。语言的发育需要一些基本条件,如神经系统的发育、听力的发育,进行语言示范、反复练习等。

一、早期语言发育的准备

(一)前语言阶段的行为表现

一般将婴儿出生到能够说出第一个具有真正意义的词的这一时期(0~12个月)划为前语言阶段。在这一阶段,婴儿语言的知觉能力、发音能力和理解能力逐步发展,出现了“咿呀”语、非语言性声音与姿态交流等现象,统称为“前语言现象”或“前语言行为”。

林崇德把婴儿的前语言现象的发生提前到胎儿期,他把婴儿的前语言发展划为五个阶段。

1. 妊娠中后期(孕5~8个月) 这时的胎儿已有了初步的听觉反应和原始的听觉记忆能力,能大致区分出乐音、噪音和语音,并能表现出对母亲语音的偏爱。个别胎儿还表现出对语音的辨别和记忆能力。

2. 新生儿期(约0~1个月) 婴儿最初的语言就是啼哭,开始时的啼哭是无意识的,是对不舒服或者需要的简单反应。但是,当照顾者对婴儿的哭声做出反应之后,婴儿学会了为专门的反应而啼哭。此时的婴儿能将语言和其他声音区别开来,表现出对语音,特别是母亲语音的明显偏爱。当他听到有人,尤其是母亲在说话时,会停下随意的动作去倾听语言的节律,这是在为发音做准备。

3. 发音游戏期(约2~4个月) 婴儿开始“咕咕”叫或者发出一些元音,如“啊、哦、喔”;1~3个月的婴儿会花很多时间在“听”上,如听轻柔的音乐或有节奏的音乐铃与有声音的玩具;大约在4个月,婴儿会“咯咯”地笑出声音,他们会模仿简单的口腔动作,增加了一些辅音,开始学会把元音和辅音的声音放在一起,反复重复而开始“咿呀”语,但这种声音还没有特殊意义。初时,婴儿是独自地玩这种发声的游戏,随后会和父母或其他亲近的人一起玩。在很多语言中,婴儿称呼他们的母亲和父亲的共同名称都是“mama”“baba”。“咿呀”语可能是一种为产生声音而促进喉、唇和舌发育的实践形式,或者是婴儿开始显示出和家庭成员之间的社会性联系,以及学习基本的社会沟通技巧的一种方式。

4. 语音修正期(约5~8个月) 5~6个月大时,婴儿会慢慢发出他所听到的对方语言中的声音。当某个人在说话时,婴儿会听,然后用“咿呀”语的方式做出反应,到8/9个月为止,婴儿开始发出了母语的音调,配合说话者的音调,用向上或向下的变音结束短语。如果婴儿缺乏语言互动,日后则会在语言的沟通能力上产生困难;接着,婴儿开始发出声音指称专门的物体、人或者行为,婴儿也会将他们的语言和手势结合起来,使他们的想法被理解。

这时的婴儿能鉴别语言的节奏和语调特征，并开始根据其周围语音环境改造、修正自己的语言体系。

5. 学话萌芽期（约 9~12 个月） 这时的婴儿已能辨别母语中的各种音素，能把听到的语音转换为音素，并认识这些语音所代表的意义。这使他们能够经常系统地模仿和学习新语音，为语言的发生做好准备。在这一时期，婴儿开始说出第一个词，而且所讲出的字是有意义的，它会同时伴随着物体、人或动作出现。例如当看到爸爸时会叫“爸爸”。刚开始出现的单音节的词通常具有多种意思，例如“球”可以理解为“那是一个球”或“把这个球给我”。他们理解的词比他们能够说出来的词要多。

（二）姿势语言

姿势语言（gesture language）指不是靠声音而是由全身或身体的一部分的动作以传达意思的手段，分为目光、表情、姿势运动。美国加利福尼亚州研究婴儿心理学的斯克佛教授所著的《婴儿面部表情与心理活动》一书中，分析了婴儿的面部表情语言。6 个月时，婴儿会张开双臂，身体扑向亲人，要求搂抱、亲热，若陌生人想要抱他，则转头将脸避开，表示不愿与陌生人交往。而在 7~8 个月时，婴儿会以“拍手”和笑脸表示高兴，在父母教导下会以“点头”表示谢谢，对不爱吃的食物则避开，并以“摇头”表示拒绝。

9~10 个月时，婴儿会用小手指向去哪里，或用小手拍拍头，表示要戴帽子带他出去。11~12 个月时，婴儿除了以面部表情和动作来表示体语外，还会伴以各种声音，比如“嘟嘟”声（表示汽车），“嘎嘎”声（表示小鸭子），以及用简单的单词音来表达自己的意愿。

总之，在婴儿 1 岁之内，有成千上万的信息是通过婴儿的体态语言向父母传递的，而每个婴儿的传递方法也各有不同，父母应细心观察婴儿的体态语言，了解其心理需要，才能促进彼此之间的“沟通”。

● 学习链接 ●

聋儿的结构性符号语言和姿势语言

有这样一对双胞胎，由于疾病听不到声音，所以他们的父母只能用手势语及表情和他们进行交流。训练在一开始时，得不到任何回应，5~6 个月大的时候，他们比划出了第一个词“妈妈”，此后他们逐渐学会组合、排列，掌握了越来越多的表达。几个月后，他们甚至能用手语和爸爸回忆几个星期前发生的事情。最近研究表明，婴儿理解的词是表达出来的 3 倍。他们能记住的信息量让父母感到吃惊。

（三）语言输入

美国语言学家克拉申（S. D. Krashen）在 20 世纪 80 年代初提出了著名的且颇有争议的第二语言习得监察模式，它包括了五大假说，即习得与学习假说、自然顺序假说、监控假说、输入假说和情感过滤假说。

克拉申把当前的语言知识状态定义为 i，把语言发展的下一阶段定义为 i+1。这里的 1 就是当前语言知识与下一阶段语言知识之间的距离。语言输入的作用就是激活大脑中的习得机制，而激活的条件就是恰当的可理解的语言输入。其中强调，语言使用能力如口语，不是教出来的，而是随着时间的推移，接触大量的可理解语料之后自然获得的，并且同样也能获得必要的语法。可见，可理解语言输入是习得语言的关键。

二、早期语言发育过程

（一）初期表现——单词句

单词句阶段(约 1~1.5 岁)：幼儿语言发展的基本规律是先理解再模仿。随着头脑中关于词和具体事物情景联系的日益增多，幼儿能够理解越来越多的词和句子，并在理解的基础上以动作来回应别人的话。1 岁半时，幼儿能够听懂一些简单的故事。

在理解内容增加的同时，幼儿能够表达的词汇量也在增加。通常 12 个月大的幼儿能说 1~3 个字，至 15 个月大时，能说 10~15 个字。之后，其词汇量会在短时间内突然增加，到 1 岁半时，幼儿能够说出 50 个左右的词。此时，幼儿能够说出的词的特点：

(1)一词多义：又称为单字复义语，即用一个单词表达一个完整句子所包含的意义。这一时期又称为"单字句时期"。如"妈妈"一词可以表示"那是我妈妈""我要妈妈"等。由于幼儿的词汇量有限，语言表达能力不成熟，只能用单字来表达自己对发生情景的理解。所以这时往往需要成人结合具体的情境才能理解。

(2)多用重叠的单音：如"车车""饭饭"等。

(3)以象声词代替物体的名称：比如用"嘟嘟"代替"汽车"，用"喵喵"代替"猫"等；词的内容大多是与幼儿日常生活有关的事物，其中以名词为多，动词相对较少。

(4)用"过度伸展"或"扩张"的方式使用单词：这意味着这个单词有了概括性，包含了一个比较大的类型。例如有时会用"狗"去指任何有皮毛的动物。当然，这并不意味着幼儿不能区别一条狗和一头牛，他们经常在能叫出动物的名字之前，在图画书上准确地指认出动物。

（二）中期表现——电报语言

简单句阶段(约 1.5~2 岁)：1 岁半以后是幼儿语言发展最迅速的时期，2 岁时可说出 200 个左右的词。这一时期，幼儿知道每个物体都有相应的名称，常喜欢指着物体问它的名字，所以又称为"称呼时期"，这极大地推动了幼儿词汇量的增加。

在这个阶段，幼儿掌握了最初的语言，他们开始把传递信息所必需的词放在一起，形成简单句，主要是一些简单的主谓句、谓宾句或主谓宾句。这些句子都很短，大多在 5 个字以内，并且结构松散，无语法和修辞。其中多使用名词，其次是动词，形容词较少，同时省略了助动词、介词、冠词和代词，如"妈妈抱抱"。因为这类句子从表现形式上看是简明、结构不完整的短句，就像电报上的信文，因此也有人把这一时期幼儿的语言称为"电报句"或"电报式语言"。另外，这一阶段幼儿的语言中还存在着词序颠倒的现象，宾语前置现象比较多见，如把"开门"表达为"门开"，把"宝宝吃糖"表达为"糖宝宝吃"。

（三）后期表现——词汇的增长

复合句阶段(约 2~3 岁)：在这阶段，幼儿的词汇量继续增加。到 3 岁时，幼儿的词汇量可达 800~1 100 个。2~3 岁的幼儿能够说出的句子仍然以简单句为主，但复合句已开始发展。这一时期复合名词是两个简单句的组合，幼儿还不会使用连词。但句子明显加长，大部分句子已有 6~10 个字。这一时期分为两个阶段：

(1)约 2~2.5 岁：在这一时期，幼儿热衷于模仿成人的语气。逐渐学会应用各种结构较为完整的语句，包括应用叙述句来表达发生的事情，例如"妈妈给我糖"；应用感叹句表达自己的情感，例如"糖糖真好吃喔"；应用问句表达自己的疑问，例如"爸爸什么时候回来?"此外，幼儿也会用"你、我、他"代名词，从而为幼儿应用复合句打下了基础。

(2)约 2.5~3 岁：在这一时期，随着词汇量的增加，幼儿会使用较符合语法的复句。通常，幼儿先学会应用两个平等的句子,例如"妈妈洗澡澡,我也洗澡澡",然后学会使用主句再加副句,例如"宝宝不睡觉,会长不高"。语言发展到这一阶段,幼儿已初步掌握了基本语言。

三、早期语言的特征

不管幼儿说哪种语言,他们运用电报语言来表达他们想表达的语法关系。最初能够懂得小狗在追小猫,而后他说出的句子会是"小狗追",而不是"小狗追小猫"。

1. 过分扩大词语的意义　例如幼儿在 14 个月时,对电视里灰白头发的男子感到兴奋,他叫"爷爷",这是过度概括(或过分扩大)了词语的意义。他觉得,他爷爷的头发是灰白色的,因此,所有灰白头发的男子都可以称为"爷爷"。随着幼儿词汇量的扩大,并且从成人那里得到有关词语适应性的反馈,他们对词语意义的过分扩大化会减少。

2. 对语言规则过度规则化　他们严格地遵照规则,但并不知道规则会有例外。在雨天和爸爸一起看着窗外,跟着爸爸说"有风的,有云的,有雨的",然后他加了一句"有冷的"。这体现了幼儿语言发展的特征,当幼儿第一次学会用名词生成形容词时,他们把这种规律当成是普遍适用的规律。

"环境理论"认为,就婴幼儿的发展而言,更为重要的不是先天因素,而是后天的经验。许多发展心理学家认为,天生的学习语言的能力可能会被后天的经验所激发或抑制。影响语言发展的因素包括脑成熟和社会互动。家庭特征如社会经济地位、成人使用的语言、母亲的回应等,均影响着婴幼儿的词汇发展。婴幼儿早期听到的语言越多,后期积累的词汇量就越大。成长故事中的林达就是因为林达妈妈过度的保护,导致林达在早期语言发展阶段,没有形成良好的社会互动,未充分与同龄人交流,导致林达的语言发育出现问题。

学习链接

婴幼儿期语言习得的经典理论——环境理论

有这样一个观察实验:通过放置词语记录仪来记录 21 个月大的孩子及母亲每天的说话字数。实验开始当天记录到妈妈每天会对他说 13 000 个词语,而宝宝回应的词语为 2 500 个。随后要求妈妈利用一切能交流的机会尽可能地和他多说话。

最后实验数据表明,随着妈妈交流次数增加,宝宝和妈妈之间说话的词汇数增长了 38%,而宝宝说的词数量大约增长 13%。这就表明环境中的词汇量对于宝宝语言发展十分重要。

第三节　认知发展

婴幼儿是如何进行学习、思考和解决问题的?这些认知活动有何特点,起于何时,如何发展?与成人的互动如何促进婴幼儿认知能力的发展?哪些因素会影响婴幼儿认知的发展过程?这一节将对婴幼儿认知发展的这些核心问题进行探究。

一、条件反射与记忆

婴幼儿天生就拥有一些能力,他们能通过视觉、听觉、嗅觉和触觉等进行学习,并记住学过的东西。在早期学习中,条件反射发挥了重要作用。研究发现,如果婴儿能周期性地接触最初的学习环境,那么他们会在数天甚至数周后重复习得的行为。比如,一项研究训练婴儿通过踢脚来牵动系在脚踝上的风铃饰物,2~6个月的婴儿在几天甚至几周后重新见到风铃饰物时,即使此时该饰物并没有系在他们的脚踝上,但婴儿依然表现出踢脚反应,这说明风铃饰物引发了婴儿对其初始经验的记忆。

记忆的保持时间随年龄的增长而增加。年幼婴儿对某一行为的记忆常局限于原始刺激。2~6个月的婴儿只会对他们见过的事物(如风铃饰物)做出反应,然而对于9~12个月大的婴儿来说,在反应形成的几周内,他们会对不同但类似的事物尝试做同样的动作,并期待出现同样的反应。当记忆减弱时,熟悉的情境能唤醒记忆。因此周期性地让婴儿接触形成反应的原始刺激,能让婴幼儿的早期记忆一直持续到约1.5~2岁。而1.5~2岁以后,当婴幼儿形成自我认知后,则有可能将记忆作为个人的经验事件进行保存。

二、基于感知的学习

皮亚杰认为,认知发展是在个体与环境不断的相互作用下实现。婴幼儿通过感官和运动图式(schema)来探索周围世界,并在头脑中形成记忆。

(一) 0~2岁儿童

依据皮亚杰的认知发展理论,0~2岁的儿童处于感觉运动阶段,儿童通过发展中的感知觉和身体活动,来认识自己和世界。他从一个只会简单反射和随意行为的个体,变成了一个有行动目标的婴幼儿。感觉运动阶段包含六个亚阶段,每个亚阶段都代表着特定的进步。在这六个亚阶段中,婴幼儿发展了思维和记忆能力,掌握了一些知识。

1. 反射活动阶段(约0~1个月) 新生儿开始练习如何控制先天反射能力,将奶头置于婴儿的嘴里婴儿将会吮吸;放一个物体在婴儿的手掌里婴儿将会抓住它。即便引起这些反射的刺激物没有出现,他们也会产生反射行为。我们发现,新生儿的嘴唇接触到物体时,便会发生吮吸反射。随后,即使嘴唇未被触碰,也会去寻找母亲的乳头,也会在不饿的时候经常地做出吮吸动作。这些行为反映了婴儿如何修正与扩展关于吮吸的图式。

2. 初级循环反应阶段(约1~4个月) 在先天反射的基础上,婴儿通过机体的整合作用,将个别的动作联结起来,形成了一些新的习惯,如寻找声源,用眼睛追随运动的物体。婴儿学会重复自己偶然发现的让他们愉悦的动作,比如吮吸大拇指等。婴儿运用不同的方式吸吮不同的物品,开始协调感觉信息,开始抓握物品。

3. 二级循环反应阶段(约4~8个月) 婴儿对环境更加感兴趣,重复一些带来有趣结果的动作,比如摇拨浪鼓等,并有意识地延长有趣行为的时间。婴儿动作具有意向性,但还不是目标导向的行为。

4. 二级循环反应间的协调(约8~12个月) 此阶段婴儿的行为更具有目的性,智慧动作出现,能够预期事件的发生。他们用先前习得的行为来达到自己的目的,他们会爬向自己想要的东西,推开障碍物并抓住它。此期,婴儿开始建立物体恒存概念(客体永久性)并能够了解符号的意义。

5. 三级循环反应阶段(约12~18个月) 此时期的幼儿表现出解决问题的能力,他们通过改变一种行为来获取相似的结果,通过尝试来寻找达成目标的最好方法。比如手捏橡皮鸭,看它是否会发出脚踩时同样的声音。此时幼儿第一次表现出解决问题的创造力。婴儿积极探索周围的世界,观察物品、事件或情景中的新奇之处。尝试新行为,通过“试误法”来进行学习。

6. 符号问题解决阶段(约 18~24 个月) 又称心理整合阶段。此阶段是前运算阶段的过渡期,儿童能够在大脑中表征事物,他们对问题的解决不再局限于尝试错误。表征能力即儿童开始通过词语、数字和心理图像等符号在记忆中对物体或事件加以标记和思考,开始预期结果,而不总是付诸亲自行动。比如,玩积木的时候会仔细寻找合适的位置,再将积木插入合适的孔内。开始表现出洞察力,会伪装。

(二) >2~3 岁儿童

皮亚杰认为,约 2~7 岁儿童的认知发展处于前运算阶段,其特点是符号思维和表征能力的迅速发展。其中,约 2~3 岁的幼儿正处于感觉运动阶段向前运算阶段的持续转变中,其认知能力初步表现出对空间、因果关系、分类等概念的理解,记住和思考不在眼前的事物,同时开始理解活动和反应之间的联结,虽然还不能从逻辑上推论因果关系,但是会在主观上把两件事情联系起来。儿童常以自己的观点为中心,不能从不同角度考虑问题。只关注事物的某一方面,尚不能理解守恒原则。

学习链接

婴幼儿的模仿能力

模仿是婴幼儿认知能力发展的重要手段。从早期的即时模仿,到延迟模仿不在眼前的事物,再到语言辅助的诱导模仿,儿童逐渐习得丰富的认识世界的图式。

有研究认为,有四种因素会影响婴幼儿的长时记忆和模仿行为:

1. 重复事件的次数。
2. 婴幼儿是否亲自操作过。
3. 婴幼儿是否得到语言提示。
4. 事件序列的逻辑顺序是否合理。

三、客体永久性

客体拥有自己独立的存在、特征和空间位置,是客观世界一个现实和有序的存在。婴幼儿认识到一个充满了客体和事件的世界,是知觉到自己独立于客体和其他人而存在的基础。客体的永久性则指儿童能认识到物体/他人,即使不在视线中时依然存在。建立客体永久性概念是婴幼儿认知发展中的一项重要任务。世界范围内不同文化群体都在玩的"藏猫猫"游戏,有助于婴幼儿发展客体永久性认知。

皮亚杰认为,客体永久性是逐步发展的。婴儿约 4~8 个月大时,会寻找自己丢弃的物品,但如果东西未能找到,他们便不再寻找,好像东西就此不存在了一样。约 8~12 个月时,如果一件东西被藏起来,儿童会在曾经看到它的地方去寻找,而更大一点的儿童则学会了寻找一件眼前看不到的物体。当儿童能意识到眼前看不到物体依然存在的时候,他具备了客体永久性概念,这一能力有助于儿童区分客体与主体、他人与自己。

四、信息获取与加工

信息加工研究者运用有别于皮亚杰的方法来检验儿童的认知发展过程。研究者分析复杂任务中的独立部分,指出任务的每一部分所需要的能力,以及儿童在哪个年龄段能够发展出这种能力,通过测量婴幼儿关注的对象和关注的时间来做出推断。

对熟悉刺激的重新反应被称作去习惯化(dishabituation)。如婴儿已经对某一刺激形成了习惯,当向他呈现一个新的刺激时,又会引起他新的注意。通过测量婴儿面对熟悉刺激时去习惯化所用的时间、面对新的刺激时注意力恢复的时间以及其注视新刺激与旧刺激的时间,来估计婴儿的信息加工能力。去习惯化的效率与认知发展的一些成熟标志相关联,这些标志包括对复杂物体或复杂游戏的偏爱、对环境的快速探索、问题的快速解决以及图画配对能力等。去习惯化的速度是儿童智力发展的强有力的预测因素。

婴儿看不同图像的时间可以用来测量其视觉偏好,视觉偏好取决于视觉分辨能力。出生两天的婴儿就喜欢曲线多于直线,喜欢复杂图形多于简单图形,喜欢三维物体多于二维物体,喜欢有结构的图片多于其他图片,喜欢新图像多于熟悉图像。这种喜欢新事物的倾向被称为新异偏好(novelty preference)。

各种感官之间的联系通过后天的经验逐渐整合,这种整合几乎是在婴儿刚出生时便开始了。新生儿会注视发出声音的物品,这表明他们能够把听觉和视觉联系起来。跨通道迁移(cross-aisle transfer)则是一种更复杂的能力,能够用一种感觉通道所获取的信息来指导另一种感觉通道。在一项研究中,1 个月大的婴儿能把通过吮吸(触觉)所获得的信息转移给视觉。当婴儿看到研究者两只手中分别放着一个硬的物体(硬橡胶做的圆筒)和一个软的物体(湿海绵)时,他们会对刚吮吸过的物体注视更长的时间。运用跨通道迁移来判断物体的其他特征的能力,会在出生数月以后发展,5~7 个月时,婴幼儿就能将动作的视觉图像联结起来。

拓展专栏

婴幼儿发展测评

婴幼儿不能告诉我们,他们知道什么或是在想什么,测量婴幼儿智力最有效的方法就是评价他们能做些什么。但是,如果他们没有去抓响铃玩具,我们很难推断是因为他们不知道如何去抓,还是不喜欢去抓,又或者意识不到别人希望他做什么。

婴幼儿发展性测试指将婴幼儿在一系列任务上的表现与常模进行比较,观察其在某个特定年龄段上与大多数婴幼儿是否有差别,这是评价婴幼儿认知发展情况的可行方法。

贝利婴幼儿发展量表(Bayley scales of infant development,BSID)可用于测量从 1 个月至 3 岁半儿童的发展状况。BSID 在使用过程中不断被完善,2006 年修订后形成现在广泛应用的贝利婴幼儿神经心理发育量表第 3 版(Bayley-Ⅲ)。Bayley-Ⅲ包括 3 个子量表和 2 个问卷,测量了婴幼儿在认知、语言、动机、社会情绪和适应性行为五个方面的发展能力,从而帮助父母和相关专业人员为婴幼儿制订合适的发展计划。量表还包括一个附加的行为评价量表,该量表由施测人员根据婴幼儿照料者所提供的信息填写完成。

五、游戏与认知

游戏活动是婴幼儿发展认知能力的重要途径。婴儿早期的游戏常专注于自己的身体,花较长的时间来凝视、吸吮、触摸自己的手指。随着婴儿的动作发育和社会化发展,他们会将游戏的对象转移到父母的身上,企图以触摸、拍打父母的脸,拉扯父母的头发、衣服等方式来和父母玩,也开始学会和父母玩躲猫猫的游戏、重复地发音并模仿大人的简单动作。此阶段,父母应支持并积极参与婴儿的游戏,通过增加互动,帮助婴儿熟悉环境,促进亲子关系的建立,学习语言,训练处理信息的能力。同时父母应注意:根据婴儿的月龄,采用适合其动作和认知发育水平的玩具,不强迫婴儿做游戏;在游戏的过程中,应注意观察婴儿的反应,可适当增加游戏的持续时间和强度。

1~2 岁的幼儿以单独游戏为主,注意力常集中在简单的玩具上,而忽略周边的同伴。2 岁以后,幼儿开始喜欢与同伴玩耍,平行性游戏成为本阶段幼儿游戏的主要特征,他们根据自己的喜好选择玩具,不再强调单一感官的刺激,可以按照有意义的顺序发展建构性游戏,但彼此不受同伴的影响,玩伴之间各玩各的,偶尔交流,彼此较少有合作的行为。直到 3 岁左右,才出现联合性或合作性游戏。此阶段父母应给予充分的自由,鼓励幼儿积极探索,并允许尝试错误。玩具的选择应契合幼儿身心发展,特别要注意玩具的安全性,以免带来安全隐患。同时适当地参与游戏,有利于形成良好的家庭氛围,使幼儿体会分享和合作。

第四节　社会性发展

尽管婴幼儿的生理发展遵循一定的规律,但从呱呱坠地开始,每个新生儿表现出不同的人格,有些婴儿安静,容易被抚慰,而另一些总是特别焦躁甚至大哭。婴幼儿的情感、情绪、行为受先天因素和环境因素的共同影响。

一、情绪

婴幼儿先天具有情绪反应的能力,他们依托情绪反应向周围试探,在了解周围环境的过程中会表现出高兴、愤怒,甚至焦虑情绪。情绪是先天适感性与后天的习得能力相互交织的成果,是激活婴儿心理活动和行为的驱动力。由于婴儿尚不具备独立觅食和寻求安全的能力,因此他们用大哭、微笑等情绪的早期信号将需求传递给成人,在成人的帮助下,使其需要得到满足。对于成人而言,鉴别婴幼儿情绪是一项艰巨的任务,我们用自己的理解将婴幼儿的面部表情归纳为高兴、悲伤、兴趣、恐惧、生气等,事实上我们并不知道他们的真正感受,因此要结合面部表情、动作、肢体语言和心理社会变化等综合指标得出相应的结论。

出生后不久婴儿就能表现出满足、兴趣和厌恶的迹象,6 个月时,婴儿渐渐将早期情绪状态分化成真正的情绪。比如对不熟悉者产生一种陌生性焦虑情绪,表现为冷静地注视新面孔、中止笑容、退缩与哭泣等,在 8 个月时更加明显,到 12~18 个月大时达到最高峰。但如果生长在大家庭或常与家庭以外的人接触的婴儿,在这方面的表现就不会很明显。

婴幼儿常常面临分离性焦虑这一重要“问题”。分离性焦虑(separation anxiety)指儿童离开了熟悉的环境或他所依附的人离开他时,所产生的不安全感。在 8~10 个月之间出现,表现为焦虑和哭泣,经常和婴儿玩躲猫猫的游戏或是经常短暂地与婴儿分离,可帮助婴儿逐渐习惯照顾者“离开-出现”的循环。

幼儿期是情绪发展的重要阶段,在儿童的整个人格发展过程中占有很重要的地位。在这一时期,他们学会了步行,动作技巧也日渐精练,他们已具备了能够自由探索周围环境的生理基础。另外,语言表达能力也日渐进步到可以表达自己的需要和感受,接触的对象也从父母、邻居扩展到幼儿园的教师、小朋友,与外界环境的互动较婴儿期有了明显的增加。但是,在学习与他人相处、被社会接受的行为的过程中,幼儿会遭遇困难和失败,而产生挫折感;如果受到表扬,又会有满足感及成就感;根据过去的经验会对某物体产生恐惧;当其行为受到约束或欲望及需求遭到拒绝、阻挠时,内心就会产生不愉快的反应而产生愤怒;会细心观察周围环境中的事物，对于新鲜事物产生强烈的好奇心，从而引发探索的行为；甚至出现萌芽状态的羞愧感。因此，幼儿在心理上会经历各种情绪冲突。其中，愉快的情绪有助于良好人格和人际关系的发展。

到 2~3 岁左右，随着词汇量的增加和语言表达能力的进步，幼儿开始将心中的疑问以提问的形式表达，以寻求答案。父母应以认真、坦诚的态度对待幼儿提出的问题，耐心地用幼儿能够理解的语言将答案告诉幼儿，这样可以促进幼儿的好奇心持续地发展。由于幼儿的自我控制能力还不足，常会处于激动的情绪状态，且以外在行为为主。这种易冲动、不稳定的状态会随着年龄的增加而趋于缓和。

二、气质

气质(temperament)是个体思考、行为、反应的方式，是个体与生俱来的处世特征，具有遗传性且相对稳定。婴幼儿对外在环境的反应有非常显著的个体差异，这些差异在一定程度上会持续下去。一些婴儿很容易被抚慰，睡和吃有较为规律的时刻表。而另一些婴儿较难被抚慰并有着难以预料的日常生活模式。

气质的遗传特性并不意味着在出生时个体的气质就被完全定型，随着各种情绪和自我调节能力的出现，气质将会得到新的发展，且受父母态度及对待方式的影响。

儿童的气质特征可归为三种类型：①容易型，大多数小儿属此类，约占 40%，这种类型的小儿对新的刺激有着规律的积极反应，对变化有高度的适应能力，有着积极的情绪。他们能够形成规律的睡眠及喝奶等作息时间，能快乐地适应新的食物及人，易接受新的玩具及游戏，而且参加活动的意愿很高。②困难型，此类儿童仅占 10%，其特征是高度活跃、易激惹、生活无规律、态度消极，常呈退缩反应，要求环境结构明确，对新环境适应慢且不愿面对新的刺激。睡眠与喝奶时间不规律，不易接受新食物。情绪的表现通常强烈而消极，哭闹多且声音特别大，一点小挫折都可能会引起其强烈的反应。③迟缓型，此类儿童约占 15%。其活动量小、情绪较负向、对新刺激或不熟悉的物体会畏缩不前，且适应也较缓慢。他们通常反应较温和，对新的刺激可有轻度专注，除非有外在压力，对反复的刺激适应较慢。他们不太活跃，易情绪化，行为较无规律，对新的事物和变化呈轻度反应，但能以自己的节奏产生兴趣并进入新的情景，只要给予时间，他们会调整自己，使自己逐渐完全适应。还有相当部分的儿童不能归为以上三种类型中的任何一种。比如，有的婴儿饮食和睡眠比较规律，但害怕陌生人；有的对新的食物适应很慢，但对陌生人适应很快。

儿童气质会对父母照顾孩子的信心以及他们之间的依恋关系产生一定的影响。如果儿童的气质与环境的期望和需求以及父母采取的调节方式相适应，即儿童气质与环境要求和约束条件之间的吻合度高，则儿童的心理和行为便会向正性的、积极的方向发展。

三、自我概念

儿童自我意识的产生通常在 1 岁以后，幼儿开始构建“客我”。随着幼儿认知、语言和社会化的发展，他们越来越多地将自己作为思考的对象，“客我”的范畴不断扩展，自我概念也逐渐建立。幼儿已开始认识身体的各个部位，并能运用符号表示物体。至 20~24 月龄时，幼儿开始使用第一人称代词，这是自我意识发展的一个信号。幼儿通过认识和描述自己，逐步发展自我概念，而自我概念的建立又与自尊发展紧密联系在一起。

自我意识的发生和发展以及认知水平的提高，为自我控制的出现奠定了基础。当幼儿开始有了自己的判断，外部控制开始向自我控制过渡。自我控制是指对自己想做某行为冲动的抑制和对自己不想做某行为的坚持，它包括延迟满足。其最早形式是遵从父母的教导。认知水平的提高，使幼儿具有了表征和回忆父母教导的能力，而自我概念的发展使幼儿认识到自己与客体之间的差别，因而具有了控制自己身体的能力。幼儿开始意识到父母的期望，并且能听从简单的命令和要求。自我控制的出现，说明幼儿已经作好了学习社会规则的准备。

与此同时，1.5~3 岁的儿童正处于艾瑞克森所说的人格发展的第二个阶段——自主对羞愧、怀疑。这一阶段大部分儿童将接受如厕训练，这是迈向自主和自我控制的重要一步。自主性带来对世界的控制力，表现为有强烈的意志去尝试自己的想法、实践自己的爱好以及自己完成决策。这样的驱动力有时以叛逆的形式呈现，作为父母应该学习如何阻止或缓冲叛逆，并鼓励发展社会可接受的行为。这时需要尽量为儿童创造安全的家，使用不易破损的物体，以便于儿童安全地进行探索；避免体罚，以免造成更大的伤害；尽可能提供其可选择的机会，父母之间要注意在提出要求时保持一致；多使用微笑、拥抱，减少批评、威胁或身体限制；当孩子没有立即顺从的时候，可以尝试过一会儿再重复要求。

四、亲子依恋

亲子依恋指婴儿与母亲（或能够代理母亲的人）之间形成的由爱连接起来的永久性心理联系。这种婴儿和亲人之间的温暖、亲密和持续性的依恋情感关系，对其日后的人格发展是至关重要的。

当婴儿还在母亲的子宫里时，他与父母之间的依恋情感就开始形成并发展。母亲能够感到腹中胎儿的萌动，父亲同样可通过触摸母亲的腹部去感受；父母双方可以通过超声等医疗手段听到胎儿的心跳，借此与未出生的孩子建立一种依恋联系，并在孩子出生时，这种依恋的情感得以进一步强化。在与父母的互动过程中，婴儿的积极的、正性的反应能促进依恋情感的发展。如果婴儿无法将注意力集中在父母脸上，或者在母乳喂养过程中难以含住母亲的乳头以及频繁吐出，就无法对父母的表情或行为有积极、正性的反应，从而会对依恋关系的进展有所阻碍。同时，婴儿哭闹的方式、音调和强度可以向父母表明他们是感到疼痛、不舒服、饥饿还是厌烦，父母要学习对婴儿的情感和行为给予立刻的回应，以强化亲子之间的依恋关系。

● 学习链接 ●

依恋模式的代际传递

成人依恋访谈（AAI）是一个半结构式访谈，要求成人回忆和解释有关他们童年依恋的感受和经验。成人所回忆的与父母/照护者互动的早期经验会影响他们的情绪健康，以及他们对自己孩子的反应方式。使用 AAI 方法进行的研究发现，参与者做出清晰、连贯和一致的反应，能可靠地预测他们的孩子是否为安全型依恋。

五、同伴关系

同伴关系是婴幼儿在早期生活中除亲子关系之外的另一种社会关系，为婴幼儿提供了与同龄伙伴平等和自由交流的机会，有利于形成良好的社会适应性、积极的情感，并有助于儿童认知能力、自我评价和自我调控系统的发展。

婴儿在第一年中便具备一定的社交能力，在出生后的前半年，婴儿能够相互接触、相互注视。如果一个婴儿啼哭，旁边的另外一个婴儿也会以啼哭来反应。但在这期间，婴儿的同伴关系还不具备社会性，他们可能只是将同伴看作物体或是玩具，还不能意识到自身与对方的相似性，他们之间的行为是单向的。6个月以后，婴儿之间便有了相互的微笑和"咿呀"学语的回应。到了1岁，他们相互注视的次数和时间会增加，并相互发声示意，开始有了协调的互动行为。1岁以后幼儿对同伴的互动加强，并开始出现因为玩具而发生冲突的情形。这个时期的幼儿能够自如地行走，运动能力日渐加强，同时随着词汇量的增加及语言交流能力的出现，使幼儿的社交范围进一步扩展，同伴间的互动时间和强度也随之增加。同伴关系对儿童的社会化发展的影响起着非常重要的作用。与同伴的交往过程中，幼儿与同伴协调行为的能力得到进一步发展，出现了相互帮助和分享快乐的行为，幼儿也学习到更多的社会化技能，并在同伴交往中认识自己、发现自己、完善自己。

六、道德发展

儿童社会化的核心内容是使儿童成为一个有道德的人、一个能遵守社会规范和行为准则的人。遵从父母期望可以看作儿童遵循社会标准行为的第一步，通过解读父母对自己行为的情绪反应，并且加工这些信息来指导自己的行为。儿童社会化依赖于社会标准行为的内化，进而调节认知意识及自我控制。

柯尔伯格的道德发展理论借助道德两难的问题情境，了解儿童做出行为是非判断后如何说明其判断的理由。依据该理论，婴幼儿处于前习俗水平中的服从与惩罚取向的道德发展阶段。在这一阶段，儿童根据行为的后果来判断行为是好是坏，他们服从权威只是为了避免惩罚，认为受到赞扬的行为就是好的。此阶段儿童尚未形成真正的道德概念。家长在对幼儿进行道德教育的过程中，对幼儿的错误行为，态度应一致，否则幼儿会产生混淆。在实施处罚以前，必须让他知道错在哪里，立即给予惩罚以起到强化的效果。而当幼儿出现正确的行为时，也应及时表扬以起到正性强化作用。此外，由于幼儿记忆较为短暂，家长还应该经常提醒幼儿什么是对的行为、什么是错的行为。作为家长也应注意自己的道德行为，身教重于言传，给幼儿树立学习的榜样。

拓展专栏

家庭对婴幼儿社会性发展的影响

（一）虐待与忽视

虐待指对儿童故意的或使儿童发生可避免的伤害，主要包括通过某种活动施加的伤害，可分为身体虐待和情感虐待。由父母不作为造成的伤害称为忽视。虽然大部分父母富有爱心，乐于养育孩子，但也有部分父母不能或不愿好好照料自己的孩子，甚至会故意伤害孩子。虐待者和忽视者家庭往往具有一定的特征，常见有低层次的教育水平、有反社会行为等，或伴有婚姻问题、家庭关系不良等。

任何年龄段的儿童都有可能受到虐待和忽视，童年期受过虐待的儿童在成年后表现出焦虑、抑郁、不信任他人倾向更高，更容易出现滥用酒精、药物等问题。

（二）照料质量

照料的质量会影响儿童的认知水平和心理社会能力。为了发展信任和安全依恋，婴幼儿需要较高质量的看护,现代社会中的双职工家庭应注意避免因为工作而忽略婴幼儿的照料。双职工家庭在工作和照料孩子上的不合理安排对婴儿和学步期儿童的照护质量有一定的影响。现有一些数据表明,照料孩子的母亲早期返回工作后,若能科学合理地安排工作,对孩子的行为问题、认知发展或学习成绩没有影响。

(三)父母回应

父母的回应是家庭环境中的重要因素,比如父母对婴幼儿做出爱抚和亲吻举动,主动对幼儿称赞表扬并对他们提出的问题耐心解答。研究发现,在孩子6个月时,父母的回应性与他们13岁时的智力、成绩和教师评价的在校行为之间呈正相关。

此外,早期家庭环境中有六种因素可促进婴幼儿的认知和社会性发展:鼓励对环境的探索;指导基础认知和社会技能,如识物、排序、分类、对比等;重视并庆祝新的成就;指导扩展技能;避免不恰当的惩罚和取笑;促进语言以及其他形式的交流刺激。在早期成长中,这六个方面的持续刺激也是大脑正常发育必不可少的条件。

第五节 常见健康问题

婴幼儿正处于生长发育的进程中,各系统器官,尤其是免疫系统功能均不成熟、不完善,易受不良内外环境的影响,疾病的发生率较高,也容易出现各种意外伤害。

一、感染性疾病

(一)婴幼儿肺炎

婴幼儿肺炎是小儿常见疾病之一,也是危害小儿健康的严重疾病。引起婴幼儿肺炎的病原体包括细菌、病毒等;早产儿、低体重儿、人工喂养儿等为高发人群;此外受空气污染、气候骤变等环境因素的影响,也易引起婴幼儿肺炎。

预防措施包括:①给予富含维生素、高热量、易消化的食物;②日常生活中注意体格锻炼,增强免疫力,户外活动时做好防寒保暖;③秋冬季节注意预防上呼吸道感染;④尽量避免到人多的公共场所,减少感染的机会,天气变化时,随时增减衣服;⑤维持良好的营养状态;⑥积极治疗原发疾病,如贫血、佝偻病等。

(二)小儿腹泻

婴幼儿腹泻的发病率高,集中在2岁以内,1岁以内占50%,临床表现为大便增多,形状稀薄等,影响儿童营养吸收,甚至对生长发育造成不良影响。其发病原因有病原体感染、小儿消化功能不成熟、喂养不当等。

明确腹泻原因后,对症处理。严重者暂予禁食,待腹泻情况好转后适当给予流质、半流质饮食。注意皮肤保护,预防臀红。加强预防小儿腹泻的健康教育:①积极推广母乳喂养;②添加辅食要遵循循序渐进、由少到多的原则;③注意饮食、饮水卫生。

(三)手足口病

手足口病是婴幼儿期常见的传染性疾病,多因感染肠道病毒引起,典型表现为发热,口腔疼痛,手、足、口腔等部位的皮疹、溃疡,一般预后良好,少数患儿病情进一步发展后,出现肺水肿、心肌炎等并发症,威胁患儿的生命安全。手足口病主要通过飞沫与呼吸道传播,应加强健康教育,以提升患儿家属对手足口病感染防控的认知,避免增加交叉感染发生率。

（四）寄生虫病

寄生虫病是寄生虫侵入人体而引起的疾病。因虫种和寄生部位不同，引起的病理变化和临床表现各异。本类疾病分布广泛，世界各地均可见到，但以贫穷落后、卫生条件差的地区多见。

婴幼儿常见的寄生虫病包括：蛔虫病和蛲虫病。蛔虫病主要表现为呕吐、腹痛，可引发蛔虫性肠梗阻、胆绞痛、腹膜炎等并发症。确诊主要通过吐虫或排虫病史，结合腹部彩超检查。确诊后给予药物驱虫治疗，内科治疗无效者，进行手术治疗。蛲虫病最常见的症状为肛周瘙痒，主要发生于夜间，影响患儿睡眠。抓挠会导致虫卵藏匿于指甲下，引起自身的反复感染和/或人际传播。抓痕严重者也可引发继发性细菌感染。

寄生虫的预防与地区、个人的环境及卫生状况非常相关。尤其偏远地区的水源管理加强、环境卫生改善、生活饮食习惯变好和文化教育的提高等，可以降低人群寄生虫感染的比例。需要医务工作者长期反复地开展健康卫生教育，教育儿童养成良好的卫生习惯，如饭前洗手，勤剪指甲，不吸吮手指等。

学习链接

宠物与人相通的寄生虫病

由于人们对现代生活的不同需求，城乡家庭饲养宠物日益增多，但当人们接触了有传染源的猫犬等动物而引起与人互通的寄生虫病，会给人群，尤其是孕妇和儿童带来危害，应引起足够重视。下面以几种寄生虫病为例进行简要介绍。

弓形虫病：在猫肠的上皮细胞内形成的弓形虫卵囊，随粪便排出体外，经5d发育为孢子化卵囊，附着于猫粪便及其活动的地面或土壤表面，被人不经意摄入口后，孢子在肠内逸出，侵入肠壁血管和淋巴管。弓形虫病多数为隐性感染，是全球分布广泛的一种寄生虫病。在欧美一些国家，由于孕妇感染弓形虫引起婴儿畸形占1‰~7‰。在中国人群中，每年也有8万~10万婴儿受到弓形虫病的损伤。

隐孢子虫病：因饮用了被隐孢子虫卵囊污染的水、牛奶或直接接触动物而引起。隐孢子虫可感染猫、犬、小牛、羔羊等动物。隐孢子虫病呈全球性分布，感染率1%~3%，在一些国家中有6%的腹泻是因感染隐孢子虫而引起的。

吸吮线虫病：该虫主要寄生于犬和猫的眼部，也寄生于人的眼部，常见于亚洲地区。它是由于某种蝇叮食犬、猫的眼或通过鼻的分泌物而传播的。

二、非感染性疾病

（一）营养不良

营养不良是由于能量和蛋白质不足引起的一种慢性营养缺乏症。婴幼儿营养不良的主要原因有先天不足、摄入不足及疾病影响。适当的营养对婴幼儿生长发育至关重要，推荐至少有6个月的母乳喂养期，并科学正确添加辅食。同时注意积极治疗引起营养不良的各种基础疾病，动态监测婴幼儿生长发育情况，及早识别营养不良。

（二）维生素D缺乏性佝偻病

维生素D缺乏性佝偻病是由于婴幼儿体内维生素不足引起钙、磷代谢失调，继而导致骨骼改变，并影响神经、肌肉、造血及免疫等系统、器官的功能。好发生于3个月~2岁的婴幼儿，与接受日照时间的多少有密切关系。

预防措施包括:①增加婴幼儿户外活动时间,接受日光照射;②提倡母乳喂养,因母乳中钙、磷比例适宜,为2∶1,易于机体的吸收;③建议在出生后2周开始,每日口服预防剂量维生素D 100~800IU。

(三) 肥胖

肥胖指长期能量摄入超过消耗,导致身体脂肪含量过多。出生至18个月是婴幼儿脂肪组织增多的第一个活跃期,由于缺乏合理的科学喂养知识,喂养过多的碳水化合物、高糖饮食,过早地增加固体辅食均可诱发婴幼儿肥胖。

婴幼儿肥胖预防比治疗更容易,花费更低。儿童照护者应科学喂养、调整饮食结构,适当安排婴幼儿运动。研究发现,父母的体重可预测婴幼儿成年后肥胖,家庭应建立并维持良好的饮食结构及养成良好的运动习惯。

三、常见心理问题

(一) 吮指症

胎儿在母体子宫内就时常有吸吮大拇指的动作出现。出生后,婴儿则以吸奶来满足他的口欲,因此吸吮对婴幼儿来说是一项重要的娱乐活动,是与生俱来的需求。部分婴幼儿会吸吮自己的拇指或身边可及的物品来满足此需求。如果婴幼儿不间断地吸吮拇指,同时伴有烦躁不安或面无表情,应寻求医生的帮助。

吮指症(thumb-sucking)在婴儿3~4个月时出现,部分会延续至4~5岁,甚至成年。长期吮指可影响牙齿、牙龈及下颌的发育,导致下颌前突、齿列不齐,并妨碍咀嚼运动,应在恒牙长出前予以戒除。当婴幼儿吸吮拇指时,可使用安抚奶嘴等代替,并尽量转移其注意力,同时分析是否存在饥饿、紧张等诱发因素。

(二) 孤独症

孤独症(autism)是一种神经发育障碍,表现为与年龄或发育水平不相符的社会交往障碍、狭窄兴趣和重复刻板行为,多伴有言语和非言语交流障碍,患儿在认知、感知觉和情绪等方面也有异常,约50%以上的孤独症儿童智力发育落后。全球患病率在1%左右,病因和发病机制尚未明确,目前认为,是由于遗传和环境交互作用造成的一种临床综合征。婴幼儿期是大脑结构功能和行为迅速发展的关键时期,也是孤独症最早迹象和症状出现的时期,该时期也是他们可能对干预做出反应的重要时间。

该病的预后与早期识别、认知水平和干预强度等因素相关,因此普及早期筛查具有重要的临床意义。社区医生及保教人员应学习和掌握孤独症交流缺陷的早期行为标志,建立预警机制,使用儿童心理行为发育评估和诊断工具,开展孤独症的早期识别和筛查,对可疑者及时转诊,并对父母做好科普宣教工作,帮助孤独症患儿接受早期的诊断和干预治疗,从而改善预后。对有患孤独症的兄弟姐妹或有精神分裂、情绪障碍或其他精神及行为问题家族史的可疑患儿,均应密切追踪发育轨迹,进行孤独症早期筛查。儿童的智力水平越高、干预的年龄越小,训练强度越高,疗效越好。

孤独症的治疗以教育训练为主。教育训练的目的在于改善核心症状,改善社会交往能力,促进言语和非言语交流能力的发展,减少刻板重复行为。进而促进智力发展,培养生活自理和独立生活能力,从而改善生活质量,缓解家庭和社会压力。干预的基本原则为:

1. 早期、长程、高强度　保证每天有干预,每周干预时间在20h以上,早期干预疗程持续2

年以上。

2. 科学性和系统性 使用有循证医学依据的方法进行全方位的干预，既包括对核心的社会交往和情感交流缺陷的干预训练，同时也包括促进身心发育、认知、自理能力，改善社会适应功能。

3. 个体化 针对孤独症患儿的个体化差异，在充分评估疾病和各项功能的基础上，开展有计划的个体化训练。

4. 社区化和家庭化 建立以社区为基地、家庭积极参与的干预模式。逐步建立并规范社区训练中心和康复机构，方便孤独症患儿就近干预。强调家庭参与的重要性，积极推广家长技能培训，提高家长在干预中的参与度。

四、意外伤害

意外伤害是导致婴幼儿死亡的主要原因。特别是6个月以上的婴幼儿其动作逐渐发育成熟，运动量增加，活动范围也相应增大，操作能力发展，探索环境的欲望加强，但尚缺乏自知力和自我控制力。因此，应对婴幼儿时刻保持警惕、监督。婴幼儿常见的意外事故包括异物吸入（窒息）、跌倒或坠落伤、烫伤、食物中毒等。

（一）异物吸入（窒息）

异物吸入指喉、气管及支气管外入性异物，如不立即排出则影响气体交换，严重时可使人因窒息、缺氧而死亡。多发生在3岁以内的婴幼儿中，是1岁以内婴儿意外死亡的主要原因。由于异物吸入的临床表现不同，容易误诊误治，造成严重后果。因此，及时识别气道异物的发生，进而采取有效的初步救治非常重要。

1. 异物吸入易发因素 婴幼儿的牙齿发育不全、喉保护性反射功能不全、咳嗽能力弱，经常有口含物品的不良习惯，进食时喜欢哭闹或者玩耍；另外，家长对危险物品监管不力等多种原因均易引发婴幼儿气道异物。

2. 症状识别与处理 当出现双手抓喉，呈V形手势及“三不”表现，即不能咳嗽、不能呼吸、不能说话，面色发绀，提示出现完全性梗阻；婴幼儿出现剧烈呛咳，双手抓喉，呈V形手势，面色潮红，重者呼吸困难、面色发绀，提示出现不完全性梗阻。

学习链接

婴幼儿气道梗阻怎样施救？

呼叫紧急医疗服务，并采取以下急救措施：

方法一：用手臂托住婴儿，婴儿脸朝下，头低于身体，利用重力作用帮助清除异物。

方法二：将婴儿俯卧在施救者腿上，施救者左手托住婴儿的头，右手手掌掌根在婴儿肩胛之间用力拍击，最多5次。每次拍击或冲击后，查看气道梗阻有没有消除。如患儿失去意识，应立即将患儿放在地上或硬板上，尽早施行心肺复苏。

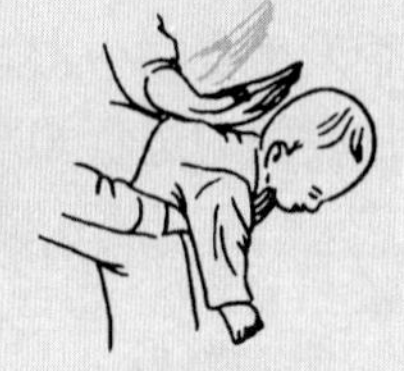

3. 开展异物吸入预防的健康教育 婴儿安抚奶嘴应有安全链；纽扣、珠子、瓶盖等小物体远离婴儿可及范围；不给磨牙未出齐的婴幼儿喂食花生、瓜子、豆类等较坚硬的食物；如发现小儿口内含物时，应诱其吐出，不可强取；教育幼儿不要将食物或玩具含在口内玩耍；培养良好的

饮食习惯,不在婴儿躺着时喂食,进食时不要嬉笑、哭闹、跑动。

(二) 跌倒或坠落伤

当婴儿5个月会翻身后,应时刻注意防止跌落。为防止婴儿跌倒,应该做到:使用有床栏的婴儿床;时刻注意婴儿的动作,做到"离手不离眼";家具应固定、坚实,确保婴儿不会在扶持时跌跤;楼梯口、窗户、阳台应有保护栏;浴室地板应有防滑措施。

当婴幼儿发生跌倒或坠落,立即查看全身情况,查看身体是否有明显外伤及伤口,四肢有无骨折或脱位;有出血可用干净的毛巾或纱布覆盖伤口,并予以直接压迫止血法止血。在日常照护中,提高家长和儿童的安全意识教育,家中窗户、阳台、婴儿床加设护栏,安装门窗安全锁等。

(三) 烫伤

烫伤是由无火焰的高温液体(沸水、热油、钢水)、高温固体(烧热的金属等)或高温蒸气等所致的组织损伤。烫伤在婴幼儿意外伤害中较为常见,严重的烫伤会造成疤痕、畸形和功能障碍等生理负担,对儿童和家长造成严重的心理应激。

婴儿的皮肤很娇嫩,因此应对各种热源加以严密监控。为防止婴幼儿发生烧伤或烫伤,应做到:加热后的奶应试其温度才可喂食;用热水袋为婴幼儿保暖时,水温不应超过50℃,热水袋外加布套,且热水袋放置位置与身体皮肤应至少相隔10cm,切忌将热水袋直接放在其手脚下面;为婴幼儿盆浴洗澡时,先放冷水再加热水,家长先用手测试水温再把婴幼儿放入澡盆,往澡盆兑水时,要先把婴幼儿抱离澡盆,同时避免其碰触热源;电源插座应使用保护套装置。

一旦发生烫伤,应立即让烫伤儿童远离热源,并立即开展紧急处理,做到"冲、脱、泡、包、送"。①冲:对Ⅰ度和浅Ⅱ度烫伤者,先用冷水对创面进行淋洗,待疼痛明显好转后,予以进一步处理。淋洗水温不低于6℃,不建议冰敷,以免发生冷冻伤害。②脱:烫伤的部位有衣物覆盖时,即使使用冷水淋洗,衣物也会保持较高温度,必须同时脱去衣物,正确方法为边冲边脱,脱下衣物后,把烫伤部位放在冷水下冲淋。③泡:把烫伤部位放入冷水中浸泡15~20min,使创面降温,避免出现水疱或机体损害加重。④包:烫伤部位经过冲、泡后,需要保护创面,防止再次污染。可以选用干净毛巾、衣服等覆盖创面。⑤送:深Ⅱ度及Ⅲ度烫伤者,及时送医。创面不要自行使用龙胆紫、红汞、碘酒等有色、有刺激性的外用药,以免影响后续清创及对烫伤创面深度的判断。

(四) 食物中毒

食物中毒是因食入污染了病毒、细菌、细菌毒素或有毒物质(动物、植物及化学物质)的食物,而引起的中毒性疾病。根据病因不同可有不同的临床表现:胃肠型食物中毒可表现为胃肠炎相关的症状,如恶心呕吐、腹痛腹泻等;神经型食物中毒通常有12~36h的潜伏期,潜伏期结束后,可出现头痛、头晕、乏力、呕吐及眼部肌肉瘫痪等神经系统症状,如累及咽肌,可引起呼吸困难。

应尽早识别儿童食物中毒的早期症状,当儿童出现疑似症状时,应详细询问进食史,判断是否发生食物中毒。食物中毒的施救以尽快清除胃内毒物为原则,第一时间实施催吐,洗胃的最佳时间为进食6h内,一旦发现儿童食物中毒,应保留好吃剩的食品,尽快就医。

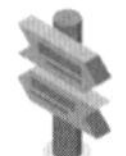

学习路标

1. 婴幼儿身体发育有哪些特点?

出生后的第一年是儿童体格发育的第一个高峰期。中枢神经系统神经纤维的髓鞘化迅速发育,并遵循从上到下、从近到远的顺序。3岁时脊髓神经的髓鞘化基本完成。神经细胞的分化成熟及脑神经内部组织协调性的增加,是婴幼儿期神经系统的发育重点。

婴幼儿以腹式呼吸为主,对呼吸道疾病易感;交感神经兴奋性较高,心率较成人快;食管下端贲门括约肌发育不成熟,常发生胃食管反流,消化酶分泌量和活性不足。

2. 婴幼儿前语言发展分为哪几个阶段,各阶段分别表示什么?

一般将婴儿出生到能够说出第一个具有真正意义的词的这一时期(约0~12个月)划为前语言阶段,包括五个分阶段:①妊娠中后期(孕5~8个月),有了初步的听觉反应和原始的听觉记忆能力,表现出对母亲语音的偏爱。②新生儿期(约0~1个月),能将语言和其他声音区别开来。③发音游戏期(约2~4个月),发出一些元音,大多时间用在"听"上;会模仿简单的口腔动作但没有特殊意义。④语音修正期(约5~8个月),用咿呀语的方式做出反应,尝试发出母语的音调,开始根据其周围语音环境改造、修正自己的语言体系。⑤学话萌芽期(约9~12个月),经常系统地模仿和学习新语音,为语言的发生做好准备。

3. 关于0~2岁婴幼儿的认知发展,皮亚杰的观点是什么?

皮亚杰认为0~2岁婴幼儿认知发展处于感知运动期,可分为6个阶段:①反射活动阶段,新生儿练习如何控制先天反射能力。②初级循环反应阶段,婴儿学会重复自己偶然发现的动作,开始协调感觉信息,抓握物品。③二级循环反应阶段,婴儿有意识重复和延长有趣行为的时间,动作具有意向性。④二级循环反应间的协调,此阶段婴儿的行为更具有目的性,能够预期事件的发生;开始建立物体恒存概念(客体永久性)。⑤三级循环反应阶段,幼儿表现出解决问题的能力,通过"试误法"来进行学习。⑥符号问题解决阶段,又称心理整合阶段。儿童能够在大脑中表征事物,他们不再局限于尝试错误,开始表现出洞察力,会伪装。

4. 婴儿情绪何时出现,如何发展,婴幼儿如何表达?

婴幼儿先天具有情绪反应的能力,他们依托情绪反应向周围试探,在了解周围环境的过程中,会表现出高兴、愤怒,甚至焦虑情绪。情绪是激活婴儿心理活动和行为的驱动力。出生后不久婴儿就能表现出满足、兴趣和厌恶的迹象,6个月时,婴儿渐渐将早期情绪状态分化成真正的情绪,并产生陌生性焦虑、分离性焦虑情绪。

5. 柯尔伯格如何解释婴幼儿的道德?

柯尔伯格认为,婴幼儿处于前习俗水平中的服从与惩罚取向阶段。在这一阶段,儿童根据行为的后果,来判断行为是好是坏,他们服从权威只是为了避免惩罚,认为受到赞扬的行为就是好的。此阶段儿童尚未形成真正的道德概念。

6. 烫伤的初步救治包含哪些内容?

一旦发生烫伤,应立即让烫伤儿童远离热源,并立即开展紧急处理,做到"冲、脱、泡、包、送"(具体内容见本节"意外"部分的相关描述)。

【思考题】

1. 婴儿和照料者如何相互解读彼此的非语言信号?
2. 早期家庭环境中,有哪些因素可以促进婴幼儿认知发展?
3. 如何预防婴幼儿期常见的感染性疾病?
4. 本章的成长故事中,林达究竟怎么了?请就此展开讨论,应如何帮助林达?
5. 随着父母文化程度的提高,很多父母想把自己的孩子培养得"十八般武艺"样样精通,表现之一即参加各种兴趣班。请结合此现象,对"早期教育"展开讨论。

(陆群峰 唐文娟)

第八章

童 年 早 期

学 习 目 标

◆ **掌握**

童年早期儿童身体、动作、感知觉、语言发育的基本规律及其表现；皮亚杰对童年早期儿童认知发展特征的主要观点；童年早期儿童个性、自我概念、情绪、道德、人际关系的发展特点及其表现。

◆ **熟悉**

儿童游戏的类型；游戏对童年早期儿童身心发展的价值；性别角色的发展。

◆ **了解**

童年早期儿童常见的健康问题及其表现。

典型成长故事

1~6 岁孩子的成长密码

耶鲁大学格赛尔儿童发展研究所通过 40 多年的追踪研究发现，1~6 岁的孩子通常都会经历下面几个时期。

★ 1.5~2.5 岁，孩子反复穿梭于“和顺期”与“执拗期”。

2 岁孩子“不”字当头，打滚耍赖，一意孤行，占有欲强，甚至有“可怕的 2 岁”一说。其实，这时候的孩子开始有了自我的意识、意愿、意图，但他们不懂得表达，甚至他们自己也不明白自己的意图到底是什么。孩子的很多“坏行为”，其本质可能是探索、学习的求知行为。

★ 3 岁左右，孩子友善、平静，易于接受，也乐于分享。

3 岁的时候，儿童的强硬拒绝态度减少了，取而代之的是分享或者依赖，但他也体会到自己的成长和能力的增强。但“好景不长”，3.5~4 岁反抗成了这个时期的最大特征。孩子一方面缺乏安全感，一方面却又想支配外在世界。他正在体验自己与别人的关系，以及自我这个个体。许多孩子在这个年龄都有他想象的朋友，这些朋友有的是人，有的是动物。更有趣的是，恋父恋母情结会在这个时候出现。

★ 4 岁左右，孩子喜爱冒险，喜爱刺激。

此时的孩子喜爱任何新鲜的事物，乐意接触不认识的人，喜爱到新的地方，喜欢新的游戏、新的玩具/书、新的活动。4 岁孩子发现大人虽然还是“握有大权”，但是并非全能。在他看来，“坏事”未尝不可以做，“屋顶不会因此而塌下来”。到了 4.5 岁，他开始学会讨价还价，也渐渐明白事情的好或者坏。这个时期,在睡前听一些小故事是许多儿童期待且开心的事情,因此加强亲子阅读显得尤为重要。

★ 5 岁左右,孩子懂事了! 讲理了! 一心要做个好小孩。

5 岁小孩非常在意他自己的房间、自己的家、幼儿园的教室等。他对新的、陌生的事物没有太大的兴趣。孩子自然而然地变得安静、有节制了。他喜欢遵守既定的规则,对于别人已经尝试过的或既成的事实,就觉得安心舒坦。他觉得最有趣的时间是"现在",最喜欢的地方是"这里"。他会衡量自己的能力,把做得到的和做不到的事分清楚。他们理所当然地认为,他自己和父母都是"永生不灭的"。

★ 6 岁左右,孩子进入了叛逆期,个性出现两极化。

这时的小孩,他有可能在转瞬间讨厌刚才还满心喜欢的事情。他的世界中心不再是妈妈,而是他自己,他希望事事处处按自己的意愿。6 岁孩子同时在很乖和很叛逆两个极端游走,他既深深地依赖妈妈,又同时尝试要自己"站起来"。心理上,希望他不用依赖任何人。这时,他处于很容易受到伤害的敏感期。睡眠中的噩梦也会给 6 岁孩子带来很大的困扰。

童年早期指儿童 3~6 岁这一时期,也称学龄前期。相对于出生后的头三年,这一时期的儿童生长速度放缓,但儿童的动作技能、语言能力获得长足发展,身体的协调性更好,语言表达更加清楚和日渐丰富;儿童的认知发展处于皮亚杰所说的前运算阶段,儿童想象力丰富,象征性思维占据优势,自我中心性特征明显。同时儿童开始了幼儿园生活,在游戏和生活活动中习得初步的社会规则,建立永久性的依恋关系,并开始认识自己是谁,形成早期的自我概念和自尊。

第一节 生理发育

童年早期,儿童的身体发育、感知觉发育处于持续的进展中,尽管速度较前放缓,但这一时期是儿童身体协调性、灵活性发展的重要时期。由于自理能力和自由行动进一步拓展,儿童有了更多的探索性活动,可及的活动范围也更加广泛,这些变化给儿童认知、情感、人际关系等方面的发展创造了有利条件,但同时也会带来一些常见的健康问题。

一、身体发育

(一) 体格生长

3~6 岁儿童体格生长迅速,但略逊于婴幼儿期。身体各部分比例发生急剧的变化,2 岁儿童的头比较大,腿比较短,给人"头重脚轻"的感觉。大约 3 岁时,儿童开始变得苗条,"婴儿肥"逐渐消失;躯干、手臂和下肢开始变长,肌肉开始变得结实。虽然头依然相对较大,但身体其他部分的比例逐渐接近成人。儿童每年身高增长的平均值大约为 5~7cm,体重每年大约增加 2kg。

(二) 各系统发育

1. 神经系统　脑重量继续增加,3 岁儿童的平均脑重约 1 011g,相当于成人脑重的 72%,7 岁儿童的平均脑重为 1 280g,相当于成人脑重量的 91%。此后,儿童的脑重不再有明显的变化，直至 12 岁左右，达到成人水平。

大脑皮质结构日趋复杂化。脑神经纤维继续增长，额叶表面积的增长率继 2 岁左右的增长高峰后，在 5~7 岁时又有明显加快，此后维持在一定水平。同时，神经纤维开始髓鞘化，到了童年早期末，绝大部分的神经纤维髓鞘化已基本完成，从而使得神经兴奋的传导更加精确、迅速。

5 岁前儿童的脑电波以 θ 波(4~7 次/s)多于 α 波(8~13 次/s)；5~7 岁时 θ 波与 α 波的数量基本相同；7 岁之后 α 波逐渐占主导地位，θ 波从枕叶、颞叶和顶叶消失。我国相关研究则发现：1~3 岁时儿童脑电波中的 δ 波(0.5~3 次/s)减少，θ 波增多，同时出现少量的 α 波；4~7 岁时 θ 波减少，α 波增多。这意味着儿童的大脑发育逐渐成熟，为后期的动作和认知能力的发展打下生理基础。

大脑皮质抑制功能蓬勃发展。它既可以使反射活动更精确、更完善，又可使脑细胞受到必要的保护，因而是儿童认识外界事物和调节控制自身行为的生理前提。3 岁前，儿童的大脑皮质的抑制功能发展缓慢，4 岁起开始蓬勃发展，表现为皮质对皮质下中枢的调节和控制的作用逐渐加强。同时，儿童的兴奋过程也比以前增强，表现为儿童的睡眠时间逐渐减少，清醒时间逐渐增加。新生儿每日睡眠时间达 20h 以上，1 岁儿童需要 14~15h，3 岁儿童需要 12~13h，5~7 岁儿童只需 11~12h。虽然儿童大脑皮质的兴奋和抑制功能都在不断增强，但相比之下，抑制功能还是相对较弱。故而，童年早期儿童在过度兴奋之后，较难很快安静下来，兴奋的泛化是一个比较常见的现象。

胼胝体(corpus callosum)是连接左右大脑半球的神经纤维束，到学龄前期结束时，它变得相当厚，帮助协调左右半球的大脑功能。与此同时，左右大脑半球之间的差异越来越大，且差异越来越专门化。大脑功能偏侧化(lateralization of brain function)即某些功能更多地分布在一侧半球的过程，在学龄前期变得愈发明显。对大多数人来说，左大脑半球主要涉及与语言和思维相关的活动，如说话、阅读、思维和推理，右大脑半球主要在空间关系、绘画、音乐、情感表达等领域发展出自身优势。但因胼胝体的存在，两个大脑半球之间是相互协同和依存的。研究发现，从出生到学龄前期，男孩的语言功能向左大脑半球侧化的倾向非常明显；而女孩的语言在两个大脑半球的分布更加平衡，这些差异可能解释了，为什么学龄前期女孩的语言发育比男孩要快。

2. 骨骼系统　童年早期软骨组织以更快的速度转化为骨骼，儿童变得更强壮，躯干的生长发育也为内脏发育提供了更广阔的空间和更坚实的保护。值得注意的是，身体各部位骨骼的生长具有差异性：颅骨和手部骨骼会首先成熟，而长骨的生长将会一直持续到十五六岁，一些青春期发育较晚的儿童，长骨生长可以持续到更晚的时候。脊柱的生理弯曲在 6~7 岁被韧带所固定。

童年早期是乳牙和恒牙交错的时期。在 2~2.5 岁时，儿童乳牙都已出齐，约 6 岁开始换牙，一般按出牙先后顺序脱落换恒牙。长期的营养不良、乳牙疾病等会影响恒牙正常萌出。这一阶段坚持刷牙、少吃甜食、定期做牙齿检查，能够有效预防蛀牙的产生。

3. 肌肉系统　童年早期儿童肌肉组织的发育是比较明显的，儿童体重增加中的大部分重量是肌肉发育的结果。儿童肌肉的发育遵循“由大到小”原则，3 岁儿童的大肌肉群比小肌肉群发达得多，5~6 岁儿童小肌肉群才开始迅速发育。通常，男孩比女孩的肌肉更为发达，但这两者的差异并不是很大。此时，儿童正处于幼儿园阶段，他们能够奔跑、站立、坐下，做各种大动作，儿童肌肉组织纤维的长度和力量得到了增强。随着小肌肉群的发育，儿童开始从事一些精细动作活动，如绘画、写字、手工活动，这些活动又能反过来进一步促进小肌肉群的发育。此期由于小肌肉群发育的成熟度尚欠缺，儿童精细动作的协调能力仍不理想。

4. 消化系统 此期儿童乳牙出齐，吞咽咀嚼功能完善，各种消化酶发育完全，消化系统的功能基本发育成熟，饮食结构可接近成人。儿童的一日活动量较前加大，能量消耗多，营养需求旺盛，但其胃容量相对较小，每餐进食量不大，胃排空速度快，因此如果容易产生饥饿，一日三餐之外仍需加餐。

5. 免疫系统 细胞免疫、体液免疫及细胞吞噬等功能已比较完善，加之婴幼儿期已接受计划免疫，此期儿童对多种疾病已具备了免疫力，但有些免疫性疾病如急性肾小球肾炎、结缔组织病开始增多。淋巴系统处于快速发育期。

6. 呼吸系统 呼吸系统逐渐发育，呼吸频率稳步减慢到 20~24 次/min，儿童依然以腹式呼吸为主。肺活量较幼儿期有了进一步提高。

7. 泌尿系统 每日尿量增至 600~800ml，排尿次数减至每日 6~7 次。4~5 岁时大多数儿童已经能控制夜间排尿。

二、运动发育

童年早期是儿童运动技能发育的重要时期。随着儿童神经系统功能的不断成熟和身体的增长，在适当的锻炼下儿童的运动能力也随着迅速地发展起来。这一时期也是各种基本动作技能和习惯动作定型的初期，是儿童统合各种感官信息获得动作协调性的重要时期。

（一）粗大运动技能

学龄前阶段，儿童的粗大运动技能，如跑、爬、跳跃等技能都有非常大的进步。得益于儿童大肌肉的发育和大脑皮质感知觉和运动区域的发育，儿童的身体运动能力更具有协调性。骨骼肌肉的强壮也为儿童动作的发展提供了良好的生理基础。比如约 2~3 岁时，儿童的步伐富有节奏，可以跃起；能边走边推玩具小车，但是经常把握不住方向。约 3~4 岁时，儿童能双脚交替上楼，但下楼需要单脚引导，开始尝试各种不同的动作挑战。约 4~5 岁时，儿童能单足跳跃，能向上攀爬垂直的阶梯，能无须抓扶手自行上下楼。约 5~6 岁时，能单脚平衡站立，能跳远、跳绳，能自如地攀登和下降。

（二）精细运动技能

与粗大运动技能的发展一样，精细运动技能的发育也经历了一个大的提高阶段，儿童的手眼协调水平和对小肌肉的控制能力也在这一时期迅速提高。儿童逐渐习得穿脱衣服、扣纽扣、画画和使用筷子的能力，这些都是精细动作方面的进步。

儿童精细运动技能的发育与认知发展有着很重要的联系，动作刺激传入大脑，促进儿童大脑发育和认知能力发展。能够独立完成一些事情，比如吃饭、穿脱衣、使用小工具等，这使得儿童的生活领域扩大了，使得成人从照顾儿童中逐渐解放出来。儿童在掌握精细动作的时候会得到很大的满足，随着技能的日渐成熟，他们会逐渐提高自信心。

另外，从婴儿期开始，许多儿童就表现出了使用一只手多于另一只手的偏好——惯用利手（handedness）。大多数儿童到学龄前期的末尾已经表现出明显的利手倾向，这是大脑功能偏侧化的一种表现。

表 8-1 呈现了童年早期儿童粗大运动技能与精细运动技能的发育情况。

表 8-1 童年早期儿童粗大运动技能与精细运动技能的发育

年龄	粗大动作	精细运动
约 2~3 岁	走路富有节奏 由疾走变为小跑 跃起、向前跳跃和接物等上身动作较为僵硬 能边走边推玩具小车,但经常把握不住方向	能简单地穿脱衣服 会拉开和拉上较大衣服的拉链 能熟练使用汤匙
约 3~4 岁	能双脚交替上楼,但下楼需要单脚引导 当向前、向上跳跃时,身体略显灵活 依赖上身做接物和扔物等动作,如仍然需要依靠胸部才能接住一个球 双手能扶住车把,踩三轮车	会扣和解开纽扣 可以自己吃饭 会使用剪刀 会模仿画出垂直的线段和圆圈 开始会画人,但画的是“蝌蚪式”的人
约 4~5 岁	能双脚交替下楼 跑得很快很稳 能用单足飞快地跳跃 能依靠躯体的转动和改变双脚的中心去扔球,仅依靠双手能够接住球 能飞快地踩三轮小车,方向把握得也很稳	能用剪刀沿着直线剪东西 能模仿画出矩形、十字形,会写字母
约 5~6 岁	奔跑的速度越来越快 奔跑时也很稳 能够做好真正的跳跃动作 表现成熟的扔球和接物动作模式 能踩带有训练轮子的自行车	会系鞋带 能熟练地串珠子 能握笔 能仿写出数字、文字 出现用手偏好

三、感知觉发育

感知觉是一切认识活动的重要基础。没有感知觉提供的信息,就谈不上记忆、思维、想象等活动的进行。童年早期,儿童的感知觉在神经系统日渐成熟并在运动、游戏和日常活动中获得了进一步发展。

(一) 视觉

1. 视敏度　视敏度指眼睛精确地辨别细小物体或远距离物体的能力,也就是发觉物体的形状或体积上最小差别的能力,即视力。

研究者对 4~7 岁儿童进行视敏度调查:在不同年龄段儿童面前出示同一有缺口的圆形图案,测量儿童刚能看出缺口的距离。得到的结果是:4~5 岁儿童平均距离为 207. 5cm;>5~6 岁儿童平均距离为 270cm;>6~7 岁儿童平均距离为 303cm。视敏度随着年龄的增长而不断提高,但不同年龄的发展速度是不均衡的,5 岁是视敏度发展的转折期。

2. 颜色视觉　颜色视觉简称色觉,又称辨色力,即区分颜色细微差别的能力。到了学龄前期,颜色视觉的发展主要表现为区别颜色细微差别能力的继续发展,与此同时,此期儿童对颜色的辨别往往和掌握颜色名称相结合。

3~4 岁儿童能认清基本颜色,但不能很好地区分各种颜色的色调,如蓝色与天蓝色的辨认往往会出现困难。同时,也难以完全正确地说出颜色的名称。约 4~5 岁,已能区分基本色与近似的一些颜色,如黄色与淡棕色,并能够经常说出基本色的名称。约 5~6 岁,不仅能认识颜色,还能在画画时运用各种颜色调出自己所需的颜色,能经常说出颜色的名称。

已有研究表明,我国 6 岁前的儿童大都喜欢亮度大的红、橙、黄色,性别差异不明显。7 岁左右前对颜色的爱好基本上不受物体固有颜色的影响,约 7~8 岁出现转折。

(二)听觉

随着年龄的增长,特别是在掌握语言、接触音乐环境的过程中,学龄前儿童的听觉不断发展。在辨别声音细微差别方面,幼儿园大班儿童比小班儿童强得多,小班儿童往往由于不能区别发声上的细微区别,而不能学会正确发声。儿童的音高差别感受性逐渐提高,5~6 岁儿童平均能在 55~65cm 距离听到钟表的摆动声,6~8 岁儿童则在 100~110cm 距离就能听到,在 12~13 岁以前,儿童听觉感受性一直在增长。儿童听觉的个别差异有随年龄增长而缩小的趋势。

(三)形状知觉

形状知觉是人们对物体形状的知觉能力。对 3~6 岁儿童形状知觉发展的研究,往往是通过让儿童辨别不同几何图形进行的。常用的试验方法有配对法、指认法和命名法。

3 岁儿童基本上能根据样例找出相同的几何图形,但很少能够正确说出几何图形的名称,他们往往用自己熟悉的物体名称形容抽象的几何图形。例如,把三角形称为“三明治”,把圆形称为“太阳”。对于儿童来说,不同的几何形状在辨认时存在不同的难度,由易到难依次是:圆形、正方形、半圆形、长方形、三角形、八边形、五边形、梯形、菱形。4 岁是儿童形状知觉发展的敏感期。实验研究表明,当视觉、触觉相结合时,幼儿对几何图形的感知效果更好。

(四)大小知觉

大小知觉是人们对物体的长度、面积、体积在量方面的变化的反应。儿童判断大小的正确性受图形形状的影响,圆形、正方形和等边三角形的大小容易判断,而椭圆形、长方形、菱形和五角形的大小在判断时存在一定困难。

儿童判断大小的能力还体现在判断的策略上。约 4~5 岁幼儿判断大小时,要通过手逐块地摸积木边缘,或者把积木叠放在一起。约 6~7 岁的儿童,由于生活经验的积累,能通过视觉一眼就判断出积木的大小。

(五)空间知觉

空间知觉是人们对自身或物体所在位置和方位的反应。3 岁儿童能正确辨别上下,4 岁能正确辨别前后,5 岁开始能以自身为中心辨别左右,约 7~8 岁才会以他人为中心辨别左右。由于学龄前期的儿童大多以自身为中心辨别左右方位,幼儿园教师面向儿童做示范动作时,其动作要以儿童的左右为基础,即进行“镜面示范”。

(六)时间知觉

时间知觉是人对客观现象延续性和顺序性的感知,研究表明,学龄前儿童时间知觉表现出以下特点和发展趋势:①时间知觉的准确性与年龄呈正相关,即年龄越大,准确性越高。7~8 岁可能是时间知觉迅速发育的时期。②时间知觉的发育与儿童的生活经验存在正相关,如幼儿园小班儿童理解的早上就是去上幼儿园的时间,下午就是放学离园的时间。③儿童对时间知觉的发育表现出“从中间向两端、由近及远”的发展趋势,如儿童最先理解的是“今天”,然后是“昨天”和“明天”。④儿童理解和利用时间标尺(包括计时工具)的能力与年龄存在正相关。大约到 7 岁,儿童才开始利用时间标尺来估计时间。

第二节 语 言 发 育

4 岁左右的儿童已经初步掌握了本民族的基本口语。进入童年早期后,随着大脑皮质功能的不断完善,儿童的语言能力也迅速发展起来,在构成语言系统的各个方面均表现出很大的进步,交流能力大大提高。

一、口语

学龄前儿童口语的发育,主要表现为掌握语音、词汇、语法以及口语表达能力的发展。

(一)语音

1. 逐渐掌握全部本民族语言的语音　1~1.5 岁的幼儿开始发出第一个类似成人说话时用的语音,4 岁左右的儿童基本能掌握本民族全部语音,到 6 岁时儿童已经能够辨别绝大部分母语中的发音,母语中的绝大部分语音也基本发音准确。其中,3~4 岁是儿童语音发音准确的飞跃阶段,这一阶段的儿童很容易学会世界各民族语言的发音。

2. 韵母正确率高于声母　学龄前初期儿童常常不能掌握某些声母的发音方法,不会运用发音器官的某些部位。而对普通话中的韵母基本能发音准确,特别是 4 岁以后,绝大部分儿童都能正确掌握。

3. 语音发育受生理原因和语言环境的影响　儿童发音的正确与否与其发音器官、大脑神经系统的生理成熟有关,同时,与儿童生活环境中的教育条件、家庭环境、社会环境有关。

4. 语音意识的出现　4 岁左右的儿童已有了正确发音的听觉表象,并掌握了发音标准,能自觉地模仿正确发音,纠正错误发音。

(二)词汇

掌握词汇是语言发育的重要标准,学龄前儿童词汇发展特点如下。

1. 词汇数量增加　据统计 3 岁儿童词汇量为 800~1 100 个,4 岁儿童词汇量为 1 600~2 000个,5 岁儿童则增加至 2 200~3 000 个,6 岁儿童的词汇数量可达 3 000~4 000 个。

2. 词类范围日益扩大　由于生活经验的不断增加,儿童掌握词汇范围也日益扩大。通常儿童掌握词类的顺序是:先掌握实词,再掌握虚词;先掌握名词,其次是动词,再次是形容词,最后是副词。儿童逐渐掌握一些比较抽象的副词,如连词、介词、助词、语气词等,但总体上副词掌握得比较晚,数量也比较少。

3. 词意理解的丰富和加深　随着词汇量的不断增加,儿童掌握的词类的含义也在不断丰富和加深,如"小狗"一词,小年龄的孩子理解为所有毛茸茸的物体,而到了学龄前期,儿童已经理解了"小狗"的确切含义——专门指狗这种动物,而且还能说出狗的生活习性,以及狗与人类生活的关系。

(三)语法

学龄前儿童可初步掌握语法。根据已有研究结果,我国 2~6 岁儿童所说出的句子语法结构有如下特点。

1. 句子结构从简单到复杂　学龄前期儿童语言的表达,已从最初的单词句到双词句,而后又发展到简单句,最后出现结构完整、层次分明的复合句。整个学龄前期,儿童无论是简单句还是复合句的数量都在增长,但总体上简单句所占比例比复合句高。

2. 句子结构从不完整到完整　儿童最初的句子结构是不完整的,2 岁以后逐渐出现比较完整的句子。完整句的数量和比例随着年龄的增长日趋增长。3.5 岁以后的儿童句子中出现介词结构的"把字句",到 6 岁左右,绝大多数的儿童使用完整句,复合句也比较完整。

3. 句子长度由短到长　随着年龄的增长,儿童说话过程中词汇量逐渐增加,句子的长度也逐渐变长。3 岁儿童主要使用 3 个词的句子,3.5 岁儿童的句子发展到 6~10 个词,4 岁儿童使用句子的长度可达到11个词以上。

（四）口语表达

在日常生活中,学龄前儿童使用口语能表达自己的意愿。具体表现在以下几个方面。

1. 从对话语言过渡到独白语言　3岁以前的儿童基本上是在成人的帮助下或与成人一起进行活动的,日常的语言往往涉及向成人请求或与成人进行简单的问答,基本上都是采取对话式语言的方式。学龄前期,由于儿童有了独立的活动,在他们和成人、同伴的交流中越来越多地需要独立向别人传达自己的想法、情绪、感受,这促进了学龄前儿童独白语言的发展。

独白语言也称自言自语。儿童通过独白语言与自己交流,充当自己的回音板。从这个角度看,独白语言可促进儿童的思维发展,并帮助他们控制自己的行为。另外,自言自语可能是儿童用来练习交谈中所需实践技能的一种方式。

2. 从情境性语言过渡到连贯性语言　3岁以前儿童的语言主要是情境性语言,到学龄前阶段儿童运用连贯性语言表达的能力随着年龄的增长逐渐增强,但是约3~4岁的儿童语言仍带有情境性,约4~5岁儿童说话常常是断断续续的,不能说明事物形象、行为动作联系,只能说出一些片段。约6~7岁儿童已能完整地、连贯地说话,但是发展水平依然不是很高。

学习链接

儿童的动作语言

除了口语,儿童经常使用的还有动作语言。早在婴儿期,儿童就已经频繁使用动作来表达需求和情绪;以后随着口头语言的不断发育,儿童使用动作语言的机会越来越少。但是在某些情况下,如急于表达诉求但又一时说不清楚的情况下,学龄前儿童依然会出于本能地使用动作语言来进行表达,这一现象在语言发育相对较晚的男孩子身上更为明显。

二、内部语言

语言可按活动的目的和是否出声,分为外部语言和内部语言两类。内部语言是语言的高级形式,它不是用来与人交流的语言。内部语言与抽象逻辑思维有更多的联系,具有自我调节的作用。内部语言有游戏语言和问题语言两种形式。

（一）游戏语言

游戏语言的特点是比较完整、详细,有丰富的情感和表现力。例如,儿童在做游戏的时候往往一边做动作,一边说话,用语言来补充自己的动作。游戏语言常常会在游戏和绘画活动中出现。

（二）问题语言

问题语言的特点是简单、零碎,由一些压缩的词句组成,常常在儿童遇到困难时出现,如表示困惑、怀疑、惊奇等。约到4岁以后,内部语言逐渐在自言自语的基础上形成,表现为自己解决问题的思维过程和采取的办法。约4~5岁儿童的问题语言最丰富,约6~7岁儿童已能默默地用内部语言进行思考,所以问题语言相对减少。

三、绘本阅读

绘本是促进学龄前儿童的阅读能力发展的重要媒介。丰富的色彩、可爱的动物形象,以及蕴含其中的情境线索,可以帮助儿童发展观察、分析事物的能力,并尝试连贯表达的能力。

学龄前儿童的语言能力是在运用的过程中发展起来的,发展该阶段儿童语言的关键是创设一个使他们想说、敢说、能说的语言环境,并使他们在这个环境中愿意说、大胆说及积极地说。优秀的绘本便成为学龄前儿童口语习得表达的一种有效方式,它能通过鲜艳的色彩、丰富的图像、简单的文字、生动的讲读,以及对故事的复述,甚至重构故事,帮助儿童发展他们的语言、情感、思维及社交等综合能力。

语言学习是口语发音、语言理解以及综合表达的过程,优秀的绘本读物中不仅包含丰富的图画和多彩的颜色,更重要是其中蕴含了许多与图画相对应的文字描述和情境线索,儿童可以通过图文结合的方式阅读,也可以寻找各种线索,发展多条线阅读并理解故事。在儿童处于语言系统及表达能力的初始形成阶段,通过阅读绘本、描述绘本中出现的情景故事,不仅锻炼了儿童的语言能力,同时还有助于儿童识字能力、专注力、分析判断力、想象力、问题解决能力的提升。阅读之后,成人还可以组织儿童进行与绘本内容相关的角色扮演游戏,在情境表演中,能够使得儿童更好地理解绘本中的人物的行为习惯,能够去尝试体验绘本中描绘的各种经历,可以在角色游戏中,让儿童语言得到综合发展,且充分刺激和满足儿童的好奇心。

以绘本为媒介,通过师生、亲子、伙伴共读的形式,来促进成人与儿童、儿童与儿童之间的互动交流,通过提问和互动的方式引导儿童结合自己的经验和想法,对绘本中出现的形象、现象和问题进行描述和解决,促使儿童积极动脑,深化他们对绘本的理解,通过思维、想象、组织语言、口头描述等过程,有效提升儿童的口语表达能力,促进儿童语言、思维、情感方面的发展,并习得一定的游戏和社会规则。

第三节 认知发展

童年早期儿童的认知发展既是稳定又是变化的。儿童在日趋丰富的活动和探索中发展心智,皮亚杰将这一阶段描述为前运算阶段;信息加工论则从注意、记忆、思维的视角对此期儿童的认知发展进行研究。

一、象征性符号思维

处于皮亚杰“前运算阶段”的儿童,其认知发展呈现象征性符号思维特征,即儿童能使用心理符号、词语或物体代替或表征一些不在眼前的事物。例如,学龄前儿童能够使用词语“小汽车”(心理符号)来代表一类事物,也懂得一辆玩具小汽车和一辆真正的小汽车都是汽车。象征性思维是以不断提升的语言能力为基础的,它使得学龄前儿童能够以更快的速度真实地表征动作。这一时期,儿童能够模仿不在眼前的事物,因此大量涌现出象征性游戏,儿童通过假装性游戏再现记忆中的场景,使用物体或词语符号表征现实中人与人、人与物的关系。

更重要的是,借助象征性思维,学龄前儿童可以在幻想和“白日梦”中想象未来的各种可能。儿童开始更善于在内部表征事物,更少用直接的感觉运动活动来认识和理解周围的世界。

二、空间和因果关系

3 岁以前大部分儿童都不能很好地理解图片、地图、比例模型以及它们代表的物体或空间之间的关系。到了学龄前期,儿童开始能够通过简单的模型、玩具或图片,对其进行研究来理解空间关系了。约 3~4 岁的儿童能理解一维空间关系,约 4~5 岁的儿童大部分可以完成二维空间的游戏任务。

学龄前儿童已经能在一定程度上理解因果关系。他们好奇心非常强,几乎每件事情都会问“为什么”。同时他们的直觉思维使得他们认为自己知道各种各样的问题的可能答案,常常将在时间上非常接近的两件事联系在一起,比如会认为自己的“坏”想法导致了妈妈生病。在学龄前阶段的后期,儿童已经知道了行为、事件和结果是彼此相关的。

三、类别化

分类或类别化要求儿童辨别事物之间的差异性和相似性。4 岁时多数儿童能按照两个标准(例如颜色和形状)进行分类,5 岁时可以发展多重分类能力,比如筛出颜色、大小、形状都一致的物品或模型。利用这种能力,儿童安排自己生活的方方面面,对玩具进行归类,对自己的物品进行管理,把人分为“好的”“坏的”等。

学龄前儿童能区分有生命和无生命的事物吗?学龄前儿童观倾向于把所有事物都可看成有生命的,皮亚杰把这种现象称为“泛灵论”,也可认为是一种拟人化的思维特征。

四、集中化

集中化(centration)指儿童关注事物的某一有限的方面(特别是表面成分)而忽略其他方面。这是前运算阶段儿童思维的一个关键成分,也是此期儿童思维的局限性表现。集中化会导致儿童关注事物的一个方面而忽略整体,或集中关注一个方面而忽略其他方面的存在。这一特点与儿童思维的另一个方面有关,即缺乏守恒能力。比如对大多数 4 岁的儿童来说,当着他的面,向一个又粗又短的杯子里倒入半杯果汁,然后又将这些果汁倒入另一个又细又高的杯子,使果汁盛满了杯子,然后问儿童:第二个杯子里的果汁比第一个杯子里的多吗?大多数 4 岁的儿童会回答细高杯子里的果汁更多。一个主要的原因是,思维的集中化倾向阻碍了儿童对情境相关的多方面变化的注意。随着儿童注意广度的增加,思维的集中化倾向将得到改善。

五、自我中心思维

自我中心思维(egocentric thought)指儿童不能考虑他人观点的思维。学龄前儿童往往不能理解他人有着和自己不同的视角,这种自我中心性有两种形式:①缺乏对他人从不同物理角度看待事物的意识;②不能意识到他人可能持有不同的想法、感受和观点。自我中心思维并不意味着前运算阶段的儿童故意以自私或不顾他人感受的方式思考问题,只是受思维发展状态的限制。

自我中心性能够解释为什么学龄前儿童会自言自语,为什么他们常常会忽略他人的话。儿童总是意识不到自己的行为会引发他人的反应。因此,学龄前儿童的部分语言行为并不是出于社交需求,而是对他们自己有意义。

六、信息获取与加工

信息加工论者从注意、记忆、想象、思维几个方面对学龄前儿童的认知进行了研究。

(一) 注意

3~6 岁儿童的注意以无意注意占优势,有意注意逐渐发展。凡是鲜明、生动、直观、形象、多变的事物以及与他们的经验有关、符合他们的兴趣需要的事物,都能够引起他们的无意注意,但注意的稳定性较差,容易被外界无端干扰分散注意。5~6 岁儿童的无意注意高度发展,且相当稳定。对于感兴趣的活动或事物能集中更长的时间，而且此阶段的儿童注意的不仅仅是事物的表面特征，而是开始指向事物的内在联系和因果关系。

3~6 岁儿童的有意注意处于发展的初级阶段，其水平低，稳定性差，需要成人的组织和引导。成人的作用在两个方面：一是帮助儿童明确注意的目的和任务，产生有意注意的动机；二是用语言组织儿童的有意注意，如“看，发生了什么变化?”等问题，引导儿童有意注意的方向。

受神经系统发育的生理制约，学龄前儿童的注意广度（在同一时间内能清楚地把握对象的数量）大约只有成人的一半。在 1/20s 的时间内，成人一般能注意到 4~6 个相互之间没有联系的黑点，而学龄前儿童只能看到 2~4 个。随着年龄的增长，在良好的教育影响下，其注意范围逐渐扩大，但注意的稳定性还不高，尤其是有意注意更不易稳定。

学龄前儿童的注意的分配（同一时间内把注意分配到不同的对象上）能力较差，常常顾此失彼，是因为他们知识经验缺乏，同时掌握的熟练动作较少的缘故。此期儿童的注意转移（根据任务主动地、及时地把注意从一个对象转换到另一个对象上）能力也较差，儿童年龄越小，注意的转移越慢。

（二）记忆

儿童 3 岁以后，虽然有意记忆逐渐开始发展，但整个幼儿期无意记忆仍占主要地位。无意记忆效果随年龄增长而提高。有意记忆一般发生在 4~5 岁，这与该时期语言对儿童行为的调节作用有关，儿童的有意记忆是在成人的教育下逐渐产生的。

与成人相比，学龄前儿童常常运用机械记忆，通过反复背诵一些自己并不理解的材料，进行有意记忆，比如 4~5 岁时就能很流利地从 1 数到 100。此期儿童较多运用机械记忆可能出于两个原因：一是儿童大脑皮质的反应性较强，即使感知一些不理解的事物也能够留下痕迹；二是儿童对事物的理解能力较差，对许多信息不理解，不会进行加工，只能死记硬背，进行机械记忆。

学龄前儿童的机械记忆和意义记忆都在不断发展，记忆效果都随着年龄的增长而有所提高。如在机械记忆中加入了较多的理解成分，可以提高记忆效果。儿童的形象记忆、情绪记忆、运动记忆和语词记忆也都在发展，但形象记忆占主要地位。儿童对于直观材料要比语词材料容易记忆，而在语词材料中，形象化的描述又比抽象的概念容易记忆。

由表 8-2 可知，学龄前儿童对熟悉的物体的记忆效果好于熟悉的语词，且形象记忆的效果优于语词记忆。随着学龄前儿童语言的发展，形象和语词的相互联系越来越密切，两种记忆的差别也相对减少。如果熟悉的语词在儿童头脑中与具体的形象相结合，记忆效果也会比较好。

表 8-2　儿童形象记忆与语词记忆的比较

年龄/岁	平均再现量		两种记忆效果比较
	物体形象	语词	
3~4	3.9	1.8	2.1∶1
>4~5	4.4	3.6	1.2∶1
>5~6	5.1	4.3	1.1∶1
>6~7	5.6	4.8	1.1∶1

注：表中的平均再现量指儿童对 10 个物体或语词能回忆出的平均数量。

摘自：庞建萍．学前儿童心理学[M]．上海：上海交通大学出版社，2018。

学龄前儿童记忆保持的时间长度随年龄的增长而增长。3 岁左右的儿童可以再认几个月前感知过的事物;4 岁左右的儿童再认保持的时间为 1 年;7 岁左右的儿童则可以再认 3 年前感知过的事物。

在记忆的再现方面,3 岁左右的儿童可以再现几个星期前的事;4 岁左右儿童可以再现几个月以前的事;5 岁左右的儿童随着语言发展再现保持的时间更长、更准确,他们会很容易地再现多种形象,甚至能用语言再现他们从电影、电视中看到的故事情节;6~7 岁的儿童再现保持可达 1 年以上。

但是,学龄前儿童记忆准确性较差,主要表现为:一是回忆的材料大量遗漏。有人曾在一个实验中让幼儿园小、中、大班儿童都记同一则故事,这则故事可以划分成 35 个意义单位。在即时回忆时,小班(3~4 岁)儿童平均只能记住 9 个意义单位。中班(>4~5 岁)、大班(>5~6 岁)儿童能记住 19 个意义单位。二是回忆的错误率高。实验研究表明,5 岁儿童在独立再现一段语词时,错误率为 45%,6 岁儿童错误率为 41%。三是时常有歪曲事实的现象。学龄前儿童富于想象,而且记忆也容易受到他人暗示的影响,往往会把臆想的事物当作自己亲身经历过的事情来回忆。

(三) 想象

学龄前期是儿童想象非常活跃的时期,想象几乎贯穿儿童的各种活动。儿童最初的想象和记忆的差别很小,谈不上独立的创造,表现为想象在很大程度上具有复制性和模仿性,想象的内容基本上重现一些生活中的经验或作品中描述的情节。随着语言发展和抽象概括能力的提高,想象中出现了一些创造性的因素。5 岁以后儿童的想象内容涉及面比以前宽广很多。

但学龄前儿童的想象常常会脱离现实,表现为喜欢夸大事物的某些特征或情节,如“我爸爸长得很高,和大树一样高。”儿童也常常将想象的东西和现实进行混淆,主要表现为:一是把渴望得到的说成已经得到的。二是把希望发生的事情当成已经发生的事情。三是在参加游戏或欣赏文艺作品时,往往分不清现实还是作品,与角色产生同样的情绪反应。这是由于该阶段儿童认知发展水平较低,有时把想象表象和记忆表象混淆了。四是由于儿童知识经验不足,把假象的事情信以为真了。

学龄前期是想象发展最快的时期,但是并不能说学龄前儿童比成人更富于想象。因为想象的水平直接取决于表象的数量和质量,以及分析综合能力的发展程度。而学龄前儿童的知识经验和语言发展水平对想象活动有着一定的制约,他们的表象的丰富性和准确性也比较低,思维也不如成人。

(四) 思维

2 岁以前是思维的准备期,2 岁左右的儿童在感知、记忆等心理过程发生之后,有了初步的语言能力,便开始产生了思维。3 岁左右儿童的思维仍保留很大的直观行动性,他们的思维依靠动作思考,而不能在动作之外思考,更不能计划自己的动作,对接下来发生的事情没有预见性。

3~6 岁儿童以具体形象思维为主。他们能够掌握代表实物的概念,而不易掌握抽象的概念;儿童的头脑中充满着颜色、形状、声音等生动的形象,他们依靠形象进行思维。同时,儿童的思维只是根据具体接触到的表面现象来进行的,反映事物的表面联系,不反映事物的本质联系。由于思维的具体性和直观性,儿童往往把握的是事物的静态,很难把握稍纵即逝的动态和中间状态,缺乏相对的观点。

学龄前晚期儿童开始出现抽象逻辑思维萌芽。6~7 岁的儿童在他们经验所及的范围内,能根据事物内部共同特点来概括事物。当然,仅限于简单的抽象思维活动,抽象水平还较低,出现了高级思维形式的萌芽状态。

第四节 社会性发展

3~6岁儿童多数进入了幼儿园生活,儿童开始接触日益丰富和复杂的社会生活。与此同时,儿童的自我意识继续发展,个性日益明显,道德和情感表达等也在发生着可见的变化。

一、情绪情感

处于童年早期的儿童,其情绪情感的体验和表达逐渐社会化,同时在不断丰富化、深刻化基础上,逐渐出现自我调节倾向。

(一) 情绪情感的社会化

儿童最初出现的情绪是与生理需要相联系的,随着年龄的增长,儿童的情绪情感逐渐与社会性需要相联系。以笑为例,1.5~3岁儿童社会性微笑的比例不断增长,成为儿童社会交往的主要手段。3~4岁儿童情绪的动因处于从主要为满足生理需要向主要为满足社会性需要的过渡阶段,比如越来越希望得到别人的表扬、关心、与人交往等。

儿童表情也出现社会化发展,主要包括两个方面:一是理解(辨别)面部表情的能力,二是运用社会化表情的能力。如对着他微笑,他会感受到善意友好,他也会跟着笑;如果对着他板着脸,做出严厉的表情,他会逐渐收敛自己淘气的行为。

(二) 情绪的自我调节倾向

随着年龄增长,儿童情绪情感种类不断增加,情绪过程越来越分化,之前不能引起幼儿体验的事物,现在却能引起学龄前儿童的情感体验。与此同时,儿童的情绪越来越受到自我意识的调节和支配,主要表现为:

1. 情绪的冲动性逐渐减少　随着年龄增长,儿童对自己情绪的控制能力逐渐提高,但是总的来说学龄前儿童的情绪仍然是不稳定的、易变化的。

2. 情绪的稳定性逐渐提高　儿童情绪的不稳定主要与两个方面有关:第一,情境性。比如当把儿童喜爱的玩具拿走时,儿童会产生哭闹,此时成人给了儿童一块糖果,儿童马上又会破涕为笑。第二,受感染性。比如经常看到3~4岁的小孩看到别的小孩哭闹,也会跟着无原因地哭闹起来。至学龄前晚期,儿童的情绪已趋于稳定,情境性和受感染性逐渐减少。这一时期,儿童的情绪较少受一般人的感染,但仍然容易受亲近的人,如父母和教师的感染。因此,父母和教师在儿童面前须注意控制自己的不良情绪。

3. 情绪从外显过渡到内隐　学龄前初期的儿童,不能意识到自己情绪的外部表现,他们的情绪完全表露于外,没有掩饰和控制。但是到了学龄前晚期,儿童调节自己情绪表现的能力已有一定的发展。他们开始掩饰自己的情绪,掌握一些简单的情绪表达规则,知道表现出适当的情绪可以得到成人相应的反应。例如,打针时感到痛,能够含泪说一点都不痛。

二、自我概念

3~6岁时儿童自我概念的发展主要表现在自我评价、自我体验及自我控制三个方面。

1. 自我评价　自我评价就是一个人对自己的评价。3~6岁儿童自我意识发展的主要特点有三个。其一,主要依赖成人的评价。学龄前初期,儿童还没有自我评价意识,他们的"自我评价"来自于成人对他们的评价,比如"爸爸说我是个乖孩子";到了学龄前晚期,开始出现独立的评价。其二,自我评价常常带有主观情绪性。学龄前儿童往往不能从事实出发,而是从情绪出发进行自我评价，即使自己不如别人，也往往说自己比别人强。到了学前晚期，儿童的自我评价会逐渐客观，有的孩子还会变得谦虚。其三，自我评价具有片面性和表面性。3~4 岁儿童常以“全或无”的方式描述自己，儿童思维在不同的个别事物间跳跃，描述一些具体的特点，没有逻辑上的联系。5 岁左右，儿童能将自己的一个方面与另一个方面进行联系，但依然是全或无式的，这个特点受思维的自我中心性的影响，通常只能注意到单一维度的评价。儿童从单一表征的评价向多维表征系统的转变通常发生在 5~7 岁。

2. 自我体验　学龄前儿童的自我体验开始发展起来，4 岁左右儿童可以用语言表达自己内心的感受，比如“我喜欢你”“我不高兴”等。

学龄前儿童自我体验最明显的特点就是容易受到暗示的影响。成人的暗示对儿童自我体验产生重要影响，年龄越小越明显，如大人说：“小朋友，如果你欺负同学被教师发现了，你觉得会怎么样呢?”儿童就因此会表现得很遵守纪律。

儿童的愉快感和愤怒感发展较早，自尊感和委屈感发展较晚。学龄前阶段自尊心开始形成，儿童会对自己做不好的事情感到惭愧和内疚，并希望成人能够为自己保守秘密。成人对待儿童的态度和方式，直接影响儿童自尊的发展水平。

学习链接

条件性自尊——一种无助模式

高自尊能够促使儿童达成目标，但是，如果自尊条件性地依附于成功，儿童可能会将失败或批评当成是对他们价值的否定，并可能因此对如何做得更好感到无助。在面临困难性任务时，自尊不依赖于成功的儿童，可能会尝试换一种方式解决问题，而“无助”的儿童可能会退缩。

3. 自我控制　自我控制是儿童自我意识的重要组成部分。学龄前儿童的自我控制能力的发展主要表现在独立性、坚持性和自制力的发展方面。约 3~4 岁儿童的坚持性和自制力较差，自我控制水平低，主要受成人的控制；约 4~5 岁儿童开始转变；约 5~6 岁儿童随着独立性和自主性的不断增加，儿童学会了使用简单的控制策略，能对自己的行为进行控制，自我控制水平得到提高。

“延迟满足”是自我控制的一种表现形式。学龄前儿童已初步具备延迟满足的控制力，那些在此期对奖励和诱惑表现出控制力的孩子，在以后的学业和成年期的成就上有更好的表现。

三、性别角色

3~6 岁儿童正处于弗洛伊德所说的“性蕾期”。儿童通过对男女外在特征和角色行为的观察，开始学习两性差异，理解男生和女生应该是什么样子，同时对自己的性别角色形成初步的认同。精神分析学派认为，性别认同是童年早期人格发展的重要组成部分。

童年早期儿童性别角色发展有如下特点。

1. 知道自己的性别，并逐渐掌握性别角色知识(约 2~3 岁)　这一阶段，儿童能分清男孩和女孩，说明他已经有了性别概念。同时也对性别角色有了初步的认识，比如儿童可以将各种玩具分为“男孩子的东西”和“女孩子的东西”等。

2. 从自我中心认识性别角色(约 4~5 岁)　这一阶段，儿童能够明确地分辨自己的性别，并对性别角色的知识逐渐增多。例如，不同性别的儿童在穿衣、玩玩具和游戏时有不同的选择。

3. 刻板地认识性别角色(约6~7岁) 这一阶段，儿童不仅对男孩和女孩在行为方面的区别认识越发清楚，而且开始认识到一些与性别有关的心理因素，如男孩要勇敢，不哭；女孩要文静等。但与其他方面的认知规律一样，他们对性别角色的认识表现出了明显的刻板性，他们认为，违反性别角色的行为习惯是错误的，会遭到耻笑或感到难为情。

童年早期结束时，绝大部分儿童已经明确了自己的性别；儿童通常会观察和模仿同性别成人的行为，尤其是同性别的父母，以使自己看起来更像是女生或男生。

此期儿童对"我从哪里来?""男生和女生撒尿方式不同"之类的问题很感兴趣，这是儿童探索性别角色和特征的重要过程，此时对儿童的早期性教育显得格外重要。

四、个性

2岁左右，儿童的各种心理过程都已出现，并已开始表现出初步的个性特点，这是个性的萌芽。3岁以后，儿童开始出现比较稳定的个性特征。

根据艾瑞克森的观点，社会和文化为发展中的个体呈现了一系列随年龄而变化的特定的挑战和发展任务。童年早期的儿童正进入"主动对内疚阶段"。儿童一方面想要不依赖于父母独立做事情，另一方面又面临着行为失当或独立做事失败可能带来的内疚感，儿童如果能较好地应对这种冲突，则为发展期积极主动的特质，反之则会内疚，甚至退缩。在此期间，儿童视自己为自己行为的负责人，并开始要求自己做决定。对于儿童的独立倾向采取积极态度的父母，能够帮助他们的孩子解决这些对立的情绪，他们允许儿童独立探索，又在适当的时候提供帮助和指导，以促使儿童获得成功，带来的积极的结果是帮助儿童建立方向感和目标感，不因害怕责罚而退缩。如果父母阻止儿童寻求独立性，或在他们失败后批评，则会增加他们的内疚感，进而影响儿童个性的形成，影响在这个时期开始形成的自我概念。

3~6岁是人的性格初步形成的时期，这一时期的儿童性格发展的特点主要表现为以下几个方面。

(1)活泼好动：活泼好动是儿童的天性，也是学龄前儿童性格的最明显特征之一，不论是哪一种类型的儿童都有此共性。即使是那些非常内向、羞怯的儿童，在家里或与非常熟悉的小伙伴玩耍时，也会自然而然地流露出活泼好动的天性。

(2)好交往：进入到学龄前期，儿童都喜欢和自己年龄相仿的小伙伴交往，在任何地方，对于大多数儿童来说，可以不经他人特别介绍，就会很快地、自然而然地与其他儿童熟悉起来，并一起做游戏，很容易被其他儿童接纳。

(3)好奇好问：儿童有着强烈的好奇心和求知欲，主要表现在探索行为和好奇好问两个方面。儿童对客观事物，特别是没有见过的、新鲜的事物非常感兴趣，什么都想看看、摸摸。好问是儿童好奇的一种突出表现。他们经常问"这是什么?"和"为什么?"的问题，甚至连续追问，可谓"打破砂锅问到底"。

(4)好模仿：模仿性强是学龄前期的典型特点，3~4岁儿童表现尤为突出。儿童模仿的对象可以是成人也可以是儿童。对成人的模仿更多的是对教师或父母行为的模仿，这是由于这些人是儿童心目中的偶像，他们希望通过模仿成人行为而尽快长大，进入成人的世界。儿童之间的相互模仿内容多是社会性行为，还有一部分是学习知识方面的模仿。

(5)好冲动：学龄前儿童情绪不稳定，好冲动。与年长的儿童相比，此期儿童性格发展具有明显的受情境制约的特点;同时,儿童的性格具有很大的可塑性,行为容易改变。家庭教育、幼儿园教育对儿童性格的发展有至关重要的影响。

五、人际关系

人际关系既是学龄前儿童社会性发展的重要内容,又是影响学龄前儿童社会性发展的重要影响因素。主要包括亲子关系和同伴关系。

(一) 亲子关系

亲子关系是学龄前儿童人际关系中最重要的关系,有狭义与广义之分。

狭义的亲子关系指儿童早期与父母的情感联结,即依恋。学龄前期是儿童与父母之间建立永久性依恋关系的关键时期。这一时期,儿童通过与父母的亲密互动,向同性别父母学习性别角色,并可能形成恋母情结或恋父情结。儿童在这一过程中,通过与父母的亲密相处逐渐形成终将影响其一生的情感上的依恋关系,这种关系会影响孩子今后对性、婚姻、家庭的看法,是儿童遇到困难时的内在治愈的港湾。这一时期,父母应为儿童建设安全温暖的心理环境,正确对待孩子对身体的探索行为,帮助孩子了解生命和身体。

广义的亲子关系指父母与子女的相互作用方式,通常体现为父母教养态度和方式。这种相互作用的方式直接影响儿童个性品质的形成,是儿童人格发展的重要影响因素。广义的亲子关系通常分成四种:权威型、专制型、溺爱型和忽视型。不同的亲子关系类型对儿童的影响是不同的。研究证明,权威型的亲子关系中,父母会在尊重和理解的基础上满足儿童提出合理的要求,并设定规则对儿童进行适当控制。父母与子女关系融洽,孩子独立性、主动性、自我控制、自信心、探索性等方面发展较好。

(二) 同伴关系

儿童的同伴关系是随着儿童身心发展过程逐渐发展起来的。3~6 岁儿童同伴交往通常是与玩耍和游戏活动相伴而行的。

3 岁以后,儿童更加喜欢交往,交往范围越来越广,交往的主要方式是玩耍和游戏。但是儿童独自游戏比较多,彼此之间联系较少。4 岁左右,儿童在游戏中互借玩具,彼此的语言交流及共同合作逐渐增多,但是彼此间的交往也不密切,这是儿童社会性交往发展的初级阶段。5 岁以后,儿童同伴交往的主动性和协调性逐渐发展,合作性游戏逐渐成为主要的游戏方式。在游戏中儿童分工合作,有共同的目的、计划,有共同遵守的游戏规则,大家互相协作,互相帮忙,一起为玩好游戏而努力,此时的同伴关系进入到一个新的阶段。

同伴群体是影响童年早期儿童性别特征形成的重要因素。从 3 岁起,同伴就强化性别特征化的行为,并且随着年龄增长,这种影响越来越大。这一阶段同性别儿童之间交往的倾向越来越明显。女孩更明显地表现出交往的选择性,偏好更加固定;女孩在游戏中的交往水平往往高于男孩,表现在女孩的合作游戏明显多于男孩;男孩对同伴的消极反应通常明显多于女孩。

六、道德

童年早期,儿童对是非、正误的理解还处于“他律”阶段,即儿童认为规则是权威给予的,是绝对的、固定不变的,不能理解规则是可以经过集体的协商来制订或改变的;判断一个行为的好坏,通常是根据行为的后果,还不能理解行为的动机。柯尔伯格认为,这一阶段属于道德成规前期,通常 2~4 岁左右儿童对是非的判断取决于行为的后果,或服从权威和他人的意见;4~7 岁左右儿童倾向于遵从个人的工具性目的来判断是非曲直,对自己有利的事情更容易获得其认可。

童年早期是儿童习得亲社会行为的阶段。社会学习理论认为,儿童以符合期望和道德的方式做出的行为得到了强化,儿童就可能持续地表现出某些亲社会行为,比如儿童照顾弟弟妹妹得到了父母的表扬,其结果就是儿童愿意花更多的时间去照顾幼小的同胞。然而,并不是所有的亲社会行为都需要得到直接的强化,儿童还可以通过观察他人的行为,获得榜样示范,然后通过模仿榜样的行为,最终学会自己表现出这些行为。童年早期的儿童正是善于模仿的阶段,儿童所处的社会环境和周围的人对其道德相关行为的形成有重要的影响。

此期儿童道德相关行为包括亲社会行为和攻击性行为。

1. 亲社会行为的发展

(1)亲社会行为的萌芽期(2 岁左右):研究表明,2 岁左右儿童的亲社会行为开始萌芽,1 岁半的儿童就会将好玩的玩具递给父母,并且这种分享活动不要求鼓励、引导和奖赏。一些研究中也发现,儿童在看到其他孩子悲伤、痛苦的时候能够给予同情和安慰。

(2)亲社会行为的迅速发展期(3~7 岁左右):此阶段儿童的各种亲社会行为得到迅速发展,并出现明显的个别差异。发生频率最多的是分享行为,儿童的分享行为受分享物品数量的影响:当分享物品与分享人数相等时,几乎所有儿童都做出均分反应;当分享物品只一件时,表现出慷慨的反应最高;当分享物品数量递增时,儿童表现出慷慨的反应渐次下降,满足自我的反应逐次增高,即儿童更倾向于占有物品。这说明这一阶段的儿童利他行为受客观条件的影响是不稳定的。当分享对象不同时,儿童分享反应也不同;当分享对象是家长时,儿童慷慨反应较多。

此阶段儿童的亲社会行为已经出现明显的个性差异。有研究表明,当发现一个儿童被另一个儿童欺负时,毫无反应的儿童极少,只占 7%。目睹的儿童中有接近一半呈现面部表情;有 17%的儿童直接去安慰大哭者,10%的儿童去寻求成人的帮助,5%的儿童去"威胁肇事者",有 12%的儿童回避,2%的儿童表现了明显的非同情反应。这表明儿童的亲社会行为需要适当的引导和教育。

2. 攻击性行为的发展 攻击性行为通常分为敌意性攻击和工具性攻击两类。如果行为者的主要目的是伤害对方,他的行为就属于敌意性攻击;而工具性攻击指儿童因为渴望得到某种物体、权利或空间,发生如推、喊等攻击他人的行为。

童年早期儿童攻击行为存在以下特点:

(1)攻击性行为频繁,主要表现为为了玩具和其他物品而争吵、打架。常见的行为是直接争夺或破坏玩具或物品。

(2)儿童更多依靠身体的攻击,而不是语言的攻击。主要表现在年龄较小的儿童会比年龄较大的儿童采取更多的身体攻击;随着年龄的增长,身体攻击的占比逐渐下降,语言攻击和社交中的孤立、嘲讽占比逐渐增多。

(3)儿童的攻击性行为存在明显的性别差异。男孩比女孩更容易多地卷入攻击事件;男孩比女孩更容易在受到攻击以后,发动报复行为,对方是男孩比对方是女孩时更容易发生攻击性行为。

(4)攻击性行为随着年龄的增加而发生变化。年龄小的儿童工具性攻击多于敌意性攻击,儿童常常由于玩具被抢夺,或者游戏被阻断或打扰,而导致应激性的攻击性行为,其主要意图在于抢回玩具或继续游戏,而不在于伤害对方。然而,随着年龄的增长,儿童的敌意性攻击发生的概率逐渐超过工具性攻击。

第五节　游戏对童年早期儿童的意义

著名的美国教育家杜威(Dewey)认为,游戏是儿童生活的一部分,即“生活即游戏,游戏即生活”。对于学龄前儿童而言,游戏是儿童认识世界的重要途径,游戏可以满足儿童自主探究的需要,满足儿童情绪体验和表达的需要,满足儿童学习的需要。同时儿童社会性能力的发展,也主要是在游戏活动中完成的。

一、游戏的类型

(一) 依儿童社会性行为的发展角度划分

1. 独自游戏　独自游戏指儿童只会单独地玩耍,婴幼儿通常以这种方式进行游戏。婴幼儿以自我为中心,不容易察觉他人的存在,即使有其他儿童在附近,他们也通常独自地玩,不理会他人他物。

2. 平行游戏　平行游戏指儿童看似在一块儿玩,但仍是单独做游戏,各玩各的,彼此之间没有交流。他们能够察觉其他儿童的存在,偶尔会观望一下别的儿童,但是仍然专注于自己的游戏。平行游戏在 2~3 岁时常见,是幼儿初步学习社交的机会。

3. 联合游戏　联合游戏指儿童和同伴一起玩游戏,谈论共同的活动,但是没有分工,也没有围绕具体目标的共同活动,个人根据自己的愿望进行游戏。儿童会交换玩具,轮流玩耍。这种游戏常见于 3~4 岁儿童。

4. 合作游戏　合作游戏指儿童在游戏中有共同的目的,有达到目的的方法,活动有组织有分工,有为玩好游戏制订的共同规则,并且参与者都能遵守。这种游戏在 5 岁以上的儿童中常见。

(二) 依儿童认知能力的发展角度划分

1. 练习性游戏　练习性游戏又称功能游戏、感觉运动游戏,开始于出生后的 4~6 个月,是延续至婴幼儿期的最初的游戏形式。练习性游戏指儿童为获得某种愉快体验而单纯重复某种活动或动作,其动力来源于儿童的感觉或运动器官在使用过程中所获得的快感,其形式以“抓、摸、拿”等动作为主,对儿童来说这是感知动作的训练。

有研究表明,练习性游戏在 1~2.5 岁时最为常见,占儿童自由活动一半以上。随着年龄的增长,练习性游戏出现的频率随之降低,到 6~7 岁时,只占全部游戏的 1/6 左右。

2. 象征性游戏　象征性游戏在学龄前期达到明显的高峰。在这一时期,儿童的象征性游戏表现出“以物代物”的做法,以假想的情景和行动方式,将现实生活和自己的愿望反映出来。有研究表明,儿童独自的象征性游戏的发展趋势呈 U 形曲线,即 5 岁时独自象征性游戏处于低谷,4 岁和 6 岁独自象征性游戏在全部游戏中所占的比例明显高于 5 岁时;而儿童的集体象征性游戏的发展则呈∩形曲线,即 5 岁时集体象征性游戏达到高峰,在儿童的全部游戏中约占 71%,6 岁为次高峰,约占 65%,而 4 岁和 7 岁时均较低。

3. 建构性游戏　随着年龄的增长,综合了操作性和象征性因素的建构性游戏逐渐成为主要的游戏形式,儿童使用材料制作东西,如堆沙子、搭建积木等。建构性游戏是学龄前儿童最普遍的游戏形式,3~4 岁儿童的建构性游戏约占全部活动的 40%,而 5~6 岁儿童的建构性游戏占其所有活动的 50%以上。

4. 规则性游戏　规则性游戏是有明确的游戏规则且要求参与者必须遵守的带有竞

赛性质的活动。这种游戏始于婴儿参与成人发起的嬉戏活动，以后在儿童自发的社会性游戏中，出现了规则性游戏的雏形。学龄前期儿童由于常常不理解规则而出现破坏规则的现象。

儿童游戏的发展是经历不同阶段的过程，游戏从一个阶段向下一个阶段发展演化时，并不是后一阶段完全取代和抛弃前一阶段，而是前一阶段中孕育、准备了后一阶段，而后一阶段中又包含了前一阶段的成分。儿童游戏的发展与儿童生理、心理的发展是同步的，相辅相成、互相促进。

二、游戏的性别差异

一般来说，在2岁以内儿童在游戏上没有表现出性别上的差别，但随着年龄的增长，特别是到了4~5岁时，男孩和女孩在游戏方式上的差异就比较明显了。

在玩具类型上，男孩一般偏好交通工具、积木、建构性玩具；而女孩则偏好于人物模型、家具、动物模型等。

在游戏类型上，男孩一般喜欢比较激烈的游戏，喜欢与同伴进行身体上的接触，较少使用语言交流，喜欢扮演一些虚构的英雄人物，比如运动性游戏、军事游戏等；而女孩一般喜欢比较安静的游戏，喜欢用语言交流表达，不喜欢与同伴进行身体上的接触，喜欢扮演家庭成员的角色，比如娃娃家游戏、模仿游戏、手工游戏等。

三、游戏对儿童发展的价值

游戏是学龄前儿童的主要活动，可以给儿童带来各种体验，为儿童身心发展提供机会和途径。游戏有其独特的价值，具体可以概括为以下几个方面。

1. 满足儿童身体发育的需要　儿童在游戏活动中使用感觉器官，练习身体大动作和精细动作，增强肌肉韧带的力量，促进身体协调性、灵活性的提升，并进而促进大脑和小脑功能的不断发育成熟。游戏活动的过程也是能量消耗的过程，可以促进儿童的新陈代谢，提升儿童的身体机能。

2. 满足儿童自主探索的需要　游戏常常源于儿童的兴趣和愿望，能最大限度地保证儿童活动的自主性。在游戏中，儿童可以按照自己的意愿、体力、智力来选择活动内容，不受成人的干扰，在自由自在的活动中获得快乐的体验和智力的增长。

3. 满足儿童情绪调适的需要　儿童通过游戏熟悉生活，认识人和社会，在游戏中儿童可以表达个人内心情绪，可以调适生活中的负面情绪，可以发泄剩余的精力，无拘无束地玩，尽情地表达个人的感受，从而忘却烦恼，获得欢快愉悦的情绪。

4. 满足儿童学习的需要　游戏过程中儿童会有很多重复性的操作，对于成人来说这也许没有意义，但对于儿童这是一种练习，能够使得儿童的动作、语言、思维能力获得发展。游戏能够引发儿童想象和思考，培养儿童的好奇心，丰富儿童的知识经验，满足儿童学习的需要。

5. 满足儿童社会性发展的需要　儿童通过游戏接触到不同的对象，可以帮助儿童发展与教师、同伴、家长等的人际关系，获得交往的技巧和方法。在游戏中，儿童可以体会到各种游戏规则，体验分享、合作、交流的乐趣，体验公正、自律、诚实等道德行为和态度，这些有助于学龄前儿童社会性的发展。

第六节 常见健康问题

童年早期是个体一生发展的重要时期。儿童的身体是否健康、发育是否正常，这不仅关系到儿童认知、个性和社会性的发展，并且对人的终身发展也有非常重要的影响。已有的研究发现，疾病、营养、情绪、睡眠及意外伤害是此期儿童经常面临的健康问题。

一、常见疾病

呼吸道感染、水痘、手足口病、过敏性鼻炎、腹泻等是学龄前儿童常见的疾病。大多数儿童进入童年早期后，开始了幼儿园的集体生活，尽管儿童的免疫力较之前年龄阶段已有很大的提升，但由于接触的人和环境较婴幼儿期更为复杂，学龄前儿童更易遭受细菌、病毒的侵袭而患感染性疾病，而集体生活又为感染性疾病在儿童中的传播提供了适宜环境；同时，生活环境的日益多样性也使得儿童有机会接触更多的致敏原，一些过敏性疾病如鼻炎、哮喘的患病率在这一时期显著增高。

一些儿童的身体素质较好，这些疾病痊愈后，能够出现补偿性地快速生长。另一些儿童如体质较差或营养不良会导致免疫力下降，不仅易患疾病，而且不易恢复，长期的患病状态反过来影响儿童的食欲和营养物质的吸收，加速儿童身体状况的下滑。疾病和营养不良的恶性循环对身体发育和认知发展的影响十分严重，比如经常腹泻的儿童大多数会出现发育迟缓，体重和身高都低于同龄人，认知水平也低于同龄人。

二、营养问题

营养也是影响儿童健康生长的一个重要因素。相比于出生后的前两年，童年早期儿童的生长速度放缓，儿童维持单位体重所需的热量比以前要少。如果过多摄入热量则会引起体重超标，因此预防肥胖的有效方法是确保给儿童提供适量的食物。

儿童吃什么和吃多少同样重要。3 岁以后儿童可能会挑食，如果成人不加以引导，则可能造成结构性的营养不良。一方面热量过剩，体重超标；另一方面存在优质蛋白、矿物质或微量元素的缺乏，这些将使儿童的生长速度减慢、免疫力下降。

学龄前儿童的饮食模式更易受到环境和家庭中成人饮食习惯的影响。为保证学龄前儿童摄入的营养充足而平衡，需注意：①食物种类多样化，合理搭配各种食物，注意营养均衡；②饮食规律，一日“三餐两点”；③一次给儿童的食物不要太多，也不要强迫儿童吃他们不喜欢的食物；④不要用食物作为给孩子的奖励。

三、情绪问题

心理和生理是可以相互影响的，学龄前儿童的情绪状况是影响儿童身体发育的一个重要因素。那些平时承受很多压力和缺少关爱的儿童，非常容易出现情绪问题，如自卑、焦虑。自卑的儿童自我评价往往较低，总觉得自己“不能干”“不如他人”“不聪明”；人际交往中总是很紧张，不敢在众人面前开口讲话，上课不敢举手表达和表现自己，不愿意参与集体活动，不愿尝试新事物，只喜欢自己熟悉的环境和玩具，不敢尝试未玩过的玩具，不敢参加有困难和挑战的活动；对父母依赖性强，容易胆怯、敏感、退缩。

学龄前儿童常常面临着分离焦虑和恐惧焦虑。儿童的分离焦虑也称离别焦虑，更多发生在6岁以前,是儿童与所依恋的人离别时所产生的过度的、反复发作的苦恼和焦虑,常伴有躯体化症状,如恶心、呕吐、头痛、腹痛,甚至浑身不适。儿童的恐惧焦虑是儿童对某些事物、情境或观念表现出的不适当的异常强烈的恐惧情绪。儿童常见的恐惧焦虑类型包括:动物恐惧、特殊境遇恐惧(黑暗、登高等)、社交恐惧、入园(幼儿园)恐惧。当儿童遭受恐惧焦虑时,往往也会伴随着腹泻、腹痛、呕吐等躯体症状。

四、睡眠问题

年幼的儿童可能会采取各种策略来推迟睡觉,并且入睡所需的时间也比较长。习惯于通过喂食或摇晃才能入睡的儿童,自己入睡就会很困难。

从童年早期到童年中期,一些儿童会出现睡眠惊扰——儿童会突然从深睡中惊醒,并处于一种焦虑不安的状态中。他们会尖叫、呼吸急促或胡乱拍打,但实际上儿童此时并未真正清醒,很快会安静下来,第二天则什么也不记得了。睡眠惊扰可能是由于深度睡眠的不完全唤醒引起的,也可能是由于呼吸困难或不规则的腿部抽动激发的。这种现象在大多数情况下是偶发的,通常会自然消失。如果有经常性的睡眠惊扰,可能预示着儿童存在情绪或神经系统发育问题,需要进一步检查诊断。

五、意外伤害

学龄前期是意外伤害发生比较频繁的一个阶段,常见的意外伤害有交通事故、食物中毒、溺水、烫伤、利器伤害等,这些意外伤害是儿童受伤甚至死亡的主要原因。

儿童行为的安全性存在个体差异,男孩一般比女孩更活泼,更容易冒险,因此男孩更容易受到意外伤害;儿童的气质和性格特点也存在差异,过于调皮、易怒、粗心、有消极情绪的儿童,更容易发生意外伤害。

家庭环境也与儿童早期发生的意外伤害有关系。如果父母常常较忙无暇顾及儿童,就不能保证孩子的安全。居住环境差,也容易导致儿童发生意外伤害。贫穷、人口出生率高、城市环境过度拥挤、道路交通拥挤和安全措施薄弱等大环境问题也是导致儿童意外伤害的相关因素,应教育儿童遵守规则,没有大人陪同时不独自去不熟悉的地方,提高儿童的安全防范意识。

有关异物吸入(窒息)、跌倒或坠落伤、烫伤、食物中毒等问题的处理及预防,参见第七章相关内容。

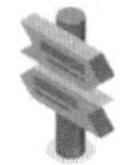

学习路标

1. 童年早期儿童身体动作发育有什么特点?

3~6岁儿童体格生长迅速,但略低于婴幼儿期。大脑皮质结构日趋复杂化,在5~7岁时发育明显加快。与此同时,左右大脑半球功能越来越专门化,大脑功能偏侧化越发明显。随着奔跑、站立、坐等大动作的发育,儿童肌肉组织纤维的长度和力量得到了增强。儿童开始从事一些精细动作活动,如绘画、写字、手工活动,但小肌肉群发育的成熟度尚欠缺,精细动作的协调能力仍不理想。

2. 童年早期儿童语言发育有什么特点?

童年早期儿童的语言能力迅速发展,主要表现为口语、内部语言的快速发展。儿童口语的发育主要表现为掌握语音、词汇、语法以及语言表达能力的发展。内部语言是语言的高级形式，它不是用来与人交流的语言；内部语言与抽象逻辑思维有更多的联系，具有自我调节的作用。内部语言有“游戏语言”和“问题语言”两种形式。

3. 童年早期儿童认知发展的突出特点是什么？

童年早期儿童的认知发展既是稳定的又是变化的。儿童在日趋丰富的活动和探索中发展心智，皮亚杰将这一阶段描述为“前运算阶段”，其认知发展呈象征性符号思维特征，即儿童能使用心理符号、词语或物体代替或表征一些不在眼前的事物。儿童开始理解空间和因果关系，学习分类辨别事物之间的差异性和相似性；同时其思维具有自我中心性、集中化的局限性。

信息加工论则从注意、记忆、思维的视角对此期儿童的认知发展进行研究。3~6岁儿童以无意注意占优势，有意注意逐渐发展；儿童想象非常活跃，几乎贯穿儿童的各种活动，但常常将想象的东西和现实进行混淆。

4. 童年早期儿童自我概念的发展主要表现在哪些方面？

童年早期儿童自我概念的发展主要表现在自我评价、自我体验及自我控制的发展等方面。3~4岁儿童常以“全或无”的方式描述自己，5岁左右儿童能将自己的一个方面与另一个方面进行联系，但依然是全或无的，通常只能注意到单一维度的评价。5~7岁儿童通常发生从单一表征的评价向多维表征系统的转变。儿童的自我体验易受暗示，成人对待儿童的态度和方式直接影响儿童自尊的发展水平。自我控制能力的发展主要表现在独立性、坚持性和自制力的发展方面。

5. 游戏的常见类型有哪些？

依据游戏的社会性特征，可分为独自游戏、平行游戏、联合游戏、合作游戏。依据游戏的认知特征，可分为练习性游戏、象征性游戏、建构性游戏、规则性游戏。游戏是儿童通过实际行动探索世界的一种积极活动。

【思考题】

1. 为什么动作水平是个体早期外显智力的表现？怎样促进童年早期儿童的动作发展？
2. 教师和家长怎样利用阅读绘本帮助儿童发展语言、思维能力？
3. 根据皮亚杰的理论，处于前运算水平的儿童怎么发展守恒的能力？
4. 童年早期，儿童情绪情感的培养中，成人需要关注的问题是什么？
5. 童年早期，儿童自我概念的发展受哪些因素的影响？
6. 幼儿园的游戏活动设计应如何满足儿童身体、认知和社会性发展的需要？

（张淑平　侯晓静）

第九章

童年中期

学习目标

◆ **掌握**

童年中期儿童的体格生长、身体动作发育、认知发展、自我概念及自尊发展、道德发展、同伴关系发展的特点；童年中期儿童常见的健康问题及影响因素。

◆ **熟悉**

童年中期儿童身体各系统发育、感知觉发育、性别角色、情绪发展的特点。

◆ **了解**

童年中期儿童的亲子关系、师生关系发展的特点；童年中期儿童常见健康问题的预防与干预。

典型成长故事

高士其小时候的故事

高士其是中国著名的科学家、科普作家和社会活动家。高士其6岁那年，要上学读书了。开学那天，一路上高士其快乐得像只小鸟儿，当他跑到学校门口一看，大门还紧紧地关着呢！他不敢去敲门，只好站在门口等着，不知道等了多久，学校的大门开了，开门的是位老伯伯。高士其恭恭敬敬鞠了一躬，又叫了声“老伯伯早！”老伯伯心里十分高兴，笑眯眯地说：“多懂礼貌呀，孩子，你是一年级新学生吧！”高士其点点头。老伯伯把高士其领到一年级的教室里。过了好一会儿，小朋友们才一个个来到学校。在开学典礼上，校长站在台上讲话，高士其一双乌溜溜的眼睛专心地盯着校长，他听得十分仔细，校长讲完了话，叫高士其站到他身边来，校长摸摸他的头，表扬他是一个守纪律、懂礼貌的好学生。高士其把校长的话记在心里，每天他上课用心听讲，放学回家就认真做功课，他跟全班的同学相处融洽，跟同桌关系最要好，下课以后两个人就一起做游戏。可是有一天，同桌小朋友嘟着嘴，冲着高士其说：“你到底认识我吗?”高士其觉得很奇怪，说：“咱俩是好朋友呀，怎么会不认识你呢?”这个小朋友气呼呼地说：“那你刚才上课的时候，为啥不理睬我呢?”高士其一听，笑了起来。原来，刚才上课的时候，这个小朋友拿出纸，折成一只只小青蛙，悄悄地玩了一阵子，玩着玩着，觉得一个人玩没意思，就凑到高士其的耳朵边，轻轻地说：“我们来玩斗青蛙吧！”高士其正用心听老师讲课，这个小朋友的话，他根本没有听见，随后同桌又轻轻地碰了碰高士其，高士其还是坐得好好地听课。高士其想到这里，笑起来了，他对同桌说：“下课的时候，咱俩一起玩，是好朋友。可是上课的时候，我就不认识你了。”高士其的话，说得这个小朋友也笑了。高士其从小就用功读书，他的学习成绩年年都是班级里最好的，全校老师和同学都夸他是个好学生。

由这个故事我们可以看出，故事的主人翁高士其作为一个小学生，能够按时到达学校，课堂上可以很认真地听讲，并能取得好的成绩。说明他作为一个小学生已经具备了较好的时间观念和勤奋学习的态度，可以顺利完成学习任务。此外，他上课时可以不受别人的干扰，说明他具有很好的专注力。另外，他与同伴关系较好，并且发展了一对一的友谊。以上均体现了童年中期儿童的特点。

童年中期指6~7岁入小学起至11~12岁进入青春期为止的一个年龄段，又称学龄期。此期儿童能够把过去做过的事情做得更好，并开始学习新的知识和技能。儿童外表看起来跟学龄前儿童有明显不同，他们长得更高，体型多数瘦长而结实。但因为营养摄入所导致的肥胖问题在此期儿童中也较为普遍。运动能力的提高虽然没有之前那么显著，但是童年中期是发展力量、耐力、运动熟练性、运动精细技巧的重要时期。他们不但可以跑步、打球和骑车，也可以写字、画画和演奏乐器。认知方面，按照皮亚杰的认知发展理论，此期儿童处于具体运算阶段，可进行逻辑思维和更成熟的判断。其记忆力和解决问题的能力也较之前有了较大的提升。按照艾瑞克森的心理社会发展理论，此期儿童处于勤勉对自卑阶段。他们积极向上，努力学习新知识和技能，锻炼自身的运动技能、智力、社会交往能力等，并提升了自我概念和自尊，没有获得这种能力感的儿童则会产生自卑感。这个阶段儿童还表现出与同辈群体的互动更加频繁，儿童适应学校生活和学习也变得更加重要。与学习和交往有关的身体和心理相关的健康问题，如近视、睡眠障碍、学习焦虑等也比较多见。

第一节 生理发育

童年中期儿童的体格生长仍稳步进行，除生殖系统外，其他器官的发育到本期末已接近成人水平。脑的形态已基本与成人相同，智力发育较前更成熟，控制、理解、分析、综合能力增强。

一、身体发育

（一）体格生长

童年中期儿童的身体发育明显减慢但较有规律。虽然每年的改变并不显著，但是整个童年中期，儿童之间的个体差异还是很大。童年中期儿童每年平均身高增长4~5cm，体重增加2~3kg。儿童头部与身体的比例与成人接近，体形也与成人相似。直到童年中期末，随着青春期来临，儿童身高和体重会突然增加。与女孩相比，男孩的突发生长会出现得略迟。

（二）各系统发育

1. 神经系统

（1）存在两个重要的突发生长期：神经系统发育的一个重要原则是大脑是突发生长的，而非平缓持续发育。其中，有两个重要的突发生长发生在儿童中期：第一个通常在5~7岁期间发生，和精细动作、手眼协调相关；第二个通常在10~12岁期间发生，大脑前额叶发育较快，由前额叶支配的逻辑和计划这两种重要的认知功能在这一时期快速发展，而且，这一突发生长还和记忆功能发展相关。

(2)大脑联合区神经元髓鞘几乎完全形成:大脑联合区的神经元即大脑中将感觉、运动和智力等功能联结起来的部分。2 岁左右儿童的髓鞘已经基本形成,6~12 岁,这些区域的神经元髓鞘几乎完全形成。神经科学家认为,这表示儿童加工信息速度的提升,也意味着记忆功能的发展。例如,让一个 6 岁和一个 12 岁的孩子以尽可能快的速度来识别常见物品的图片——一辆汽车、一个橙子、一张桌子、一条狗,12 岁组的孩子完成任务的速度比 6 岁组的孩子快很多。

2. 骨骼、肌肉、脂肪　童年中期儿童的骨骼里含水分多,含钙、磷等无机盐成分少,骨密质较薄,因而童年中期儿童骨骼硬度小、韧性大,易弯曲变形、脱臼或损伤。儿童肌肉含水分多,含蛋白质、无机盐较少,柔软松弛。婴儿出生后 9 个月,脂肪的增长达到一个高峰(“婴儿肥”),之后皮下脂肪的厚度开始下降,直到 6~7 岁皮下脂肪再一次开始增长。

3. 免疫系统　7 岁时,儿童的淋巴组织已趋于成熟,血液中淋巴细胞的数量已超过成人。上呼吸道及耳部感染往往由于腺体和扁桃体淋巴组织生长过度,黏膜脆弱易致充血及炎症。免疫球蛋白 IgG、IgA 在 9 岁时已发育至成人水平,但整个免疫系统在此期尚未发育完全。

4. 循环系统　儿童心脏的发育呈跳跃式,7 岁左右和青春期发育最快。7 岁时心尖位置移至第 5 肋间隙,6~7 岁以后心室壁逐渐增厚,弹性纤维增多,增加了心脏的收缩功能和弹性,但迷走神经的抑制功能还不足,故儿童稍做活动,心率就明显增加。9 岁左右时心脏占身体的比例最小,所以儿童活动后容易疲倦,故运动量和运动时间上要合理安排。此期儿童的生命体征已与成人相似,心率 70~80 次/min,呼吸频率 18~20 次/min,血压随着左心室的发育而上升,平均收缩压为 95~110mmHg,舒张压为 50~60mmHg。

5. 内分泌系统及生殖系统　激素是由内分泌腺分泌的,它往往通过多种方式来控制儿童生长和身体的变化。受内分泌系统的下丘脑-垂体-性腺轴的控制,生殖系统直到学龄期末,即青春期早期(女孩 9~11 岁,男孩 11~13 岁)才开始发育。对于女孩而言,出生时卵巢已经发育,但其卵泡处于原始状态,直到进入青春期早期,在垂体前叶促性腺激素的调节下,卵巢内滤泡开始发育,乳房出现硬结。随着卵巢的迅速增长,雌激素水平逐渐上升,促进儿童第二性征的出现,表现在 9~10 岁时骨盆开始增宽,乳头发育,子宫增大;10~11 岁时乳房开始发育,阴毛出现。对于男孩而言,在青春期以前,外阴处于幼稚状态,进入青春期早期,睾丸进一步发育,其分泌的雄激素促使男孩第二性征出现,表现在 10~11 岁时睾丸、阴茎开始增大;12~13 岁时开始出现阴毛。

二、运动发育

(一) 粗大运动技能

6~9 岁的儿童可以踢球,可以通过奔跑触碰球,但只有停下来时,才能用脚将它踢走或用手接住球,儿童每秒可以跑 3.5~4.5m。9~12 岁儿童跑动时就可以脚踢、手击和抓取移动的物体;跳高的能力也有了进一步的增长;奔跑的速度也进一步加快,为每秒 4.5~5.5m。

(二) 精细运动技能

基本的精细动作能力是复杂工具性技能发展的基础,童年中期儿童的精细运动能力与学习活动之间存在密切联系。如一个 6 岁的学龄前儿童可以很好地跑、跳、攀爬等,但是这个年龄阶段的儿童还不能很熟练地握笔,所以在绘图或写字时,笔画显得比较僵硬。然而到了童年中期,大多数的儿童书写更清楚、更流畅,能够演奏乐器,并能够进行涉及精细运动的体育项目。6~9 岁的儿童写字绘画时用笔熟练,能够向下用力敲打物品(如锤子);能够用一只手拍球，但是不够熟练。而10～12岁的儿童能够恰当地用向下的力量和水平的力量击打物品，还可以熟练地单手拍球。

童年中期是儿童身体协调性发育的重要时期。儿童通过学习运动技巧、参与身体活动和游戏活动，身体粗大动作和精细动作得到不断的练习，不断趋于熟练，在此过程中身体各部分的协调性、行动敏捷性得以提升。这一时期是儿童发展技巧性动作的重要时期。

三、感知觉发育

儿童的各种感知觉及其统合能力在童年中期仍在不断丰富和完善，到童年中期结束时，基本达到成年人的水平。其中，空间知觉和时间知觉的发育水平明显区别于童年早期的儿童。

（一）空间知觉

美国心理生物学家斯佩里的研究表明，人大脑两个半球存在着功能上的划分，对于大多数人来说，左侧大脑半球是处理语言信息的“优势半球”，它还能完成那些复杂、连续、有分析性的活动，以及熟练地进行数学计算。右侧大脑半球虽然是“非优势的”，但是它掌管空间知觉的能力，对非语言性的视觉图像的感知和分析比左侧大脑半球占优势。童年早期到中期，大多数儿童的空间知觉存在右侧大脑半球优势化。复杂的空间知觉，如看地图，直到8岁时才展示出高度优势化，同时，胼胝体和空间知觉有关的区域也在此时占优势。随着大脑半球优势化和胼胝体的生长，8岁以后的孩子表现出的空间知觉技能比此前阶段要好得多。神经科学家常用的测试空间知觉半球优势化，就是利用多视角区分左右方向的能力。这些测试通常显示：大多数小于8岁的儿童懂得区分自己的左边和右边，但8岁以上的儿童能够明白“在你的右边”和“在我的右边”是不同的。空间知觉的半球优势化也许与年长儿童学习数学概念和问题解决技巧的效率提升有关。这个阶段的儿童还可以较好地理解空间关系，他们对两地间的距离以及往返两地需要的时间有清晰的概念，能够更好地记住行走的路径和沿途的路标。6～7岁的儿童开始认识家、邻居和小区位置并可以来去自如。经验对儿童发展空间能力有一定作用，比如走路上学的儿童对家附近的环境更加熟悉。此期儿童还会对地球、天空感兴趣。8～9岁儿童还希望自己拥有更多的属于自己的空间。10岁以后的儿童则拥有了空间运算和测量能力。

（二）时间知觉

时间知觉在人类的认识和实践活动中起着特殊的作用，它保证了人对经常变化着的外界条件有最完善的适应。对儿童来说，是否能正确认识时间，往往是儿童认识其他事物必不可少的条件。小学阶段是儿童时间知觉发展的一个极其重要时期。儿童进入小学，学校的教育活动依据时间轴进行组织，对儿童在时间精确性方面不断提出要求，从而促进了儿童时间知觉的快速发展。7～12岁儿童时间知觉是随着年龄的增长而逐步发展的，儿童通常在6岁以后，能从日、时开始，逐渐区分出分、秒，对时间的敏感度增加，但6～7岁的儿童对于时间的判断尚不准确，多变而不稳定。8岁以后能够有更好的时间观念，不喜欢迟到，能在学校遵守上下课的规则，并且能够比较准确地预测完成某项任务的时间。10岁以后的儿童可以明白时间、距离和速度之间的关系，并学习制订计划来规划时间。

第二节　认知发展

童年中期儿童进入了皮亚杰所说的具体运算阶段，其特征表现为合乎逻辑地思考并学习概念技巧。此期儿童拥有从直觉思维到客观思维,从自我为中心思维到脱离自我为中心的思维,从非可逆性思维到可逆性思维,并具备了守恒概念。皮亚杰认为此期儿童思维最为关键的特征是可逆性,其次是守恒。

一、可逆性思维

皮亚杰认为具体运算期儿童最关键的认知特征就是思维的可逆性。所谓可逆性指思考问题时可以从正面去想,也可以从反面去想;可以从原因去看结果,也可以从结果去分析原因。如此,顺向与逆向兼顾的思维历程称为可逆性。例如 2 比 1 大,也就意味着 1 比 2 小;A+B=C,那么 C-B=A;男人+女人=全部成人,即全部成人-男人=女人。儿童运用可逆性思维时,如果不能顺利地进行,他的思维会暂停下来,再从原来的起点重新考虑。

皮亚杰还提出思维的可逆性是学龄儿童逻辑归纳的基础。他们通过观察某一类人、动物或事物等特定的个体来总结出关于这一类别的共性(比如儿童通过观察思考:“我的狗会叫,彤彤和天天的狗也会叫,所以,所有的狗都应该会叫”)。但是童年中期的儿童却不擅长逻辑推理。逻辑推理指的是将一类事物从一般性的陈述应用于这类事物下属的特定成员。对于童年中期儿童而言,逻辑归纳之所以相对简单、逻辑推理之所以很难,是因为具体运算期的儿童很善于处理他们所知道或看得见的具体、实际的事物,而不擅长处理各种抽象的概念或事物。

二、守恒概念

皮亚杰认为,儿童思维在从前运算阶段发展到具体运算阶段,守恒概念的建立具有十分重要的意义。因此,守恒概念是前运算阶段和具体运算阶段的“分水岭”,掌握守恒概念说明儿童进入了具体运算阶段。守恒是指物体的形式(外部特征)发生了变化,但个体认识到物体的量(或内部性质)并未发生变化,包括质量守恒、重量守恒、面积守恒、体积守恒、长度守恒等。在解决守恒问题时,具体运算阶段的儿童能够在头脑中得出答案,他们不需要测量具体物体。

不同类型的守恒概念,其发展具有不一致性,皮亚杰称之为“水平滞差”。一般而言,儿童掌握守恒概念的顺序依次为:数目、长度、液体的量、质量、重量、体积。儿童在这个阶段的思维十分具体,与特定的情境紧密相连,他们很难将已经习得的一种类型的守恒迁移到另一种。因此,具体运算阶段的儿童不是同时获得所有类型的守恒概念,而是随着年龄的增长不断获得。7~8 岁的儿童能获得物质守恒概念,在儿童面前摆两个同样大小的泥质圆球,然后在儿童面前将一个球制成一个又长又细形状的“香肠”,然后问具体运算阶段的儿童哪个更大时,儿童会回答一样大,而处于前运算阶段的儿童多会根据泥球的长度判断大小。这是因为前运算阶段的儿童倾向于集中注意宽度或长度,但具体运算阶段的儿童会将这两个方面的信息加以协调,这是儿童思维“去中心化”的结果。在理解重量守恒时,比如被问到球和“香肠”是否同样重时,7~8 岁的儿童通常无法得出正确答案,直到 9 岁左右的儿童才能意识到重量守恒。在涉及体积守恒的任务中,如当被问到球和“香肠”分别放入一杯水中,两者排出的水的体积是否一样多时,12 岁以下的儿童中有相当数量不能答对,因为,儿童获得体积守恒概念一般要到 12 岁。因此,皮亚杰将守恒概念达到质量守恒作为儿童具体运算阶段的开始,而将达到体积守恒作为具体运算阶段的终结或下一运算阶段(形式运算阶段)的开始。这种守恒概念获得的顺序在诸多国家的儿童中进行了反复试验并得到了验证。

儿童守恒概念的发展部分取决于儿童对所操作材料的熟悉程度,当他们思考的对象是熟悉的物体时,其逻辑性会更强。比如儿童很小就开始制作陶器,他们理解将一个黏土圆球揉成一个圆盘时,黏土总量不变,他们对这类守恒的理解要早于其他类型的守恒。所以,对守恒的理解不仅仅源自新的心理结构,也来自现实世界的活动所带来的经验。

三、记忆力

记忆力的发展与年龄有着某种对应的关系,这主要是因为记忆力的发展与神经系统的成熟有关,也与思维、语言技能和信息加工的策略等有关。童年中期儿童的记忆力和记忆策略都较学龄前儿童有了进一步的发展。此期儿童可运用不同的方式进行学习,经过同化和顺应,将旧的知识和新的知识进行重新整合并纳入自己的认知领域中。童年中期儿童记忆力发展的特点如下。

(一) 有意记忆

从记忆策略上来说,随着年龄的增长,童年中期儿童的有意记忆和无意记忆均在发展,但有意记忆发展更快。一般来说,刚入小学时,儿童的无意记忆占主导地位,随着年龄的增长,有意记忆逐渐占主导地位,有意记忆的效果随着年龄的变化也逐渐赶上并超越无意记忆。

(二) 意义记忆

童年中期儿童的意义记忆逐渐发展直至占主导地位。一般来说由于知识经验的缺乏以及思维发展的受限,小学低年级儿童主要采取机械记忆的方法,而到了小学中高年级,他们的知识经验不断丰富,且随着思维的进一步发展,高年级儿童则比较多地采用意义识记的方法。

(三) 抽象记忆

从识记的内容上来说,童年中期儿童在形象记忆的基础上,抽象记忆也在迅速发展。但对于童年中期儿童而言,他们在记忆抽象"材料"时,主要还是以事物的具体形象为基础,即形象记忆仍起着重要作用。

(四) 短期记忆与长期记忆

童年中期儿童较学龄前儿童记忆保持的时间延长,长期记忆有了进一步的发展。同时,由于童年中期儿童可较好地运用一些记忆策略,因此短期记忆的广度也会增加。相对于长期记忆,童年中期儿童的记忆发展的主要特征还是以短期记忆的容量迅速增长为主。

第三节　社会性发展

童年中期是儿童社会性发展的重要时期。这一时期儿童与父母相处的时间逐渐减少,而与同伴、教师相处的时间则相对增加。儿童学习人与人之间的互动和相处,进一步发展自我概念、自尊、性别角色、情绪、道德、人际关系,这些变化体现了儿童的社会性发展的结果,同时也推动着儿童的社会性发展。

一、自我概念与自尊

在整个童年中期阶段,儿童的自我概念逐渐变得更为抽象,更具有比较性和概括性。一个6岁儿童会形容自己是"聪明的"或是"笨拙的";10岁儿童更倾向于说自己"比大多数儿童都聪明";童年中期儿童也开始把自己的特征看成是相对稳定的,而且会第一次出现有关自我价值的一般意识。在一项关于9~18岁儿童自我概念的经典研究中,研究者询问儿童"我是谁",结果发现学龄早期的儿童还只会用非常表浅的特征来形容自己。以下以2名儿童为例,描述儿童有关自我价值的发展。

“我叫××,眼睛和头发都是黑色的,眉毛也是黑色的。我9岁了。我非常喜欢运动!我们家有4口人。我视力很好,有很多朋友!我住在××路××号,我是一个男孩,我有一个妹妹。我在××小学读书,××是我的老师。我喜欢踢足球,我喜欢吃水果,我喜欢运动,我喜欢……”然而,六年级的11岁儿童的自我描述是这样的:“我叫××,我是一个女孩子,我是一个诚实的人。我不是很漂亮,学习一般,但我是个很好的大提琴手和钢琴手。在同龄人中我算个子较高的了。我喜欢玩网球,擅长游泳。我经常助人为乐,我很喜欢交朋友。大多数情况下我很温柔,但是也有生气的时候。我并不是特别受欢迎,也不知道是否有男孩喜欢我。”

由上可知,11岁的儿童不仅仅描述了自己的外部特征,也会强调自己的个人概念、人际关系和一般意义上的性格特征。所以,随着儿童完成小学阶段的教育,他的自我概念开始变得更为复杂,更有比较性,更少与外部特征有关,儿童会更多关注感受和观念等。在童年中期这一阶段,可以见到越来越多的比较性的自我评价。幼儿园和一年级儿童相对较少关注其他人同做一件事的表现。事实上,大多数这个年龄阶段的儿童都会自信地告诉别人,他是班级里“最聪明”的学生,这也是这个年龄段较为普遍的积极正性地看待自我的一种表现。然而到小学3年级,儿童开始注意到班级里的同学考试试卷完成得比自己快,有的人在某门课程中分数更高,他们的自我判断开始包括正性和负性两个方面的元素。

根据艾瑞克森的观点,影响自尊的一个决定因素是儿童对自己是否有能力产生有价值的成果的看法。童年中期的主要危机是勤勉对自卑。如果成功解决危机,儿童则获得胜任感,即认为自己拥有掌握技能和完成任务的能力;如果没有成功解决危机,他们则会获得自卑感,即会退缩到家庭的保护伞之下。如果太过于勤勉,则可能会忽略社会关系,变成“工作狂”。

另外苏珊·哈特与艾瑞克森的观点略有不同,认为童年中期儿童更加倾向于通过外貌和受欢迎程度进行自我判断,即对自身外貌比较自信(或周围人对其外貌“认可”)的儿童,其自尊水平较高。因此,父母、同伴和教师是影响儿童自尊的重要因素。低自尊给儿童带来很多不利影响,低自尊儿童往往会过分关注自己在社会环境中的表现,他们会把“不被接纳”归因于自身的人格缺陷,同时他们认为人格缺陷无法改变,因此,儿童就不会去尝试新的方法以获得接纳/赞赏,而是一直重复原本不奏效的策略或索性放弃。而高自尊儿童往往会把失败归因于自身以外的因素,如果失败他们会不断地尝试其他新的策略,直到找到一种有效的方法。

二、性别角色

童年中期阶段,男孩和女孩开始学习不同的性别角色行为。此期儿童对于他人期望的理解力进一步增加,尤其是男孩开始显示出性别区分行为中的某些变化,其态度和行为变得越来越富有阳刚之气。然而大多数同龄女孩并没有显示出阴柔之气的相应变化,反而更加偏爱男孩的爱好和活动,这可能是因为女孩注意到“男子气”的行为更受人重视。

三、情绪

童年中期儿童能够逐渐体会到强烈的情绪,尤其是不愉快的情绪,但同时他们会有较强烈的动机去控制情绪。因为,童年中期儿童可以区分拥有某种情绪和表达该情绪之间的差别。他们能够意识到愤怒、害怕或悲伤的原因,以及别人会对这些情绪做出怎样的反应,从而对自己的行为进行相应的调整。

(一) 愉快

儿童的情绪大部分仍是以愉快、高兴等正性情绪为主,年长的儿童能够控制情绪。此期儿童学会了在语言上"玩花样",如利用笑话、双关语等,且能从中得到快乐。此外,他们还比较关注于一些突发荒谬的事情或恶作剧等,因为这些可以给他们带来有趣和快乐的情绪体验。

(二) 恐惧

随着思维的进一步发展,相对于童年早期儿童,童年中期儿童恐惧的对象开始由那些具体的或可触及的事物转变为抽象的、幻想的或神奇的事物。害怕黑暗或想象与此相关的事物,如死亡等。童年中期儿童还惧怕权威、与别人不同、批评、被取笑和失败。

(三) 焦虑

对于童年中期儿童而言,父母、教师认为重要的事情往往会困扰他们,这些问题包括学业、在校生活、同伴相处、师生关系、亲子关系等问题。通常学业成绩不佳、同伴关系不良的儿童易发生焦虑。

四、道德

道德发展包含道德认知、道德情感和道德行为。道德认知指对道德规范的认识以及由此做出的道德相关事件的是非判断;道德情绪指个体在涉及道德事件的情境中,因为道德或不道德的行为而产生的情绪体验;道德行为指符合道德规范的行为。儿童的道德发展遵循其认知发展规律,不同于童年早期(学龄前期)儿童"以自我为中心"的思维特点,童年中期儿童的思维特点为"去自我中心",在这种思维方式下,儿童可以去假设别人的观点,想象在某种情况下如何思考和感受以进行道德判断,从而决定自己的道德行为。

其中道德认知一直是品德心理研究领域最核心的问题。皮亚杰和柯尔伯格均以其为切入点探讨儿童道德的发展。其中,柯尔伯格长期致力于道德发展理论研究,是现代道德认知发展理论的创立者和奠基人。按照柯尔伯格的道德发展理论,儿童从 7 岁开始,道德发展进入道德循规期的第一阶段。这一阶段儿童的道德行为是为了获得他人对自己的赞同,能否被别人喜欢、能否得到赞扬是他们评判行为好坏的标准,他们认为当个好孩子就应该遵守规则。直到约 10~11 岁时,儿童则会进入道德循规的第二阶段,儿童逐渐知晓自己的责任及准则权威,在渴望获得别人赞赏的同时,会注意保持既定的社会秩序。这一水平与道德循规前期相比较,个体对于社会的规则了然于心,认同规则在社会的正当性,能够产生遵守社会规则的义务感,其道德判断依据为社会规则对于社会的影响。

五、人际关系

(一) 亲子关系

在小学阶段,明显的依恋行为如黏人和哭闹更少见了,所以这个年龄阶段的儿童和父母之间的依恋关系很容易被忽视。相比学龄前儿童,童年中期儿童不再有那么多新的经历或引起压力的事件,他们对父母的情感表达也更加隐晦。然而这些改变并不说明童年中期儿童与父母的依恋关系减弱了。实际上,对于此期儿童而言,离开父母时间太久也会引起极度的压力;而且儿童如果与父母的关系融洽,则他们的同伴关系也将更加融洽。

父母的教养方式、家庭结构等都对亲子关系的发展产生重要影响,继而影响儿童的家庭责任感、社会责任感的形成以及儿童的身心健康水平。整个童年期对儿童行为的控制逐渐由父母转向儿童自己,童年中期阶段需要经过一个共同约束的过渡阶段,在这一阶段,父母和孩子共享控制权。如果父母很少直接安排,而是更多地和孩子讨论,尊重孩子日渐成熟的自我判断,关心孩子的内心感受,只在重大问题上坚持强硬立场,儿童就更倾向于遵从父母的意愿。而且由于父母经验丰富,"可能会知道得更多",当孩子意识到这些时,就会更加重视父母的权威。

在其他相同条件下,传统核心家庭中的儿童比离异家庭、单亲家庭、再婚家庭等的儿童发展得更好。比如,父母离异往往会给孩子产生较大的压力,最初是来自婚姻冲突的压力,然后是父母分离的压力,最后是突然与其中一方父母分开的压力。同时离婚往往会对父母产生巨大压力,进而会影响其教养行为,从而对儿童的发展产生不良影响。孩子对父母离异的适应部分依赖于孩子的年龄或成熟度、性别和离异前的心理社会适应水平。年幼儿童对父母的离异会表现出更为强烈的情绪反应如焦虑,对离异的原因往往缺乏客观的认识,更可能归咎于自己;但是他们会比年长儿童适应得更快。童年中期儿童对来自父母的压力和冲突非常敏感,他们害怕自己被抛弃。有研究显示,男孩比女孩更难适应父母离异。如果有监护权的父母一方给孩子很多温暖和支持,采取权威型方式监督孩子的行为,对孩子的期望符合孩子的年龄特征,双方冲突能在离异后停止,并且未取得监护权的父母一方和孩子保持亲密联系,那么孩子在父母离异后能适应得更好。

(二)同伴关系

与童年早期儿童相比,童年中期儿童把更多的时间花在家庭以外,与同伴进行交往。儿童的很多课余时间都是在同伴群体中度过的。因此,发展同伴关系是此期儿童重要的社会性发展任务。受欢迎是同伴群体中对某个儿童的看法,但友谊则是双向关系。童年中期儿童有了很多"相互的"友谊,他们会找同龄、同性别和有相同兴趣的同伴作为自己的朋友。即使是"不受欢迎"的儿童也可以交到朋友,但他们朋友的数量比受欢迎的儿童朋友数量少,而且他们的朋友往往也是其他"不受欢迎"的儿童。在这样的关系中,双方都会将对方当作朋友或最好的朋友。在整个童年中期,朋友的数量还会慢慢增长。与学龄前儿童一样,这个年龄阶段的儿童与朋友在一起时不同于和陌生人相处,他们彼此会更易敞开心扉并给予对方更多支持。比如,微笑看着对方、大笑和互相有身体的接触,还会有更多的合作和帮助。在解决问题时,朋友组合比非朋友的组合更能够成功。而且,相比陌生人,童年中期儿童对朋友也更加"严格",彼此之间也会发生更多冲突。所以,儿童可在与同伴相处的过程中受益,他们可以学会友谊和交往所需要的技巧,学会合作,知道自己的角色和游戏规则,还可以为儿童提供如何解决冲突的学习机会。

根据同伴对某一名儿童喜爱的程度,心理学家提出3种常见的儿童社会地位类型:受欢迎的儿童、被忽视的儿童和被排斥的儿童。性格外向、个子高、外貌好等会使得儿童更加受欢迎,然而和同龄人差异太大也会导致被忽视和排斥。多数研究显示,受欢迎的儿童对待其他儿童往往也是积极的,他们通常善于较为准确地评估他人的感受,并能从他人的角度看待问题。被忽视的儿童在学校的表现可能是情绪不佳或孤独,很多时候这些儿童都很害羞,喜欢单独行动。被同伴忽视可能和抑郁相关联;同时,大脑影像检查显示被同伴忽视激活了跟躯体疼痛相同的脑区。童年中期被排斥的儿童往往是攻击性行为多的儿童,被排斥的儿童会出现更多的适应性不良和心理问题。与学龄前儿童比较,童年中期儿童攻击行为减少,只有极少数儿童仍不能够控制身体而有攻击性,这些儿童往往在整个童年时期都会存在身体攻击行为,他们通常存在社交困难或心理问题。但目前仍不清楚是攻击导致了这些问题的产生,还是因为这些问题导致了攻击行为的产生。童年中期儿童的敌意性攻击增加,9岁的儿童能认识到取笑、散布谣言之类的行为是故意的,他们知道这些行为产生的原因是因为愤怒,目的是伤害他人。

（三）师生关系

师生关系是学校最重要的人际关系，是学生在学校环境中与他们的教师之间所建立的认知、情感、行为等方面的联系。师生关系作为童年中期人际关系的一部分，它体现小学生的社会交往和社会适应能力，并影响他们的人际交往、情感生活、学业成绩和心理健康素质。童年中期儿童的体察和模仿能力很强，能够迅速捕捉到可以内化为自己需要的各种信息，往往会因为喜爱某位教师而愿意和该教师亲近。和谐的师生关系能够让小学生感受爱与尊重、平等与公平，获得新的情绪和情感体验，例如满足感、成就感、荣誉感和挫折感等，同时也能促进儿童意志品质的发展。而且在良好的师生关系影响下，儿童会将教师对自己的关爱进行转化，进而形成关爱他人、爱护集体、热爱祖国等高尚的心理品质。通过观察可以发现，在日常学习中与教师交往比较密切的儿童，他们的学习态度和学习成绩往往也是比较好的，能够及时向教师请教关于学习与生活中的问题，促使儿童在学习与生活中获得更大的进步。由此可见，师生关系对学生良好性格品质的塑造有着不可小觑的作用。

在师生关系中，由于师生双方的角色地位不同，一般教师起主导作用。这是因为：首先，学龄期儿童对教师的依赖性和信任度都比较强，如果教师能够关爱鼓励学生，很容易形成融洽的师生关系。其次，学龄期儿童的师生关系稳定性较强，一旦形成融洽的师生关系，则很容易得到永久的巩固。通常大多数学生都想做得很好，即使“较差”的学生也会积极响应教师的教导和督促，而一般的教师都希望自己的学生可以学有所成并且愿意帮助学生。因此，教师的信任可以发掘学生的潜能，从而提高其在学校的表现。

学习链接

教育研究试验中的皮格马利翁效应

皮格马利翁效应指人们基于对某种情境的知觉而形成的期望或预言，会使该情境产生适应这一期望或预言的效应。罗森塔尔（Rosenthal）和雅各布森（Jacobson）做过一个著名的教育研究试验证实了这一点。他们给一组学生先做 IQ 测试，而且使这些学生的教师相信，这个测试可以预测学生的智力发展，然后把那些在智力上可能会突飞猛进的学生名单交给教师。事实上，给教师的只是随机抽取的普通学生的名字，经历一段时间后，当重测这些学生时，与班上其他学生相比，这些假定“最聪明”的学生在 IQ 以及阅读成绩上的确取得了更大的进度。由此可知，教师对学生的期待是非常戏剧性的，他们的期待成了学生自我实现的预言。

第四节　常见健康问题

童年中期儿童的健康问题较为突出。营养摄入方面，我国童年中期儿童蛋白质的摄入基本达到推荐量，但存在优质蛋白质摄入不足的现象；儿童热量摄入过多不断增加，易引起儿童肥胖；存在微量营养素缺乏情况。童年中期儿童近视患病率高，睡眠问题也较为突出。龋齿、牙龈炎症等是童年中期儿童最常见的口腔疾病。此外，童年中期儿童易出现各种各样的心理问题，包括学习、人际关系和社会适应等方面。

一、肥胖/超重

童年中期儿童的肥胖率呈逐年上升趋势，其中男孩的肥胖率高于女孩。导致儿童肥胖的原因包括遗传、家庭环境和社会环境等多方面。

（一）影响因素

1. 遗传 遗传因素是影响肥胖发生、发展的重要因素，但不是唯一的决定因素。与肥胖相关的复杂的基因表型的产生，是由各具较小作用的多对基因作用相加，属多基因遗传。遗传基因决定易感性，但是机体是否发生肥胖与儿童后天所处环境密切相关。

2. 生活方式 对于童年中期儿童而言，静态生活方式正在成为其发生超重/肥胖的重要因素。静态生活方式是指参加的身体活动很少、消耗的能量接近于基础代谢率的一种生活方式，主要包括看电视、使用电脑、玩电子游戏、阅读等活动。在过去的几十年里，随着手机等电子产品的普及以及较重的学习任务，以静态生活方式为主的儿童越来越多，此时，儿童的能量消耗低，从而导致儿童超重/肥胖的发生。

3. 饮食习惯 儿童饮食结构不合理，食物摄入过多，若不能消耗足够的能量，就会导致体内营养过剩，从而引发儿童超重/肥胖。然而，随着家庭经济收入的提高，我国儿童动物性食物的食用量大幅增加，甜食（如糖果、饼干）等高热量零食的摄入增加，容易导致体内糖分和脂肪含量过高，最终导致超重/肥胖的发生。

4. 睡眠 睡眠不足是肥胖/超重的高危因素。童年早期儿童的睡眠时间与肥胖/超重之间表现为负性线性关系，而这种相关性到了童年中期，则表现为接近成年人的 U 形曲线。目前较为一致地认为童年中期儿童平均每天睡眠时间<9h 是儿童发生肥胖/超重的危险因素。关于机制方面的研究发现，瘦素和食欲刺激素、脂联素、生长激素、皮质醇等激素分泌是联系睡眠时间较少与肥胖/超重发生发展的重要介质，即睡眠不足会引起机体内相关激素分泌的紊乱，从而引起肥胖/超重。

5. 家庭环境 儿童每天能量的摄入和消耗在很大程度上取决于家庭生活方式和父母对肥胖的认识。父母否认自己的孩子肥胖，不控制孩子的饮食可能是儿童肥胖的主要原因。研究发现，受教育程度高的父母往往更加注重儿童的营养搭配；与养父母或祖父母一起生活的或家庭社会地位较低儿童的体重控制体重行为相对较差。父母关注体重的孩子有较好的体重控制行为。

（二）危害

超重/肥胖儿童的生理和社会性的发展易落后于正常体重儿童，儿童的生活质量（如是否有高质量的睡眠、是否能与他人很好相处，以及能否跟上学习的进度等）也会受体重的影响。超重儿童往往会遭受情绪挫折，并伴随产生一些行为问题，引发抑郁和低自尊等；还可能会引起高血压、高胆固醇、高胰岛素水平等。同时，超重/肥胖儿童在成年期患高血压、糖尿病、心血管疾病的风险也较高，往往童年期的肥胖/超重可预测某些成人时期的慢性病的发生。

（三）预防或干预

一般认为，增加运动和调整饮食是控制体重最有效的手段，但这种方法依赖于人的主动性，对于童年中期儿童而言存在较大难度。因此，可基于家庭、学校以及医疗机构为基础展开，改善儿童生活方式。家庭层面，强调借助家庭的力量，充分调动儿童本身的内在潜能，形成良好饮食行为和锻炼行为，要求父母和孩子相互作用，尤其强调父母行为对儿童行为形成的影响。学校层面，鉴于学校是学龄期儿童学习和活动的主要场所，学生迫于教师的权威和课业的压力而执行各种任务，并且有同学的监督和影响，儿童在学校的活动更加容易调控，对儿童在学校的活动强度进行干预可起到良好的效果。医疗机构层面，针对已经肥胖或出现代谢异常的儿童，可由专业的儿科医生、营养师、物理治疗师等组成的医疗团队对儿童的各项指标进行动态监测和科学管理。

二、近视

近视是人类最常见的眼部疾病。近年来，其发病率在全球范围内普遍增高且呈低龄化趋势。童年中期是视觉功能发育最关键的时期。

（一）影响因素

1. 遗传　近视的发生是遗传因素、环境因素、个人生活习惯等共同作用而产生的，这是目前被较为认可的理论。父母双方是否都近视与儿童近视的发生率密切相关，父母都近视的儿童近视发生时间较早，且近视进展的速度较快。近视的遗传机制十分复杂，从发生状况和家系表现来看，就像多基因遗传的糖尿病、肥胖以及精神分裂症一样，近视的发生及其严重程度可能是由于多个基因的相互作用所导致的。

2. 用眼行为　童年中期儿童随着年级的增高，学习的时间不断增加，使得近距离用眼时间增多。不良用眼行为是该年龄段儿童近视发生发展的最主要因素。研究发现，读书时眼睛与书本距离不到30cm的学生发生近视的危险度是眼与书距离在30cm以上的1.27倍。阅读姿势不正确（主要为弯腰低头）、阅读时眼睛距离书本较近和经常躺着阅读这3种姿势如果同时存在，患视力不良的概率可增加到74.65%。

3. 户外活动　户外活动明显减少是导致儿童近视的重要因素。增加户外活动时间不仅可缓解儿童近视进展的速度，还可预防近视的发生。已有很多研究表明，户外活动通过“光照-多巴胺”对视力起保护作用，由于在户外活动时，接受自然光照射时间充足，诱导视网膜分泌和释放更多的多巴胺，而多巴胺具有抑制眼轴增长的作用，进而抑制近视发生。一个潜在的有利因素可能与维生素D的合成和释放有关：长期暴露在阳光下时，血清中的维生素D水平升高，进而引起巩膜重塑，眼轴增长，最终达到预防近视的目的。

4. 饮食　不良的饮食习惯，如高碳水化合物、高糖、低钙饮食等与近视的发生有一定的关系。高碳水化合物饮食不仅会影响体内IGF-1、IGFBP-3的水平，叶酸代谢障碍，还会导致体内维生素B_1和钙含量减少，影响视神经功能和巩膜的弹性，致使近视产生。儿童多喜欢吃甜食，糖摄入量过高也会引起视力衰退。因为糖代谢时，需要维生素B_1参与，糖摄入量越多，维生素B_1消耗越多，而维生素B_1与视神经的发育和功能密切相关。此外，糖经过代谢可转变为酸，酸与钙结合，造成钙含量减少，而钙也是眼球发育必需的营养元素。血钙减少不仅会影响眼球壁的坚韧性，还会导致眼轴延长、眼外肌痉挛，眼外肌长时间机械压迫巩膜，最终可导致轴性近视，而摄入蛋白质丰富的食物可以使机体钙的代谢保持正常，减少近视的发生。

（二）危害

近视给儿童的学习和生活带来极大的不便，不但限制了儿童注意力，还容易诱发疲劳、头痛等，高度近视还是主要的致盲因素之一。

（三）预防或干预

培养儿童良好的用眼习惯、增加户外活动时间、合理饮食是预防近视发生及延缓近视发展的重要手段。家长作为儿童的监护人，一方面，要求并监督儿童从自身做起，从小养成良好的生活习惯。坐姿端正，学习劳逸结合，保证睡眠时间，增加体育锻炼，增加户外运动时间；减少看电视、玩游戏时间。另一方面，家长还须监督儿童做到不挑食不偏食，合理搭配饮食的营养结构,在保证儿童身体发育摄入所需的基本营养成分的基础上,预防近视的发生和发展。此外,适度减轻课业负担也是预防儿童近视的重要手段之一。

三、睡眠障碍

睡眠障碍是睡眠过程中出现的心理行为问题,包括自感睡眠不足、夜醒、夜惊、入睡困难、夜晚醒后不易入睡、早醒等。对于童年中期儿童而言,睡眠不足较童年早期儿童更为常见,失眠的发生率也更高。

(一) 影响因素

1. 遗传及围产期因素 随着分子生物学及遗传学的发展,睡眠障碍与遗传之间的关系也备受关注。家族睡眠疾病史、父母有睡眠问题(如打鼾、磨牙等)的儿童更容易发生睡眠障碍。因此睡眠障碍具有一定的家族聚集性已经得到共识。此外,围产期因素与儿童发生睡眠障碍也有一定关系,母亲孕期睡眠状况不好及产后常有情绪低落现象,均与儿童睡眠障碍的发生有关。

2. 家庭因素 家长在提供儿童良好的睡眠环境和保持儿童良好的睡眠行为方面都发挥着重要作用。尽管合睡方式可能有利于家长夜间对儿童进行照料,增加亲子互动时间,强化亲子亲密感和家庭联结,但是国内外诸多研究表明,合睡会增加儿童睡眠不足和睡眠问题的发生。卧室环境中如光线过于明亮、温度过高或过低,周围声音嘈杂等会影响儿童睡眠。睡前玩电子产品是影响睡眠重要的因素之一。作息时间不规律、周末与平时作息时间差别较大也会给儿童睡眠带来不利影响。家长的溺爱型教养方式与儿童就寝阻抗和夜醒等睡眠问题多相关。另外,少数家长对孩子过于严厉,或采用打骂、威胁的管理方式,可能会导致儿童出现较多的睡眠和情绪行为问题。

3. 学校因素 童年中期是一个重要转变期,是从以睡眠和生长为主的阶段向睡眠和学习交叉调整的转变阶段。进入学龄阶段以后,上课和学习占用了儿童大部分的时间,已有研究认为,适当推迟儿童早上上学时间可改善学生白天的精神状态,减少缺勤率,缓解抑郁情绪。学习困难儿童通常伴随入睡困难、睡眠时间减少、夜间惊醒等异常睡眠症状,同时可能承受更多的来自家长及教师方面的压力,这又加重学习困难问题,形成恶性循环。

4. 健康因素 扁桃体炎及腺样体肥大可妨碍呼吸,过敏性鼻炎或鼻窦炎患儿上呼吸道阻力增加,这些是儿童时期发生睡眠障碍的重要原因。神经性厌食症儿童梦呓、磨牙、夜惊、夜醒、梦魇和夜游发生率高于健康儿童。此外,肥胖儿童常同时患腺样体肥大,引起上呼吸道阻塞,引起限制性肺通气不良,从而容易导致睡眠呼吸障碍。

(二) 危害

睡眠不足除了影响儿童生长发育以外,还会影响儿童认知功能,会引起疲倦、注意力不集中,易激惹、冲动等,会影响机体的免疫功能。睡眠障碍也可直接影响儿童行为问题的发生,尤其童年中期儿童。有研究指出,儿童注意缺陷多动障碍等行为问题与睡眠障碍相关。此外,大量的研究证实睡眠不足可导致肥胖,肥胖儿童又常常伴随着睡眠障碍。

(三) 预防或干预

家庭在儿童睡眠障碍的干预中起着非常重要的作用。父母应限制儿童使用电子产品并将电视、电脑等电子产品移出卧室,应引导儿童选择适合他们年龄的影视作品和娱乐产品。如果家长自身存在睡眠问题,如睡眠不安、打鼾或磨牙等,最好能够与儿童分房睡。对于不同的睡眠问题应采取有针对性的干预方法。学校应加强对儿童学习时间的合理安排和管理,保障儿童有充足的睡眠时间。

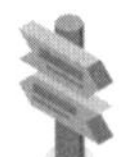

学习路标

1. 与童年早期儿童相比,童年中期儿童在生理发育方面有哪些提高?

童年中期儿童的身体发育明显减慢但较有规律。儿童每年平均身高增长 4~5cm,体重每年增加 2~3kg。此外,除了生殖系统之外,其他各个系统也得到了进一步的发育。到本期末,除生殖系统外其他器官的发育已接近成人水平。

2. 与童年早期相比,童年中期儿童在思维发展方面有何不同?

童年中期儿童进入了具体运算阶段。此期儿童思维发展:从直觉思维到客观思维,从自我中心思维到脱离自我中心思维,从非可逆性思维到可逆性思维,并具备了守恒概念。此期儿童思维最为关键的特征是可逆性,其次是守恒。

3. 与童年早期儿童相比,童年中期儿童自我概念有何不同?

在整个童年中期阶段,儿童的自我概念逐渐变得更为抽象,更具有比较性和概括性。表现为童年中期儿童描述自我时,除描述自己的外部特征,也会强调自己的个人概念、人际关系和一般意义上的性格特征。

【思考题】

1. 童年中期儿童在记忆的过程中会采取哪些策略?
2. 童年中期儿童同伴关系的特点和发展同伴关系的意义有哪些?
3. 童年中期儿童的身体、认知和社会发展的影响因素有哪些?
4. 童年中期儿童常见的健康问题有哪些?应该如何促进儿童的身心健康?
5. 童年中期儿童的道德发展的基本特点是什么?如何合理利用这些特点开展学校德育教育?

(明　星)

第十章

青少年期

学习目标

◆ **掌握**

青少年期生殖和内分泌系统的发育；青少年期形式运思能力的具体表现；青少年期角色认同的三个主要维度。

◆ **熟悉**

青少年的情绪特点；青少年道德发展特点；同辈群体对青少年的社会化发展的影响；家庭对青少年的自主性形成的作用。

◆ **了解**

神经性厌食、网络成瘾、吸烟、过早性行为的特征和相关因素。

典型成长故事

漩涡里的少女

秀秀(化名)是一位12岁的女孩，她有一个弟弟。她的父母7年前到上海务工，全家搬迁至上海。秀秀小时候的发育正常，在正常年龄段学会了爬、走以及说话。5岁时一场大病后，秀秀的夜间睡眠常会遇到问题，会周期性地做噩梦(每个月1~2次)。秀秀自述如果夜间失眠，她就会吃东西，然后早上又不想吃早饭；吃东西时通常风卷残云、狼吞虎咽，之后则感到十分不适。自己常常因为这些行为对自己进行严厉的自我“谴责”。她11岁时月经初潮，并且有痛经，还会经常胃痛。

教师反映秀秀的智力水平一般，学习成绩在平均等级之上。在讨论她的自我“谴责”时，秀秀用内省的方式来评论她自己的思维过程，在描述心理体验过程时，她展示出复杂的抽象思维。然而，秀秀经常不能做出简单的决定，因为她总是对一个决定思前想后、顾虑重重。秀秀认为她是坚不可摧的，没有任何事物能伤害她。

秀秀具备清晰而直接的交流思想和感受的能力。她表达了对下列问题的担忧：饮食习惯问题、大多数时候感到低沉和易怒。秀秀的情感表达很强烈，其范围从极端愤怒延伸到绝望无助。她把这些感受描述为难过、易怒、敏感、格格不入以及抑郁。她对某些情感做如下描述：“我感到我正在朝一个又黑又深的洞中坠落，想爬出来却又力有不足；一路尖叫着坠落，却又无人听见”。有时她会难过得无法自拔，哭泣不止；经常因为“打扰”她的每个人和每件事变得极端易怒。当问及她如何感知自己时,她说,“感到自己是学校里最丑的女孩”。她经常照镜子,“却只看到一个又胖又丑的人”。她极端地、先入为主地认为她是“如此之差”。“我恨我的身体”,她说。贝克抑郁量表的检测表明,秀秀的得分位于抑郁范围之内。她承认,她原先有过自杀的念头,特别是在一个朋友自杀之后,这个想法越发强烈。目前,她否认有任何自杀的念头。

秀秀非常在意别人会怎样评价她的身体和容貌。她说她非常在意同辈群体说什么、做什么,而且难以摆脱他们的影响。她的父母说:“她在任何时候都会屈从于同辈压力,这使她因此惹上了不少麻烦”。

秀秀经历了严重的家庭冲突,她与父亲的关系高度紧张,缺少彼此的亲密感,她父亲甚至会掌掴她。去年,秀秀最喜爱的爷爷过世了,她深感悲痛。秀秀表达了不能和家人和睦相处的担忧,她常抱怨弟弟比她得到了更为公平的待遇。上周因为发现弟弟的一盒糖果,她声称弟弟有而她没有,这是不公平的,她大喊大叫,在客厅里乱扔东西,然后跑回卧室大哭。秀秀承认,在日常生活中,她对家人粗暴而尖刻。她会撒谎、发脾气,与父母争吵,与弟弟打架。秀秀说她感到自己在家中“无足轻重”,还感到每个人都认为她是个“坏孩子”,她的父母尤其是她的父亲,并不爱她。

在学校,秀秀感到她像个局外人,尽管她有三四个朋友。因为她不能说地道的上海话,秀秀觉得有同学会嘲笑她的发音,并认为她是“外乡人”。而她过早发育的胸部也让她感觉和同龄人不一样,甚至让她有羞愧感。她和同学,甚至教师的沟通越来越少。但是,教师对她的期待依然很高,随之而来的也会经常批评她,这也让她讨厌老师。近来,秀秀在学校常会感到空虚无聊,不参加任何课外活动,甚至不想上学。

青少年期是由儿童到成人的过渡期,年龄范围一般为11/12~18岁。这一时期常常也被称为青春期,这是因为青少年期常与青春期重叠,但二者存在概念上的区别。青少年期是一个以年龄为依据划分的阶段,而青春期是以身体发育特征为依据划分的阶段,是生殖器官、内分泌功能、体格逐渐发育至成熟的阶段。

在这一时期,女生“初潮”来临,男生出现“遗精”;个体身材陡增,性功能逐渐发育成熟。青少年注意到自己身体发育(如身高、体型、脸型、第二性征等)的明显变化,开始关注外表,并在意他人对自己身体变化的评价。认知层面出现形式运思,能进行抽象、逻辑性的思考,学习经验和范围大幅度增加;心理层面从自我中心分化达到自我认同,能独立处事并负责任;社会层面则随着行为、情绪等发展成熟,开始脱离家庭而逐步独立。

由于生理上的巨大改变,青少年需要在短时间内学习适应这些变化。在此过程中,可能产生许多冲突,而导致青少年情绪波动,甚至影响其行为。因此,有人称青少年期为“暴风骤雨”期。

第一节 生理发育

青少年期,人的生理将发生巨大变化,这会对其发展产生重大意义。通常生理改变要持续2年,女生的生理改变要比男生早1~2年。若青少年了解这些生理变化,则会更容易适应变化,周围人也能更清楚青少年的情绪和行为特征及其缘由。

一、体格和器官系统发育

（一）外观

由于青少年腿部的生长速率远大于其他部位，使得体型发生改变：头长占身高 1/8；腿长比例增加，约达到身高的 1/2。整体上，这一时期的儿童看起来较之前瘦长了很多，身体长度的变化远大于围度的变化。

（二）身高与体重

青少年期个体身高增加约 25%。在 10～16 岁期间，平均身高增加 24cm，体重则增加 17～19kg。因此，此期又被称作“生长高峰期”“陡增期”或“生长发育突增期”（growth spurt period）。11～13 岁，女生的身高通常比同龄男生高，但到了 13 岁以后，男生身高则普遍会超过女生并持续保持下去。至青春期末，青少年的身高已达成年期的 75%～80%。

（三）运动系统

骨骼发育受下丘脑的影响，并和生殖系统成熟有很大关系。处于青春期的青少年，骨骼发育的顺序通常是四肢的发育较躯干快，而四肢又以远心端早于近心端发育。经过 3～4 年的生长发育，青少年呈现成人的体型与比例。青春期的性激素分泌可使骨骼的骨化速度减慢，长骨生长速率也相应减缓，因此，一般体格的快速增长早于生殖系统的发育。由于青少年的内在骨质密度并没有如骨骼外观大小那般得到快速发育，因此，青少年常会因为高估自身的运动能力，而易发生运动性损伤，如骨折等。

肌肉的发育与雄激素有关，表现在肌肉质量的增加。通常女生肌肉发育高峰是月经初潮开始前 1 年，而男生则是遗精前半年。随着雄激素分泌的增加，至 17 岁左右，男生肌肉的质量为女生的 2 倍，男生的力量也是女生的 2～4 倍。

（四）呼吸系统

肺部发育不仅是外观增大，更重要的是肺活量增加，因而呼吸变深变缓，呼吸频率为 16～20 次/min。肺活量增加和性别无相关性，而与体型相关，如身高越高，肺活量可能越大，呼吸频率相应越慢。

（五）心血管系统

青少年期心脏体积迅速增长了一倍，心输出量增加，血压升高。通常女生血压在（100～120）/（50～70）mmHg 之间；男生收缩压略高于女生。脉搏的跳动变得慢且稳定，频率约为 60～68 次/min，女生的脉搏频率略高于男生。

（六）神经系统

脑组织的量与质趋于成熟，为认知功能显著发展奠定了生理基础：神经元数量不断增长，神经元之间的连接越来越丰富和复杂；多余的大脑灰质（主要由神经元的胞体组成）会被修剪，大脑白质（主要由神经元的突起组成）的体积开始增加；神经纤维的髓鞘化更加完善，因此信息传导速度更快、更精准。更重要的是，脑区中负责思考和复杂决策的前额叶的发展显著，和其他脑区的交流变得高效，建立了一个复杂性更强的脑内交流系统，使得不同脑区能更有效地处理信息；同时前额叶也负责冲动控制，但由于前额叶要到 22 岁左右才发育成熟，青少年还不具备做出理性决策的全部能力，甚至会出现冲动或危险行为。

（七）其他系统

胃容量增大，肠道长度增加，胃酸分泌增多；肝脏发展至成人大小与质量；膀胱容量可达 1 500ml；体液占女生体重的 50%，占男生体重的 60%；血容量增加的幅度男生大于女生，红细胞沉降率女生较男生快;基础代谢率与成年期几乎相同,且男生会高于女生10%左右。

二、生殖系统和内分泌系统发育

(一) 生殖系统

1. 第一性征　指与生殖能力直接相关的生理现象,如女性的卵巢、子宫,男性的睾丸、阴茎的发育。第一性征出生时就已存在,并随着年龄的增长而逐渐增长,到了青春期会快速增长,到20岁时,生殖器官达成年人的性成熟状态。

2. 第二性征　指与生殖能力无直接关联的生理现象,如青春期来临时,乳房、阴毛、声音、骨盆、皮肤等所发生的变化。在不同人种中,女性和男性发育顺序基本相同,只是出现时间不同。

(二) 内分泌系统

促使青少年性发育的机制尚未被充分阐明,可能是下丘脑通过神经内分泌因子的释放而进行的。下丘脑释放的因子(FSHRH、LHRH等)刺激垂体前叶,使其分泌肾上腺皮质激素(ACTH)、促卵泡激素(FSH)、孕酮[又称黄体激素(LH)]、甲状腺激素(TH)及脑垂体生长激素(PGH)。FSH和LH互相抑制,作用于女性卵巢,使其分泌大量的雌激素;作用于男性睾丸,使其分泌大量的雄激素和少量的雌激素。ACTH作用于肾上腺皮质区使其分泌大量的雄激素。通常激素的变化发生在生理结构和性器官产生可见变化的前一年。

1. 雌激素　雌激素可使长骨骨骺化,并使脂肪分布于大腿、乳房和臀部,形成女性的第二性征。从青春期开始,卵巢可分泌儿童期20倍的雌激素,促使女性的第一、第二性征发育。同时,男性也能分泌少量雌激素,这是男性会经历短暂乳房发育的主要原因。

2. 雄激素　雄激素可促使蛋白质的生长与合成、肌肉的生长增加、皮脂腺分泌增加,这是青少年初期能够快速生长的重要原因。男性的雄激素1/3来自睾丸,2/3来自肾上腺皮质区。雄激素使男性的肌肉质量远大于女性,同时促使男性第一、第二性征发育,雄激素是维持男性第二性征发育的主要因素。女性也可分泌少量雄激素,促使肌肉、皮脂腺、身体以及大阴唇和阴蒂生长。

3. 睾酮　睾丸除了分泌雄激素以外,还分泌睾酮。睾酮的靶器官是精囊、前列腺和睾丸。睾酮可对中枢神经系统产生作用,是促使男性产生侵略性和性驱力的导因。

4. 生长激素　生长激素能促使增殖细胞的生长,尤其是骨骼及软骨细胞,因而生长激素与第二性征的出现有密切的关系。雄激素的浓度增高,会使生长激素分泌减少,从而使得生长速度减缓。

5. 甲状腺激素　甲状腺激素能促进全身细胞的增殖与增大,尤其是脑及骨骼系统,并且能促进生殖细胞的快速成长。

(三) 性成熟

激发青少年性成熟的机制尚未明确。目前研究表明,性成熟与遗传、性别、个人健康状态及环境等相关,存在个体差异。

1. 女性性生理成熟　女性生殖器官发育完成的标志是月经初潮,月经初潮发生的平均年龄为10~14岁,实际发生的年龄跨度是9~18岁。此外,性生理成熟的启动与生活水平有很大关联,可用健康状况、营养状况作为预估性生理成熟启动的指标。月经周期的启动和维持与身体脂肪含量有密切的关系,基于对年轻女性慢跑运动员的研究提出"临界脂肪理论",认为年轻女性慢跑运动员体内脂肪比例低,所以其月经初潮发生的时间通常较晚。另外,一般认为月经初潮还与纬度及温度有关，生活在近赤道的女性，其性生理成熟的启动通常较居住在高纬度的女性早。

2. 男性性生理成熟　男性的性生理发育启动时间目前没有定论。通常，其启动的年龄较女性晚1~2年。男性性发育完成的象征是发生梦遗，即遗精常发生在睡梦之中，与性刺激无关。

3. 真正的"性成熟"　梦遗的出现和初潮的发生并不表示真正的"性成熟"。事实上，初潮发生的一年内，月经常不规则，且为无卵性。之后，虽有排卵，但仍不规则。如果受孕，往往会因子宫相对较小，而增加自然流产的可能。同样，男性青春期射精的精液中常不含精子或浓度不足。然而，不能因此而认为纵使发生性行为也不会导致受孕。

4. 性成熟的性别意义　青少年期的女生发育较男生早，同年龄的女生和男生发育进度不一样，这些差距会对女生和男生产生不同的社会心理影响。

对女生而言，通常月经初潮能改善其在同辈间的"地位"，增加社会交往成熟度，提高自尊心，增强身体意识并推进自我概念的形成。然而，当女生发育较同龄人早时，常会感到较大的压力，尤其是最初出现第二性征时的身体变化，会使女生不知所措或感到尴尬。若此时女生未得到解释和安慰，会对自己的生理变化感到羞耻，甚至用驼背（掩盖胸部发育）和其他行为来掩饰外形的改变，并因此和同伴产生隔阂，造成一定的负面情感。同时，早熟女生的学业也可能受到影响，而且更可能会发生行为问题。但是，早熟能加强女生独立性，与异性关系方面也带来优势，因月经初潮而产生的正面情绪、混合情绪、中性情绪和负面情绪的比例相当。

对男生而言，如果生理发育较同龄男生早，身体强壮能使其在同伴、异性间的社会地位获得提升，尤其出现第二性征后，更能使其在同伴间地位陡升并稳固。因此，早熟的男生可发展较好的自我概念，容易达到自我认同，今后的生活中也更有责任心和合作性。然而，如果早熟的体格让男生可能接触到比他们年龄大的人，引导他们做"坏事"，就会产生不利影响。但总而言之，男生早熟的利大于弊。

生理发育较晚的青少年可能受到同伴的奚落和嘲笑，同伴间地位低，产生不自信，进而影响到自我概念的发展。即便未来的生长及发展可能赶上甚至超过同伴，但心理"阴影"仍可持续存在。事实上，晚熟的男生/女生在成年期身高往往较同龄人高，这是由于晚熟的青少年相对有较长的发展时间；另外，应对晚熟带来的挑战使得青少年发展出很多优点，例如有些晚熟的男生会发展出果断力、洞察力、创造力，且更有幽默感；而有些晚熟的女生对身体成熟的满意度会优于早熟的女生。

青春期萌动能带来正面情感，也能带来负面情感。而对负面情感的产生，有研究称是因为青少年没有为自身将要经历的变化做好心理准备，因而需要创造正面的青春期调适环境，可以通过性教育课程和向父母提供相关教育等，对青少年起到帮助作用。

三、身体动作发育与体能发育

青少年的身体动作发育与肌肉和骨骼系统的发育密切相关。肌肉的快速发育使得青少年的力量增加，尤其是男生其身体力量能保持持续增加。这是因为男生睾酮分泌量远远超过女生，睾酮与肌肉群的发育有关，并且能促进大量携氧的血红蛋白生成；再加上男生的平均身高较高，肺活量较大，心脏体积也较大，青少年中期以后，男生比女生力量更大、耐力更强，能承担的负重是女生的1.7倍。

青少年期骨骼的发育较快，且长骨的发育比该部位的肌肉发育更为快速，使得容易产生局部肌肉痉挛和疼痛，因而青少年会弯曲关节以降低肌肉的张力，常常出现弯腰驼背等不良姿势。同时，这一时期容易发生运动性损伤，主要原因有：①由于骨骼和肌肉的发育速率不一，青少年对自己身体的控制会出现协调不佳，而显得笨拙；②青少年内在骨质密度发育落后于骨骼外观发育，青少年常会高估自身的体能；③青少年热衷于技巧性高、竞赛性强的激烈运动。

当青少年熟悉个体生理变化且能操控自如后，青少年的身体动作功能将日趋精准，且随着认知的发展，更容易完成复杂的技巧性的高难度动作。通过完成这些动作，青少年能令自己感到满意，增进自我概念的发展，并减少焦虑。

第二节 认知发展

一、皮亚杰的形式运思观点

青少年的认知发展到达皮亚杰认知发展理论的第四阶段：形式运思阶段（formal operational stage）。所谓的形式运思，是指 11~12 岁开始，青少年开始发展思考自身可能性（非通过视觉所感知）的能力，15 岁左右可以完全进入形式运思阶段。

儿童在具体运思阶段解决具体问题，是通过实地操作实验来进行的，儿童只能接受其日常生活经历过的事实逻辑。至青少年期，一个崭新的世界（弹性思维和抽象思维）为青少年的思维敞开了大门。青少年不再受限于观察到的实体或经历过的事实情景，能运作较高层次的思维：对同一事实情景，能思考各种不同的可能性，能做抽象的思考；依据不同于日常事实的叙述，做出逻辑化假设的推理；能运思具有特定抽象意义但个体从未经历过的推演。例如：字词的隐喻、诠释，或诗词、艺术的领会等；亦能运作符号，如进行代数运算等；另外，能对思维自身的本质做出反思。青少年期末，多数青少年已经能了解或发展出一般性原则，用来解释人生经验的各个层面。对于各种抽象的名词，如文学、哲学、道德、爱等能建立起富含意义的系统或理论。

形式运思的能力可用于生活的各个层面，尤其在解决问题所使用的科学化假设-演绎推理（hypothetical-deductive reasoning）能力的发展上。14 岁左右的青少年，推理能力达到高峰，而综合性的假设能力也增强，青少年能使用命题思维（propositional thinking），即在缺失具体例子的情况下使用抽象逻辑推理能力。例如某个前提是正确的，那么得出的结论也一定正确；青少年经由资料收集、建立假设推理后，建构出科学性的、有计划的实验步骤，以验证及评估其假设，进而解决问题，使得青少年归纳、分析、推理和思考的范围拓展；青少年时期发展出的有组织、有条理的系统思路，能提出所有可能性的假设，并当有两个以上的因素影响假设时，会固定其中一项，而测试另一项的影响力，最后寻找出真正的答案。这些能力，不仅可用于科学方面，甚至可用于史学、生态学或社会学等。

通常每个人认知发展的速度有所不同，潜能与成就达成的差异性亦不相同，即便是同一个体在不同层面的思维方式也不相同，尤其在青少年更能见到这种矛盾。例如，面对某些层面时，青少年能运用形式运思来解决问题，然而当涉及个人层面时，往往不能理智思考及客观地解决问题。

二、信息加工论的观点

皮亚杰的理论是认知发展理论的基石，但很多发展心理学家在评价其理论时仍有一些质疑:例如认知发展是一个更为连续的过程,而不是从某一阶段突然变化到下一阶段;人具有彼此不同且相互独立的多种智力;婴儿和儿童出现更复杂认知能力的年龄早于皮亚杰提出的年龄;形式运思不是思维的终点,即不能仅仅基于纯粹的逻辑,社会的复杂性要求灵活诠释过程逻辑,且这一逻辑需能反映现实世界中的事件背后的微妙原因,拉博维奇·菲夫(Giesela Labouvie Vief)将此称之为后形式思维(postformal thinking)。这些质疑声中包括了信息加工观。

皮亚杰认为青少年认知能力发展是随着阶段转变突飞猛进的;而信息加工观则认为青少年认知能力的改变是获得、使用和储存信息能力的逐渐变化所带来的,即青少年在提高记忆能力和知觉能力、发展处理新情境的策略、分类事实、组织思考的过程中,思维出现了日积月累的变化。同时,由于元认知的发展,使得青少年更有能力理解自己的心理过程。

三、语言与思维

一个人的语言能力与其思维方式存在着逻辑联系。随着青少年期思维能力的提高,青少年的语言和交流能力也进一步提高。同时,青少年使用比喻的能力也提高了,由于比喻是两个概念之间的比较,需要个人的思维必须超越具体运思阶段,因而小学生对寓言等会不感兴趣,而青少年则相反。青少年还喜欢使用讽刺和嘲笑,教师、父母和同辈通常会被青少年贴上一个"讽刺性"的标签。一般而言,青少年期男生的交谈更富有竞争性,喜欢比较彼此间的知识水平和经验;而女生则更多地喜欢谈论个人感受和同性之间的友谊。青少年期的写作意蕴也变得丰富多了,由于青少年具有形式运思能力,因此,在下笔之前就能有逻辑地思考想要写的事物,并能把观点组织起来,能突出写作的重点。

四、认知发展的影响因素

青少年大脑和身体的发育成熟使得其获得认知方面的成就成为可能,但不是绝对和必然的。除了内在的遗传、生理成熟以外,外在的社会环境、教育等因素也会影响认知的发展。先天因素规划了认知发展的范畴,而后天环境因素决定了在此范畴内认知发展的程度。皮亚杰强调,如果一个成年人未曾经历过社会化和教育互动的过程,未曾学习自然科学、数学、逻辑等,那么其思维方式仍和儿童时期的具体运思相同。因而,个体在健康的状态下,若能拥有个人的成就动机且保持持续学习和受教育,则智力的发展能随年龄而增长,并成为在任何情境中均能运作自如的个人智慧,即为"活到老,学到老"。有研究显示,不同群体之间智力存在着差异,这些差异与受教育(包括在学校内外所接受的教育)有关。

第三节 社会性发展

一、性心理活动

根据弗洛伊德性心理理论,经过儿童期的性潜伏,青少年进入两性期,开始将注意力集中在性方面。青少年先注意到异性的存在,进而与之建立较亲密的友谊,而后发展成彼此之间的情感。

源自性蕾期的性冲动到了潜伏期,受到了压抑和挫败。而后到了青少年期,由于性发育带来的生理变化,青少年的性冲动变得强烈。安娜·弗洛伊德(Anna Freud)认为这种性冲动的再兴起,会威胁到潜伏期的“本我”和“自我”之间的平衡,造成冲突,使得青少年产生极度的焦虑,进而采取种种的防卫行动,包括知性化和禁欲,还包括通过从事技巧性的高难度运动来降低性焦虑。

知性化指青少年喜欢对政治、哲学、宗教、人生意义等“高谈阔论”,这是因为青少年自认为认知能力已经成熟,可以讨论这些抽象的概念,并且通过讨论,与同伴寻求认同,以寻找并建立自己的价值观。但从性心理的角度分析,可以认为青少年这种讨论非自身知识、技能范围内能涉及和解决的问题,以及以空谈、涉及意识形态而非具体行为为特征的反应,是一种应对自己性冲动的防卫方式。

禁欲指青少年禁止或放弃对自己某种喜爱事物的获得,例如食物、服饰等,从而学习自我控制,并通过这种自我操控来建立信心。有信心的青少年表现出较为放松的状态,能“宽以待己”,并能学习为自己的行为负责。这种行为也被看作将自己从父母身边挣脱的“奋斗”,即被视作消除依恋母亲(父亲)的努力的方式之一。

二、自我同一性

根据艾瑞克森的认知发展理论,青少年期的发展任务为自我同一性(ego-identity)或自我认同感,即一种对自己是什么样的人、将要去往何方、能做什么职业以及在社会中处于何种位置的稳定而连贯的知觉。而前四期的发展——信任感、自主性、主动性与勤勉,均有助于青少年发展自我同一性。

自我同一性是在应对许多重要的选择过程中形成的,是一个长期、复杂的过程,它并非在青少年期才开始,也不在青少年期结束。青少年期的自我同一性形成之所以重要,是因为这是年轻人生理、认知及社会发展的关键,是年轻人迈向成年的重要过程。如果自我同一性的发展过程受到阻碍,将导致认同感混乱、延缓或早闭。

(一) 角色认同

青少年的角色认同(role identity):对变化中的身体的了解与接受;明确个人的性别角色并有安适感,能处理与异性的关系;能精熟各种新的认知技巧;能探索未来的职业方向,并建立起能被社会接受的价值观等。

和以前任何阶段相比,青少年的角色认同的发展有明显不同。之前的发展往往受外界环境与他人的控制,也受个体自身不成熟的限制。而到了青少年期,发展的任务可由自己独立完成,虽然外界仍不断地给予刺激,然而唯有自身的认知与信念,才能完成或改善角色认同。青少年的角色认同可分为自我认同、性别认同、职业认同。

1. 自我认同

(1)自我和他人:青少年常以“我到底是谁”开始自我认同(self-identification)的发展。在此阶段,身体变化首先提供了充足的证据,青少年会花费很多时间凝视镜中的自己,来研究镜子中自己的各个侧面以及喜怒哀乐的各种表情与姿态,由此产生强烈的自我意识(self consciousness)和发现感(sense of discovery),从而有助于进行自我寻找。

由于抽象思维能力的提高,青少年会省思“我是谁”“我会做什么”“我应该做什么”或“我应往哪里去”等问题。同时,青少年重新审视父母及自我的信仰与价值观,能区分自己和他人的观点,并将自己和他人的观点综合起来考虑,从更广阔的视角看待自己的不同方面,使得自我的观点变得更有组织性和一致性。

(2)内在我和外在我:对内在自我的逐渐了解,使得青少年有了隐匿真实自我和保护隐私的倾向;对外在自我的逐步探索,则使得青少年了解了外在的行为含义、认定标准及社会对个体的期望。由此,青少年增加了对只有自己知晓的“内在的自我”和他人可见的“外在的自我”的了解,能区分内在我和外在我,由此产生了“分化的自我(divided self)”感觉。因为对自我的二元特性的进一步了解,使得青少年在不违背自己需要、信仰、价值观和道德良知的前提下,调整自己的行为,进而增进对环境的适应性。

了解内在自我的特性,能使个体以局外人的角度和观点来看待自己,进行自我省思和批评,而对自己有更完整的了解。然而,若过分地分析内在自我或进行自我内省,将会使青少年从与他人互动的多元情境中脱离出来,躲藏在自己的“象牙塔”中,产生严重的自我偏见,且多半对自己产生负向态度,而无法测试个体在现实情境中所能发挥的特性。但若太过偏执于外在自我的认知,则又回到以前“他控”的发展阶段,即易受外界环境或他人的影响。因而,应鼓励青少年均衡地进行内在我和外在我的认知,有意识并有能力去了解内在我的思想和外在我的行为之间存在的差异,增加由外界而来的“自我新证据”,从而建立起种种不同的自我概念,将自我分化,视自己为“多种角色的复合体”。

(3)真实我和理想我:当青少年产生了愈来愈多的自我概念,他们开始明白真实我(real me)和理想我(ideal me)之间的差距。“真实我”指个体所感觉或知晓的自己是怎样的一个人;“理想我”指个体期望自己达成的目标和境界。青少年通过抽象思考建构“理想我”。如果“真实我”和“理想我”之间差距过大,冲突会造成青少年焦虑。青少年若能有确切的认知和得到正确的引导,则能顺利地经历这个“分化散乱”的阶段,整合其间的矛盾而日渐统合(integration),建立一个更稳定且更有弹性的相融系统(coordinated system),将自我视为“包含多种层面的一个整体”,从而达成自我认同。

(4)自我中心主义:戴维·埃尔金德(David Elkind)认为,青少年会经历青春期自我中心主义。自我中心主义是一种思维类型,其特征是对他人的行为、感受、思想以自我意识的方式所持的先入为主的观念。它是青少年形式运思能力启动的结果,也是青少年对人际理解的结果,青少年常以自己的想法和喜好来“揣测”他人的想法和喜好,显示出“膨胀的自我意识”。

自我中心主义包括两个方面:想象观众和个人神话。想象观众(imaginary audience)是青少年先入为主地认为,别人会有和自己想象中一样的行为。青少年认为他们“站在舞台上”,别人都被假想为他们的观众,每个人都在注意自己,并对自己的言行进行观察和批评;听到他人低声交谈或吵闹,也总以为自己是他人谈论的主角。因而,青少年极度在意他们的外表和行为表现;在公众场合,青少年会显得十分不自在或过度放开。个人神话(personal fables)指青少年感到自己是独一无二并且坚不可摧。事实上,自我中心主义的困扰会持续到以后的人生阶段,慢慢地才能被释放,但有些人终其一生也不能抛掉。所以,要协助青少年度过此阶段,使其看清自我与他人。

2. 性别认同

(1)性别认同及其男女差异:性别认同是青少年熟悉并接受自己的生理变化,体验天生的性别特征,并对社会教化中的性别特征期望做选择性的接受。性别认同的满意情境应该是青少年男(女)生能感受到身为男(女)生的满意感。但研究显示,90%以上的男生希望“来生”仍为男人,而50%的女生却希望来生更换性别“做男人”。由此可见,男女之间的性别认同是有差别的。

青春期的女生,在自我价值体系尚未建构成熟之前,受不当的社会情境影响,会渴望得到男生的认可(外表的“认可”),从而认同自我。这是一种“渴望受爱慕”神经症(neurosis),即青少年强烈需要借由被赞美和被需要,以证实自己的价值。有研究显示,青春期末女生抑郁症发病率上升,为男生的2倍,并会持续到成年期,这和女生将自己身体形象和社会期望进行了错误的关联,并随之产生了负面的认同有一定关系。对男生而言,由于传统社会对成年男性施加的重大压力(承担成家立业、光宗耀祖等),使得青少年男生的性别压力也随着年龄而增长,容易产生焦虑。

(2)“双性化”人格:“双性化”人格即人格中包含了恰当的两性特性的组合。具有“双性化”人格的人既拥有传统男性进取、独立、果断等特质,同时也拥有传统女性的容忍、体谅、富有同情心及耐心等特质。培养青少年“双性化”人格特质,能使其在成年后的各个人生阶段得到良好的成长与发展。贝姆(Bem)性别角色调查表是广为使用的性别角色测量表,能测量出四个主要性别角色:中性、男性、女性和未区分型。

(3)同性恋:不同性取向的影响因素尚不明确,但有证据证明,基因和生物因素(如不同的大脑结构)可能与之相关,家庭和同辈的各种因素也可能对其发生有影响。世界卫生组织的国际疾病分类没有将同性恋视为疾病,实际上同性恋和异性恋也不是截然分开的性取向。性研究的先驱阿尔弗雷德·金赛(Alfred Kinsey)认为,应该将性取向看作一个连续体,两端分别是“完全的同性恋”和“完全的异性恋”。由于社会孤立甚至暴力,使得同性恋青少年孤僻、抑郁,甚至有自杀倾向,社会、学校和家庭应以正确的方式加强对同性恋青少年的关爱。

3. 职业认同

(1)青少年处于职业假设期:青少年需要对自己未来的职业做规划,为将来进入相应的学校学习职业技能做准备。个体的职业计划会经历三个阶段:①幻想期,出现在童年中期,职业选择以情绪感受为主,或与接触到的职业机会有关;②假设期,出现在青少年期,职业选择以自己的价值观与兴趣为主,并考虑部分的自身能力,对职业的真实现状了解有限,仅仅停留于表面的认知;③真实期,能真实认知自己的能力与期望,并能了解职业所要求的能力与期望,能客观地兼顾两者进行职业规划。

(2)青少年职业认同的影响因素:包括家庭的社会地位、父母的职业角色、学校教育、个体的人格特征等,这些均会影响青少年的职业认同。

家庭的社会地位不仅影响青少年的价值观,也极大地影响了其职业认同和选择。当青少年面临职业选择时,通常会选择个人和家庭所熟悉的工作。

父母职业角色成就高,易鼓励子女也加入;父母亦会将自己无法达成的职业期望,寄希望于子女去实现。研究显示:父亲的职业会影响儿子的职业选择;而受过高等教育的母亲,其女儿也易表现出较为外向、独立和积极主动,社会适应性较强,职业抱负与成就也较高。

学校教育对职业选择也可能产生影响。青少年往往会以就读的学校名声和考试成绩作为职业选择的基本依据,在考虑职业选择时,容易忽略个人能力及兴趣。

个体清楚地了解自身的人格特质、能力与兴趣,是做出明智的职业选择的前提,生涯规划应以增进自我了解为起点。因此,在青少年的学校教育中,就应把就业辅导加入到对学生的辅导内容中。

(3)青少年的生涯规划:生涯规划就是检视个人过去的成长历程,面对未来做好构思且有所安排。在工作、事业、家庭、人际关系、自我成长及实现等方面,针对未来所预期的目标,配合时间,加以有效地处理。成功的生涯规划应是自我的期许加上突破困境的信心与行动,使人积极进取以求自我的肯定、成长与实现。生涯规划是一生持续不断的过程,常因个人理想的不同而有差异。生涯规划对正处于生理、认知、心理、社会等方面迅速成长中的青少年尤为重要,因为这给了他们掌握自己未来的自主权,有利于激发他们的自我潜能,为成年后的职业、家庭规划等做好准备。

青少年期正处于舒伯(Super)生涯发展阶段中的试探(exploration)阶段,其主要任务是在学校及各种生活环境中,进行自我观念修正、角色试探和职业试探。青少年生涯发展,首先应了解自己的兴趣、个性、能力、价值观,以及根据家庭、社会、经济等背景条件,评估可能的阻力和助力;然后进行职业选择,使早期的职业梦想变为可以实现的目标;让青少年获取适当的教育或培训,帮助其发展未来步入工作阶段所需要的职业技能。

青少年能透过自我认同、性别认同和职业认同发现他们的优点和缺点,尝试不同的角色和选择,发现自己在未来生活中可能成为的"最佳角色"。顺利完成角色认同的青少年能为未来的发展打好基础,能很好地应对许多成年期即将面临的难题。但仍有一些青少年会进入心理延缓偿付期(psychological moratorium),即无法为成年后所面临的角色做好准备,甚至无法完成自我同一性的发展任务。

(二) 自尊

自尊是以内省的方式,评价自我形象的满意程度,是自我情感性评价。自尊的发展和自我概念的发展密切相关,全面看待自己、如实描绘自己的知觉,可引导青少年发展出自尊。青少年自尊的发展受下列因素的影响:性别,父母支持、父母控制及父母参与,对家庭凝聚力的感知,对家庭的归属感,相貌吸引力,受同伴欢迎的程度以及学校的人际关系,认同某个群体而产生的自豪感等。

1. 高自尊　高自尊的青少年能自爱(self-love),对自己有信心,能接受批评,也能为表达自己意愿而勇敢尝试;能以开放的态度探索人生,没有僵化的价值体系,能就事论事,即使面对权威,也能提出疑问;遇到困难时,有信心和方法去应对,因此常能达到目标。成功的经验能使其更有信心、更有自尊,也更容易尊重他人、爱他人,也因此得到他人的尊重和爱,从而形成一个良性循环。高自尊的青少年在家庭、学校和同伴群体中均较受欢迎,有团队合作意识,更遵守道德和规则。

2. 低自尊　低自尊的青少年对自己满意度低,没有自信,常产生自弃(self-deprecation),对完成任务缺乏信心,常拖延时间或中途放弃,造成负面影响,然后自信心受到进一步打击,从而形成恶性循环。低自尊的青少年,甚至有可能会采取"反向认同(negative identity)"的行为模式,即认同那些表现出不受赞许行为的人的角色。低自尊的青少年通过反向认同建立"独特"的价值体系,显现出与广受赞许的价值观相反的行为,例如偷窃、打架等,以维持最低限度的自我认同。当一个人产生反向认同而采取负向行为时,常自认为能控制自己,自认为正在通往"成功"的路上。

学习链接

提升青少年自尊的策略

帮助青少年提升自尊,可以使用的策略包括:鼓励青少年勇敢面对生活和学习中遇到的难题,教导青少年从以往经历中寻找正面的思想并用心去感受;指导青少年关注其可能获得成功的领域,通过强化训练,提高其在特定领域的能力。例如对一个身体协调能力差、运动欠佳的青少年,可以通过演奏乐器来提高其音乐领域的技能;同辈、师长及父母支持并鼓励青少年多参加学校和社会实践活动;提高青少年的适应能力,帮助其运用适应技巧坦诚面对现状并解决问题。

（三）独立

独立与认同的形成相关，在青少年尝试建立认同时，会面临许多挑战，他们希望能从父母那儿获得更多的独立权，和同辈形成更为亲密的友谊以及发展良好的人际关系。

在独立过程中，青少年变得不再那么依赖父母，开始不喜欢束缚式管教方式，甚至会以抗拒的方式脱离父母的管教，以展示自己的成熟、可独立和自主权。这个时期的青少年，通常会自主选择朋友，归属于自己的同伴团体，并参加许多课外活动，以脱离对父母的依赖。若父母仍视青少年为不成熟的、没有为成年角色做好准备的人，而加以干涉和反对其行为和决定时，如果青少年能接受传统家庭的价值观，则较容易管教，否则会引起更多的反抗行为，甚至造成亲子冲突。因而，父母应尝试与青少年期子女建立通畅的沟通渠道，寻求合适的平衡点，帮助青少年规划一条能够提高其成熟度的成长道路，让青少年发展并表达其独立性；同时父母也需注意，在青少年形成认同感和学习不同角色行为的过程中，应让其得到来自父母的认同和信任。

（四）道德

道德是自我拥有的信念、价值和态度，是一套掌握自己的行为举止的内在准则，它涉及对规范的认知、行为动机以及做判断的能力。当发展阶段向前推进时，人们的行为规则也会随之发展，每个发展阶段的个体有着各种行为规则不同的推理方式，即每个人拥有的关于对和错的理论及其理由。由于道德的发展受人格、情绪和文化的影响，更与认知发展密切关联，因而青少年的认知发展若能到达形式运思的抽象思考阶段，则有助于其对普遍道德原则的理解，从而形成最高层次的道德。然而，更高层次的认知发展并不能保证更高层次的道德发展，有些人终其一生也仍未能到达自律、自主的道德层次。

1. 皮亚杰的观点　皮亚杰指出 12 岁以上的青少年发展出了互惠合作的道德观（morality of reciprocity），其特点是弹性的道德观。青少年较能采取相对而非绝对的观点，能假设他人的立场来评判其行动的根据；能理解规则是人所制定的，因此规则是可以被自己和他人所改变的；能采取内省的自主运作思维方式，发展宽恕他人的能力，不再采取“以牙还牙”的报复行为；不仅尊重权威，也能尊重同伴，并能与同伴互惠。

2. 柯尔伯格的观点　柯尔伯格认为，当青少年具备形式运思的认知能力，并具有成熟的人格与自动、自发、自省的特性，才有可能达到道德发展的最高层次，即道德发展的第三阶段——道德自律期（postconventional level）。能够达到此阶段的人并不多，有部分人终其一生只能发展至第二阶段——道德循规期（conventional level）。

13~15 岁：行为规则以实践有特定目的的社会契约为标准，能用理性的思考方式理解两种同为社会接受的标准之间可能存在的矛盾现象，能用长远的眼光，在维持对别人尊重的原则下，认为守法是有益于社会的行为规则。

约 15~18 岁：个体不会再困囿于法律和他人的意见，而能以充分内化的一套理论作为其行为规则；不会做出对自己和他人有害的行为，但是行为一旦违反了自己内化的原则，则会自我谴责。

18 岁以后：极少数的人能把道德观发挥到极致，视自己为宇宙的一分子，以永恒的宇宙观为生活原则，能为自己的信念而奋斗终身。

尽管柯尔伯格的道德形成理论得到了相当多的支持，然而批评之声也不在少数。批评的焦点围绕着研究的质量、道德思维和行为的关联度以及性别偏向这三个方面。

大多数青少年处于道德循规期。在这个阶段，青少年寻求成为“好人”，因为这样别人会

“看好他”,从而使青少年也“看好自己”。青少年面临着明显而又典型的顺从者道德推理,父母和师长最好的做法是传递给青少年独立性的价值观,并且增强其独立自主以及抵抗同辈压力的能力,具体途径包括:作为长辈,要努力成为一个有独立思考和行为能力的典范;和青少年讨论独立的价值,指导青少年建立追求独立的志趣;帮助青少年择善而行,使用适当的话语与他人进行沟通;帮助青少年理解自己,尤其是理解使他们不得不顺从的感受,使他们为独立自主做更好的准备;帮助青少年观察同伴受欢迎程度,理解过度寻求“同辈欢迎”通常会阻碍青少年进一步独立发展;帮助青少年认识到不同年龄段价值观的不同改变;帮助青少年应对“群体道德”,使其明白坚持“群体道德”不能解决道德根本问题。

家长、教师等长辈均可协助青少年往更高层次的道德发展:让青少年多接触道德思考推理层次较高的人;让青少年广泛而深入地讨论/辩论、阐明道德两难的困境等。这些均有助于青少年的道德发展。

三、人际关系

青少年期巨大的生理变化,给青少年的心理造成了很大的冲击。绝大多数的青少年高度关注自己的身体外观,而且很多人会不满意自己的外貌。而生理发育又往往会影响自我意识和人际关系的建立:青少年既与朋友“成群结党”想找寻认同,又想证明自己是独特的;他们既渴望与异性交往,又难以用放松的心情对待交往。

(一) 同辈关系

1. 同伴　青少年时期的一个重要任务就是获得脱离家人的明确的自我感受,当青少年开始脱离父母,他们对同年龄伙伴的依赖则开始增加。青少年需要从家庭以外的人获得友谊。而青少年只有在去除自我中心的思考方式后,才能去假设他人的观点、想象他人在某种情况下如何思考和感受,了解并重视他人的需要。具备了这种能力,就能彼此关心对方,能够优先考虑对方的需要,从而建立起真正的、亲密的友谊。事实上,友谊包含了六大功能:陪伴、刺激、身体支持、自我支持、社会比较以及亲密或爱。当青少年拥有亲密的好友时,会感到不孤独、不害怕、不幻想,能较为放松,并有较高的自尊。

从发展的观点看,青少年与同伴共度的时光是很有价值的,同辈互动提供了家庭内不可获得的知识,是个人和社会能力发展的重要来源。同伴作为参照群体(reference group)提供了青少年最容易接受的角色信息,通过同辈互动,青少年可借由思想、情感和经验的分享,互相评价彼此内心深处的想法、观点和价值观,同伴朋友能像镜子一样反映青少年的自我感知、价值观和行为。若同伴之间能互相给予正向反馈,则有助于建立价值观,即便价值观和父母产生分歧,只要能从同辈处获得相同或相似的价值观,也有助于青少年产生更为正向的自我意识。通过同辈互动,青少年也学习了处理异性关系,发展同情心和领导力,学习如何处理冲突等。

年龄是同伴关系联结的主要因素,远比种族、信仰、性别等更重要。青少年早期亲密的友谊对象可能是同性;到了青少年后期,亲密的友谊对象可能转向异性,并准备进入成年期发展更为亲密的关系,但同伴间的友谊仍存在。

2. 同辈群体　仅有一个朋友是不够的,定位一个与自己志趣相投、富有支持性的同辈团体是青少年早期的社会心理发展任务之一。从童年早期到青少年早期阶段,同辈群体的重要性逐渐增高。当青少年为独立而做准备时,同辈群体提供了超越友谊之外的重要功能:提供了可参与的组织化途径、集体的友爱意识以及促使发展青春期任务的群体性支持;可以满足青少年的团体归属感并使其产生安全感;另外,也能反映某个人的受欢迎程度,而这也正是青少年所热切寻求的。

同辈压力和同辈遵从在青少年早期最为强烈。遵从,是指在有压力的情况下与群体观点取得一致的做法。青少年早期思维的常见特征是:如果群体在做一件事情,那么这件事情必定是好的或是对的。到了青少年期末,他们对群体的不良行为的遵从程度开始有所下降。在青少年迈向独立的过程中,对同辈的依赖程度会如同对家庭的依赖程度一样,逐渐减少。因而,对青少年而言,遵从时期也许是一个正常而又重要的时期,即逐渐融入群体并接受其影响。每个青少年都必须学习的是,如何平衡个人的自主性需求和群体的参与欲望。

另外,遵从的利弊兼而有之。尽管容易从负面角度看待青少年对同辈群体压力的遵从,但事实上遵从常常是正面或中立的,例如:有些青少年遵从群体中推崇的服饰、发型,有些青少年在社交事件中会遵从同辈的意见,但在很多非社交事件中,青春期中后期青少年更倾向寻求有经验的成人或专家的帮助。

同辈群体为青少年独立、自主和归属提供了一个支持性的情境,提供了一个让青少年可以表达自己观点、宣泄自我情感并和同伴分享的场所。同辈群体使得这些年龄相仿、困惑类似的青少年互相扶持,帮助他们走过青涩的青少年期。

(二)两性关系

青少年期发展的同伴友谊较前期各个阶段的友谊都更为密切,逐渐地几个有着深厚友谊的青少年形成了密友,然后两三个密友集合成一个团众(crowd),团众为青少年提供了一个由同性间交往转为异性间交往的机会。随着与异性交往的频率和彼此契合程度的增加,会产生异性间的感情,并达成个体的性别认同。当两性间的关系非常亲密后,年轻人开始了两性探索的旅程。两性关系使青少年更增进彼此间的沟通,提供证明成熟和认同的经验、排除压力等。

然而,这并不意味着青少年能采取轻率的性行为,由于青少年身心发展依然不够完善或不够稳定,轻率的早期性行为会给青少年带来许多社会问题,如早孕、患性传播疾病等。一些研究发现,个别生活在单亲家庭、父母太放任或太严厉、早期的约会(助长性活动)等会产生青少年轻率的性行为;而拥有良好的亲子互动、学习努力的青少年则不易发生轻率的性行为。事实上,多数青少年对性还是抱有强烈的是非观念,通常他们理想的性关系是希望能根植于亲密的相爱关系中的。

(三)家庭关系

青少年期发生的变化比生命周期中任何一个阶段都要多,这种快速发展变化会给大多数家庭中的青少年和父母带来某些压力。青少年家庭的主要任务包括:自主性形成、亲子冲突的解决。

1. 自主性形成　青少年期家庭成员的常见互动显示了亲子间关系的根本问题:控制与自主。当孩子进入青春期,他们开始进入了获得更多自主性的时期,而父母则进入了应允更多自主性的时期。因而在这个过程中,放行和保留控制之间的平衡极具挑战。

青少年在形成认同的过程中,必须与家庭“划清界限”,以达成自我的认同,这是正常且自然的过程。伴随着第二性征的出现,青少年的生理变化、活动及交友范围扩大,也造成青少年与父母之间的距离感增加,尤其是同性亲子之间的距离感明显增加;同时,青少年为了表现其独立和得到同辈的认同,在外观和行为举止上,往往也会呈现出其特异性。

一些父母成功地适应了这种青少年的改变和独立需求,能够给予青少年更多的决策权。因而民主的家庭结构使父母和子女能够平等地参与家庭决策,同时父母仍保持最后的权威,这种家庭会培养出具有健康自主感的年轻人。另一方面,增长的自主性又能使得青少年更多地从父母的角度看待自己，而不是用理想化的标准看待自己和父母，从而更好地促进独立。

一些父母对青少年的这些改变和独立需求则难以接受。有些父母感知到孩子长大了意味着父母老去，也意味着孩子羽翼渐丰，即将离开父母；有些父母因常有的敏锐洞察力，会察觉到子女在环境中的潜在危险，担心子女的安危和幸福。因而，这些父母没有放行自主性给孩子，仍保留着对决策权的控制。将子女控制在自己的羽翼之下并在决策上保持权威的父母，可能会使青少年的自主性产生问题。另外，如果青少年独立的需求被父母抑制或阻止，青少年会觉得父母不尊重自己，还是把自己当“小孩”看；再加上认知的发展，青少年发现父母已经不再是自己心目中的全能者，甚至因接触外界的新鲜事物，会使父母在青少年眼中呈现出落伍、古板的负面形象。如此一来，亲子冲突就更无法避免。

2. 亲子冲突的解决　亲子冲突开始于青少年早期，其特征为争吵式和负面的互动，共享活动减少，情感表达的频率降低，父母常以防御性方式回应孩子的挑战。弗洛伊德曾将青少年期描述为狂风骤雨般的时期，但很多研究对青少年期紧张状态的必然性产生质疑，认为由心理学家或精神科医生接触到的少数受困扰或问题少年就推论全体，而造成对叛逆的“典型青少年”数量的过度渲染和高估，若青少年接受这些观念，可能会产生“自我实现预言（self-fulfilling prophecy）”，即个体以被他人所预期的方式反应的效应。对于引起亲子冲突的原因，多由日常事务而起，例如上学、家务和宵禁等。接受传统文化家庭教育的青少年通常经历更少的情感波动和危险行为，亲子冲突亦更少。

许多研究显示亲子冲突可以加强青少年发展某些能力。从社会生物学的视角来看，青少年期的冲突保证了青少年摆脱家庭身份的羁绊，而到生育群体之外寻朋访友；从认知发展角度来看，亲子冲突最佳的解释是父母和子女定义家庭规则、处理事件和调节的方式不同；从心理分析和社会冲突理论的角度解释，冲突有利于个体化发展过程，使得青少年“必须接受”父母也会犯错的事实，从而减少对父母的依赖，促使青少年对父母形成更为现实和成熟的看法，也促进了发展更为成熟的亲子关系。

● 学习链接 ●

与青少年沟通的技巧

应对亲子冲突问题，关键在于增进沟通技巧，父母要增加对自我和对彼此的了解。这些技巧包括：交谈时礼貌、专注，多做解释、澄清，诚实地表达自己的感受；勿预设立场，能站在对方的角度考虑问题，即便不同意对方的观点或行为，也能视对方为有主见的独特个体，体谅和接纳对方的感受，少批评，而多给予建议、尊重和关怀；在事关青少年自身和家庭全体成员的决策中，父母应协助青少年建立自信并达成自我认同。增进自我及彼此的了解包括：知道自己的优缺点，做到扬长避短并接纳自我；父母切勿以自己无法达成的期望来要求孩子完成，造成其诸多压力，青少年也勿以自己建立的价值观来判断父母，而造成对父母的偏见，甚至敌意。

（四）学校关系

学校是青少年发展认知、建立同伴友谊、建立自尊并进一步发展角色认同的场所，也是为青少年的职业生涯提供准备的场所。因而，青少年的认同能力、社会交往能力、社会关系、建功立业能力以及生涯规划均受学校经历的影响。教师为青少年传授课业，并且是青少年仿同的对象;青少年也会与同学发展出同伴关系,甚至两性关系。因而教师、同学以及青少年本身在学校的表现和成就均能对青少年的未来人生阶段产生影响。学校的教育应该满足青少年的智力、社会及情感发展需求。

影响青少年发展的主要组织因素是从小学到初中的过渡以及从初中到高中的过渡。这种过渡常常伴随着压力,它不仅打乱了来自同辈群体的重要支持,打乱了来自熟悉教师的照顾关系,还常常与儿童的生理、认知、社会和情感的重大变化相伴。因而,儿童在适应新环境中面临着巨大的挑战。有关过渡期的研究中观察到大量的支配现象:当青少年从小学高年级的“支配形象”,即“最大、资格最老、最有力量”的“高层形象”转变为初中低年级的“底层形象”,即“最小、最年轻、最软弱无力”,他们的压力随之增加。一项研究比较了升入初中一年级和升入小学直升初中的七年级女生的自尊心,结果发现:初中一年级女生出现了过度的负面效应,她们体验到了低自尊,产生了对学校的负面态度,同时获得了更少的领导角色。因此从缓解压力过渡的角度看,小学直升初中的学校可能更有利于青少年的发展。

第四节　常见健康问题

一、营养异常

(一) 肥胖

摄食过量(夜食症、暴食症、进食不饱综合征)是引起肥胖的主要原因,由于青春期形成的饮食习惯会一直保持到成年期,因而80%的肥胖青少年成年期也会继续肥胖。而另一个导致肥胖的重要因素则是缺乏运动,由于网络的发展,越来越多的青少年在闲暇时间用上网、玩电子游戏这种静坐性质的活动取代了有价值的体育运动。

学校、家庭应该从认知和心理社会调适两个方面着手,了解青少年的营养需求,帮助青少年调整饮食;改善青少年的心理调适技巧,使其不以进食作为逃避困难和减轻压力的方法;鼓励和引导青少年做适当的运动。

(二) 神经性厌食

神经性厌食(anorexia nervosa)指因节食所引起的一种极度消瘦、虚弱的状态,但是却因为不正常且错乱的心理知觉作用而持续下去。神经性厌食者通常呈现出依赖性强、自我逃避现实、潜意识需要引起他人的注意等心理异常行为。患神经性厌食后,内心会充满无力感,对身体状态和自我概念均呈现错误甚至扭曲的认知,对内在的饥饿感产生不正确并且混乱的知觉。神经性厌食好发于青少年女性,即便体重是正常的,青少年女性仍较男性容易“感觉自己肥胖”。

除了普及营养评价和科学控制体重的知识外,应帮助青少年树立正确的审美观。对有严重的不良减肥行为的青少年,应通过心理辅导/治疗帮助青少年逐步建立对自己的合理期望,必要时可通过肠胃治疗、营养支持治疗等进行改善。

二、意外伤害

意外伤害(accident injury)定义为突然发生的事件对人体所造成的损伤,包括由各种物理、化学和生物因素的作用所引起的。每年青少年遭受意外伤害呈现日益上升趋势,并已逐步成为一个重要的公共卫生问题。根据“冰山模式”理论,青少年的意外死亡仅为冰山顶部的一部分,而在冰山底部却是更多青少年因意外伤害致伤、致残,给个人、家庭、社会造成的危害是巨大的。根据全球疾病负担研究 2016 年统计报表,10~15 岁儿童及青少年第一位死因为溺水,而>15~19 岁青少年中,第一位死因为道路伤害。我国青少年伤害死亡前 5 位主要原因依次为交通事故、溺水、意外跌落、自杀、意外机械窒息。

意外伤害发生的原因复杂,涉及面广,地域、经济文化发达程度和生活方式等不同,引起伤害的原因也不尽相同。青少年兴趣广泛,生活圈子扩大,喜欢在竞争性活动中挑战高难度和危险性的动作,并且通常会不使用安全保护装置,而造成意外伤害。青少年的时间紧迫感、紧张感及缺乏耐心等个性特征也是意外伤害的危险因素。

意外伤害从字面上看似乎是无法预料、不可避免的,但研究人员指出,只有小部分伤害是由突发灾害和其他自然因素造成,更多的是社会和人类的不安全行为造成的。因此,通过有效的干预措施,90%的意外伤害是可以预防的。美国疾病控制与预防中心提出的预防伤害的公共卫生策略(public health approach,PHA)主要包括四个方面:伤害的监测、危险因素的识别、干预措施的评价和干预措施的推广。国内常用的是"4E 干预理论":教育干预、技术干预、强制干预和经济干预。

对于青少年意外伤害的干预最重要的手段是健康教育。要增强青少年对伤害危险的正确认识,改变不良行为方式;同时,应加强青少年的防护意识和防护知识的掌握,以及遭遇意外伤害后急救知识的运用。除了教育干预,还可以通过对环境和产品的设计和革新进行技术干预,使伤害风险减小或无风险;国家制定法律对增加伤害危险的行为进行强制干预;还可利用经济手段影响人们的行为,例如对造成事故或隐患的行为进行经济处罚。

三、吸烟

吸烟是青少年的一个常见问题,存在地域性差异,烟草生产地区的青少年吸烟的比例较高;社会青年吸烟的比例高于在校学生。在吸烟的青少年中,有 70%以上的人表示想戒烟,其中约 60%的人尝试过戒烟。

影响青少年吸烟行为的因素多种多样,可概括为生理、心理、社会环境因素等几方面。研究显示,性别、年龄、青春期性发育的早晚等生物因素对青少年吸烟也产生影响。男生比例明显高于女生,但女生吸烟人数也呈增加趋势;从小学到高中吸烟人数呈递增趋势,开始吸烟的中位年龄为 9~14 岁;男生青春期性发育较早或较晚组的吸烟率均高于发育中等组;女生青春期性发育较早组吸烟率最高,其次为发育中等组,发育较晚组最低。

青少年处于生理和心理急剧变化的青春发育阶段,他们在建立自己的是非观、人生观和价值观的过程中,大量模仿成年人的行为和态度,同时他们也存在着与成年人不一样的认知和行为习得模式。青少年吸烟行为有其明显相关的心理特征:好奇、尝试心理是导致吸烟行为的主要原因之一;重视"地位象征"、重视同伴压力、重视眼前甚于未来,尤其是自我效能较低的青少年,对自己的想法或行为没有自信心和自我鼓励能力,不能抵御成人"榜样作用"、同伴影响、社会风气等外在因素,通常需要用模仿成人或朋友的抽烟行为来宣示自己的独立程度;传统价值观念包括遵从意识、传统意识和安全意识也会影响吸烟行为,例如薄弱的安全意识会使青少年不能意识到吸烟持续的危害性;负性情绪和心理问题,青少年在成长过程中,因为对挫折和变化的认知不足和缺乏有效的应对措施,心理容易受到外界影响而产生波动,容易借吸烟解除烦恼。

社会环境因素与青少年吸烟行为有明显相关性,如青少年容易受同伴吸烟、成人"榜样作用"及大众传播等文化因素的影响和误导,其中,同伴吸烟是影响青少年吸烟行为的最显著影响因子。

家庭沟通、凝聚力、父母教养方式与青少年吸烟行为相关。父母的惩罚严厉、拒绝否认、过分干涉等行为与青少年吸烟行为呈正相关;父母对青少年与吸烟有关行为的了解和管教程度、父母双方吸烟行为和对吸烟的态度等对青少年吸烟行为的发生均有影响。学习成绩下降和成长经历中脱离正常的生活轨道如过早进入社会等,亦是造成青少年吸烟行为的因素。

青少年吸烟行为的预防和干预需要家庭、学校和社会的协同作用。最根本的方法是协助青少年建立起对自身能力的信心,通过引导青少年合理地解释吸烟与同伴友谊、成熟和情绪应对的关系,改变其对吸烟的认知,让青少年意识到吸烟的长期危害。同时,提供青少年相关生活技能,包括识别引诱其吸烟的社会因素的技能,抵制同伴等直接压力的技能;促进评判性思维的决定技能、应对焦虑技能、增强自信技能、有效沟通技能、一般社会技能、处理异性关系技能等。另外,在青少年出现吸烟行为或有相应危险因素出现时,不要一味指责和强行干预,而是要和青少年建立通畅的沟通途径。

四、网络成瘾

网络成瘾(internet addiction,IA)、网瘾症(internet addiction disorder,IAD)或病理性上网(pathological internet use,PIU),是指在无成瘾物质作用下的上网行为冲动失控,表现为过度使用互联网而导致个体明显的社会、心理功能损害。2008 年由中国人民解放军总后勤部卫生部组织、中国人民解放军北京军区总医院牵头制定的《网络成瘾临床诊断标准》,提出了评判标准,即在过去的十二个月内只要具备下列症状的三种以上即判定网络成瘾:①耐受性增强,即通常需要不断地增加上网时间才能够达到同样程度的满意;②戒断症状,即如果暂时中断上网(数天或数小时),就会出现明显的抑郁、烦躁不安、不可抑制地想尽快上网;③上网次数和时间总是比预计的要多;④多次计划缩短上网时间,但总以失败告终;⑤因上网使自己在工作、家庭、社交或经济等方面受到严重影响;⑥因亲友的抱怨而尽量隐瞒上网的种种行为;⑦虽然意识到上网带来的严重问题,但继续在网上花费大量的时间。网络成瘾有网络性成瘾、关系成瘾、游戏成瘾、信息收集成瘾等类型。

青少年作为一个特殊的上网群体,在认知结构、心理特征、学习能力等方面都具有自己鲜明的特点。他们精力旺盛,富有想象力和创造力,生理成熟提前往往与心理成熟滞后形成矛盾,这些使青少年容易产生各种心理困扰,对青少年网络行为产生重要的影响。

青少年网络成瘾的影响因素有:

(1)自身因素:①好奇心,互联网以其特有的方式提供了一个内容丰富、自由平等的虚拟社会环境。这些特征正好和青少年具有的好奇、浪漫、喜欢惊险刺激、对新事物新知识反应迅速、有强烈的求知欲和探索精神、渴望交流和倾诉的心理特征相匹配,极大地满足了他们的好奇、冒险、求知、交流、娱乐等心理需求,并为他们提供了实现自我的舞台。但是,由于青少年的认知单纯、自我保护意识薄弱,而虚拟网络充斥着大量良莠不齐的资讯,对于认知分辨能力有限、刚刚接触社会的青少年来说,极易受其诱惑和摆布而受到伤害。②去个性化,青少年在好奇心的驱使下接触网络,但由于他们的心理行为成熟度不够,有去个性化倾向,即个人的自我同一性、自我评价和控制水平降低,表现为责任意识和自制力降低、行为和内在标准不一致,容易出现违反社会准则等行为。更由于网络可以以匿名的方式进入,使进入网络的人可以在毫无顾忌、不受任何约束的情况下畅所欲言,展现自我,青少年在虚拟网络世界里获得的快乐和自我成就感比现实世界要容易得多,这也容易成就他们在自我认同过程中的自我满足心理,因而那些执着于“我是谁,我应该是谁”的问题、在理想我和现实我无法达成自我同一性的青少年,更会在网上以理想我出现,掩藏现实中的不足和缺陷,按照自己设计的形象和网友交流、互动,以达到理想的自我境界,因而一旦上网便难以抵制网络的诱惑,上网时间越来越长,难以自拔。③个性因素,研究显示,性格内向、敏感和交际困难的青少年由于在现实世界里很难寻求到自我满足,因而很容易在网上寻求到属于自己的空间,并通过虚拟世界逃避在现实生活中面对的问题和压力,而学习成绩不突出、因环境改变导致学习成绩下降却不能适应、心情压抑等青少年亦容易网络成瘾。

(2)家庭因素:家庭原因是造成青少年网络成瘾的主要原因。青少年在成长的过程中迫切需要父母的理解、支持与帮助,尤其是独生子女。但许多父母因忙于工作而忽略与子女的有效情感沟通,忽略他们的心理社会问题,从而使青少年感到孤独,往往需要借助其他方式来满足自己的心理和社会需要。由于一些具有交互作用的网络社会活动能提供交流、友谊和归属感,能使孤独的青少年获得心理宽慰。另外,迫于社会竞争的压力,家长更多扮演的是控制、要求、干涉与责备的强势角色,造成亲子沟通障碍,而网络游戏和社交软件为青少年提供了一个逃避现实、寻找快乐、尽情宣泄、实现自我的空间。

(3)社会因素:在信息化、数字化大环境下,网络成为青少年不可缺少的学习工具,但缺乏教师有效引导的青少年则更多地把电子设备等当成一种娱乐工具,对青少年的学习和生活产生了诸多不良影响,甚至影响了认知、心理和社会的健康发展。

矫正青少年的网络成瘾行为,首先需要帮助其认识到网络成瘾的危害性,并提高自身的自制力和是非辨别能力,学会自我保护。然而,从改变认知到改变行为是一个长期的心理成长过程,尤其是对于青少年网络成瘾者的教育,具有明显的个性化和隐私化特征,而能够做到长期有针对性教育的就是家庭。个人的心理问题或精神症状,从家庭的观点来看,可以解释为整个家庭功能不良的表现之一。网络成瘾的青少年是原生家庭模式的产物,其认知的改变和行为的矫正除了青少年自身的努力,更需要家庭的配合。因而,系统家庭治疗成为不可替代的网络成瘾治疗方法。

五、过早性行为

到了青春期,青少年开始对异性交往产生了浓厚的兴趣,继而发展出感情,并由性刺激产生一系列包括性交行为在内的性活动。但是年轻人过早的性行为,将出现诸多不良后果,包括非意愿妊娠、不安全流产、未婚母亲,以及患包括艾滋病(AIDS)在内的性传播疾病(STD),并由此引发了一系列的道德、伦理、社会安全和发展问题。近20年,国内外的调查均发现青少年的性活跃程度呈现上升趋势。

随着经济发展和营养改善,20年来中国各主要省市青少年的月经初潮和初次遗精年龄提前,即性成熟年龄提前。随着社会对“性”的态度发生的改变,加之不良信息获取渠道畅通,青少年的性观念和性行为也日渐趋于开放。上海社会科学院社会学研究所等机构曾经于1999年、2004年、2017年三次对北京、上海、广州等城市的青少年性健康开展调查,发现性行为呈现上升趋势。

除了想与异性建立亲密的关系之外,青少年非常渴望得到正确的性知识。但相比青少年呈上升趋势的性活动,对其提供青春期性保健知识则仍相对匮乏或滞后。如果父母与师长没有提供正确的性知识来源和传播途径,可能会让青少年认为性是新奇的、神秘的,不正确的

“性传闻”就会借由同伴间、环境中的不良信息,不正确地,甚至过度地刺激青少年,反而更易使青少年产生错误的性态度和性行为,并产生诸多不良后果。同时,在青少年的发展过程中,若只与同性交往,保护过度,在进入更高学府和社会后,更不知如何和异性相处。

学习链接

一项青少年性问题的调研

马远珠等对广东省珠海市10~19岁青少年进行调查发现:男生出现遗精、女生出现月经时,有相当一部分人感到害怕、惊奇、害羞;男生、女生自评青春期健康知识及格率分别为65.9%、71.7%。男生较女生而言,更容易把注意力集中在身体外部及性器官的发育上。由此推断男生青春期性困惑的发生率可能要高于女生。

青少年在生理上已经具备了生殖功能,他们需要正确的性教育,为成年后的亲密关系、生殖做好准备,并减少可能出现的性问题。性教育的内容应包含多方面,如男女生殖系统与器官、性交行为可能带给双方的感受、怀孕及感染性传播疾病的后果、避孕和防治性传播疾病知识等。除此,还需要向青少年传授问题解决、预料结果、延迟满足以及沟通交流的技巧。同时,应该为青少年提供更多的生活选择,传授生活技能,帮助青少年进行职业生涯规划,改变其社会环境等。

青少年的认知发展会影响性教育的效果。青少年对自己和性取向的接受程度等会对性风险预防等性教育效果起重要作用,而这种接受程度依赖青少年的认知发展和情感发展,即依赖青少年的成熟程度。在青春期早期,“性”会让位给焦虑和否定;在青春期中期,往往会把“性”过多地加以浪漫化;在青春期晚期,青少年才能开始运用现实的以及未来导向的思维,来考虑“性”。

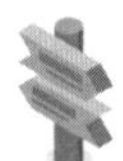

学习路标

1. 什么是第一性征和第二性征,其发育特点有哪些?

第一性征指与生殖能力直接关联的生理现象,如女性的卵巢、子宫,男性的睾丸、阴茎的发育。一个人20岁时可达到性成熟。

第二性征指与生殖能力无直接关联的生理现象,如青春期来临时,乳房、阴毛、声音、骨盆、皮肤等所发生的变化。不同人种、性别的发育顺序基本相同,但出现时间早晚有所不同。

2. 与青春期发育密切相关的内分泌激素有哪些?

(1)雌激素:可使长骨骨骺化,并使脂肪分布于大腿、乳房和臀部,促使女生的第一、第二性征发育。男生也能分泌少量雌激素。

(2)雄激素:可促使蛋白质的生长与合成、肌肉的生长增加、皮脂腺分泌增加,促使男生第一、第二性征及精子发育。女生也可分泌少量雄激素。

(3)睾酮:可对中枢神经系统产生作用,是促使男性产生侵略性和性驱力的导因。

(4)生长激素:促使增殖性细胞的生长,尤其是骨骼及软骨细胞。

(5)甲状腺激素:促进全身细胞的增殖与生长,尤其是脑及骨骼系统,并且能促进生殖细胞的快速生长,与身体高矮有关。

3. 青少年的思维呈现形式运思特征,其表现有哪些?

儿童在具体运思期的解决问题模式,是用实地操作实验来进行,呈现事实逻辑。至青少年期,弹性思维和抽象思维出现,青少年不再受限于观察到的实体或经历过的事实情境,能思考各种不同的可能性,能做抽象的思考,做出逻辑化假设的推理,能运作符号,能对思维的本质做出反思。这些能力,不仅可用于科学方面,甚至可用于史学、生态学或社会学等方面。

4. 什么是青少年的角色认同?它的三个维度是什么?

青少年的角色认同指:对变化中的身体的了解与接受;明确个人的性别角色并有安适感,能处理与异性的关系;能精熟各种新的认知技巧;能探索未来的职业方向,并建立起能被社会接受的价值观等。它包括了三个维度:自我认同、性别认同、职业认同。

【思考题】

1. 青少年易发生运动性骨折,其生理和心理社会方面的可能原因有哪些?
2. 如何述评青少年自身的身心特点和家庭教养因素与青春期叛逆的关系?
3. 怎样的青春期性教育的内容及形式能够契合青少年的身心需要?
4. 结合秀秀的案例,思考青少年的身体意象(body image)如何影响其自我概念和自尊的发展。

(沈南平)

附录

年龄线索下的主要发展任务

在这本书的最后，我们将对儿童生长与发展的年龄线索做一个总结。值得一提的是，尽管我们按照不同的年龄段为线索，描述和讨论儿童的“身、心、灵”的发展问题，但实际上这种年龄的划分只是一个大致的阶段，每个孩子达成某种发育特点的年龄存在着差异。而且，发展的速度是不均衡的，有些阶段平稳，有些阶段快速和激烈，还有一些在平稳和激烈阶段之间的转换。因此，发展是一个永恒的动态过程。

从系统论的视角看，儿童自身或所处环境中发生的任何变化都会不可避免地影响到整个生长和发展系统，因此我们将儿童置于一个整体的生态系统中，去理解和研究儿童的发展规律。其中，那些具有快速变化特征的阶段可能会对其他方面和其他阶段的发展带来更多的影响，比如儿童生命早期和青春期的生长发展情况，会对整个生命历程有更多和更重要的影响。

当儿童身上发生一些快速变化的时候，需要系统中的其他部分来适应这种变化。比如儿童学会说话和行走，他的社会交互方式变化了，交互范围变化了，他的思想和行动轨迹变化了，甚至神经系统的突触联系也变化了，当这些变化发生的时候，儿童有时候会看起来很奇怪，甚至“呆滞”，发展心理学家常常用发展困境来形容这种状态，而一旦突破了这种困境，则会获得跨越式的发展。

无论如何，对年龄线索下的主要发展任务的梳理依然有助于我们更好、更完整地了解儿童。

【从出生到 1 岁】

出生到 1 岁，这是一个快速生长和发展的阶段，儿童每天都在发生着可见的变化。这一期间的关键过程有：

1. 身体发育　身体发育在婴儿出生的头几个月相当迅速，同时婴儿神经系统在环境刺激辅助下获得快速的变化，神经突触不断增长。随着身体和神经系统的进展，儿童的动作技能和语言也获得快速发展。这一时期的喂养显得格外重要，安全、愉悦、富于变化和良性刺激的环境也同样重要。

2. 探索性行为　儿童自身的探索性行为是第二个关键的过程。神经系统、骨骼肌肉的迅速发育为儿童探索性行为提供了条件，而更多的探索又促进了儿童神经系统、感知觉发育和认知水平的发展，这样的一个良性循环影响着儿童生长发展的程度，也影响着脑部的结构和功能。

3. 早期依恋关系　儿童和他的养育者之间的依恋关系是第三个关键过程。周到及时的照顾和情感回应将帮助儿童建立最初的信任感，并在这种信任感保护下，发展更多的探索动机和行为，从而获得更丰富的经历和对周围世界的了解，并刺激儿童神经系统和认知的发展。

表 1 为从出生到 1 岁婴儿的主要发展任务。

表 1　出生到 1 岁婴儿的主要发展任务

<table>
<tr><td rowspan="2">发育及发展</td><td colspan="7">月龄/月</td></tr>
<tr><td>0~2</td><td>>2~4</td><td>>4~6</td><td>>6~8</td><td>>8~10</td><td>>10~12</td><td>>12</td></tr>
<tr><td rowspan="2">大脑发育</td><td colspan="7">髓鞘形成,突触形成和修剪</td></tr>
<tr><td colspan="7">大脑皮质快速生长,具备最大的可塑性</td></tr>
<tr><td>身体发育</td><td colspan="2">转身</td><td>关注物品</td><td>独自坐</td><td>爬行</td><td>站立</td><td>行走</td></tr>
<tr><td rowspan="2">感知觉发育</td><td colspan="3">许多技能在出生时就具备</td><td colspan="2" rowspan="2">区分声音和图像的模式;快模式传输</td><td colspan="2" rowspan="2">区分面部表情的意义</td></tr>
<tr><td colspan="3">识别妈妈的声音和气味</td></tr>
<tr><td rowspan="3">语言发育</td><td colspan="3" rowspan="3">“咕咕”声</td><td colspan="2" rowspan="3">含糊不清地“说话”</td><td colspan="2">理解一些词</td></tr>
<tr><td colspan="2">使用有意义的手势</td></tr>
<tr><td colspan="2">简单称呼</td></tr>
<tr><td rowspan="3">认知发展</td><td colspan="7">皮亚杰:感觉运动阶段</td></tr>
<tr><td colspan="3" rowspan="2">可能模仿一些手势</td><td colspan="2">客体永久性开始</td><td colspan="2">客体永久性建立</td></tr>
<tr><td colspan="2">记忆保持 1 周以上</td><td colspan="2">协调动作以解决简单的问题</td></tr>
<tr><td rowspan="6">社会性发展</td><td colspan="7">艾瑞克森:基本信任对基本不信任</td></tr>
<tr><td colspan="7">弗洛伊德:口欲期</td></tr>
<tr><td colspan="7">早期区分自己和他人</td></tr>
<tr><td>惊喜</td><td>开心</td><td>—</td><td colspan="4">恐惧</td></tr>
<tr><td>无意识地微笑</td><td>—</td><td>依恋关系</td><td>陌生人焦虑</td><td colspan="3">分离性焦虑</td></tr>
<tr><td colspan="7">柯尔伯格:无道德期</td></tr>
</table>

【>1~6 岁】

相对于出生后的第一年,>1~6 岁的儿童生长速度相对放缓,但这一期间发生着非常重要的变化:从一个依赖他人的婴儿变成一个相对独立的儿童;从蹒跚学步到自由奔跑,并习得很多的生活技能;能与更多人交流,并开始形成自我概念,知道自己是一个独特的个体。儿童的认知水平也在显著变化,正如皮亚杰所说:“他们渐渐地不再使用自己作为唯一的参考物,同时减少以身体形象作为参考”。这个阶段同时也是儿童个性和社会能力发展的重要时期,有些儿童在 3~5 岁时就懂得了解读他人的感受、与他人分享、积极响应他人,并学习控制冲动,大部分则需要到 8 岁左右。

在这一期间,关键的变化过程有:

1. 身体成熟　神经突触的形成和修剪还在进行,只是速度比婴儿期慢了一些。大脑变得更有效率,单侧化特征出现。网状结构的发育增强了儿童的注意力,海马回发育增强了记忆能力。同时精细动作的发育又进一步促进了儿童大脑的丰富性、复杂性,身体大动作和运动技能的发育使得儿童的独立性更强。

2. 符号的使用　随着儿童记忆和象征性思维的不断发展，儿童在生活的许多方面使用符号。比如：用一个物品替代另一个物品，用口头语言替代身体语言。符号的使用标志着儿童的认知水平上了一个台阶，这种变化也影响了儿童对自己的看法和与他人的互动方式。

3. 社会联系　与身体变化和认知发展同等重要的，还有儿童与其他成人和同龄伙伴之间的互动。这种社会交往和关系联结将拓展儿童对事物的经历和认识，能使儿童意识到另一种思想、另一种游戏方法、另一种行为方式的存在，为他们理解和学习他人创造机会。

表 2 为>1~6 岁儿童的主要发展任务。

表 2　>1~6 岁儿童的主要发展任务

<table>
<tr><td rowspan="2">发育及发展</td><td colspan="6">年龄/岁</td></tr>
<tr><td>>1~2</td><td>>2~3</td><td>>3~4</td><td>>4~5</td><td>>5~6</td><td>>6</td></tr>
<tr><td rowspan="5">大脑发育</td><td colspan="6">髓鞘形成；突触形成和修剪</td></tr>
<tr><td colspan="6">功能的偏侧化；优势手出现，但还不稳定</td></tr>
<tr><td colspan="6">胼胝体、网状结构、海马快速发育</td></tr>
<tr><td colspan="6">3 岁时脊髓神经功能基本成熟</td></tr>
<tr><td colspan="6">6 岁时脑重量接近成人水平</td></tr>
<tr><td>身体发育</td><td>独立行走，跑，攀爬</td><td>轻松奔跑，上下楼梯</td><td>会骑三轮车；会用剪刀；会系纽扣</td><td>会踢球；会左右脚交替上下楼梯</td><td>会跳跃；会玩比较复杂的球类游戏</td><td>会跳绳</td></tr>
<tr><td>感知觉发育</td><td colspan="6">在游戏和生活活动中，感知觉统合能力不断精进；身体的协调性越来越好</td></tr>
<tr><td>语言发育</td><td>单词句</td><td>两个单词的句子</td><td colspan="3">三个词或四个词组成的带一些语法的句子</td><td>复杂句；语法</td></tr>
<tr><td rowspan="2">认知发展</td><td colspan="2">皮亚杰：感觉运动阶段</td><td colspan="4">皮亚杰：前运算阶段</td></tr>
<tr><td>延迟模仿；早期的假装性游戏</td><td>会使用符号；二到三步的活动序列</td><td>象征性思维开始涌现</td><td>两重分类</td><td>多重分类；开始有数字和数量概念</td><td>早期的守恒；意义记忆出现</td></tr>
<tr><td rowspan="6">社会性发展</td><td colspan="3">艾瑞克森：自主对羞愧、怀疑</td><td colspan="3">艾瑞克森：主动对内疚</td></tr>
<tr><td colspan="3">弗洛伊德：肛欲期</td><td colspan="3">弗洛伊德：性蕾期</td></tr>
<tr><td colspan="3">对自己的定义基于身材、年龄和性别</td><td colspan="3">对自己的定义基于身体特征或技能</td></tr>
<tr><td>—</td><td colspan="2">性别识别</td><td colspan="2">性别固定</td><td>性别一致</td></tr>
<tr><td colspan="2">柯尔伯格：无道德期</td><td colspan="2">服从与惩罚取向</td><td colspan="2">个人工具取向</td></tr>
<tr><td colspan="2">合作玩耍；轮流与同龄人玩耍</td><td>关心他人的感受</td><td>开始建立个别友情</td><td colspan="2">角色扮演；学习社会角色</td></tr>
</table>

【>6~12 岁】

世界绝大多数国家的小学入学年龄是 6 岁，这一规定反映了人们对童年中期儿童所发生的重要转变的普遍认同。相比之前的阶段,6 岁的儿童更懂道理,更能理解复杂的概念,也开始更能理解事物的永恒性和多样性,能独立地与人更好地交往。大脑的发育在 5~7 岁和 10~12 岁有两次爆发。神经系统、身体、认知和社会性能力的重大关联通常发生在 5~7 岁,这几年的变化使得儿童具备了适应学校生活的条件,成为一名学龄期儿童。

在这一时期,关键的变化过程有:

1. 认知发展　在童年中期所能见到的所有变化中,认知变化似乎是最核心的。儿童脱离了自我中心性,能够对事物的价值进行全局观察,能够透过现象看本质,能够使用归纳和推理。这些变化为儿童认识自我和认识他人提供了必要的但还不够高效的条件。

2. 同伴的影响　处于学龄期的儿童通过大量的社会交互进行学习,此期同龄伙伴对儿童的社会、情感方面的发展发挥着极大的作用。在小学阶段,是否被同龄人接受将对未来产生较大影响,会影响今后青少年期甚至成年以后的社会交互。

3. 身体变化　童年中期的早期阶段,儿童身体的协调灵活和运动技巧会给儿童带来自我肯定,也更容易使他们在同伴中获得地位。后期阶段随着个体间发育差异的出现,长得更高、身材协调、发育较早的儿童更有可能在同伴中获得信任,从而更受欢迎。这一领域还需要更多深入研究。

表 3 为>6~12 岁儿童的主要发展任务。

表 3　>6~12 岁儿童的主要发展任务

<table>
<tr><td rowspan="2">发育及发展</td><td colspan="7">年龄/岁</td></tr>
<tr><td>>6~7</td><td>>7~8</td><td>>8~9</td><td>>9~10</td><td>>10~11</td><td>>11~12</td><td>>12</td></tr>
<tr><td rowspan="5">大脑发育</td><td colspan="7">突触修剪</td></tr>
<tr><td colspan="7">联合区域和海马回的髓鞘形成</td></tr>
<tr><td colspan="3">功能的偏侧化持续</td><td colspan="4" rowspan="3">大脑皮质开始成熟</td></tr>
<tr><td colspan="3">偏手性出现</td></tr>
<tr><td colspan="3">胼胝体、网状结构、海马基本成熟</td></tr>
<tr><td rowspan="2">身体发育</td><td>会跳绳</td><td colspan="2">骑两轮自行车</td><td colspan="2">乳房发育</td><td colspan="2">女生月经初潮;男生的生殖器官发育</td></tr>
<tr><td colspan="2">—</td><td colspan="2">体重指数变化的敏感时期</td><td colspan="3">—</td></tr>
<tr><td>感知觉发育</td><td colspan="7">感知觉统合能力仍有改善;完成复杂技巧的运动</td></tr>
<tr><td>语言发育</td><td colspan="7">书面语言(尤其是阅读)发育的黄金期</td></tr>
<tr><td rowspan="2">认知发展</td><td colspan="4">皮亚杰:具体运算阶段</td><td colspan="3">具体运算向形式运算的转换</td></tr>
<tr><td colspan="2">质量与数量守恒;分类归纳;记忆策略的使用;开始元认知</td><td colspan="2">面积与重量守恒;归纳逻辑</td><td colspan="3">空间和容量守恒;意义记忆占优势</td></tr>
<tr><td rowspan="5">社会性发展</td><td colspan="7">艾瑞克森:勤勉对自卑</td></tr>
<tr><td colspan="7">弗洛伊德:性潜伏期</td></tr>
<tr><td>性别角色模式化</td><td colspan="2">多维度描述自己</td><td colspan="2">自我定义中包含更多内在特质和复杂特征</td><td colspan="2">自我概念的再探索</td></tr>
<tr><td colspan="4">柯尔伯格:好孩子倾向</td><td colspan="3">社会秩序与良知</td></tr>
<tr><td colspan="7">喜欢与同性伙伴一起玩;同伴关系越发重要,持久的友情越来越常见</td></tr>
</table>

【>12~18 岁】

处于这一阶段的青少年，将经历从儿童到成人的快速变化。通常这一时期（青少年期/青春期）又可分为两个阶段：第一个阶段始于 11~12 岁（青春期前期）；第二个阶段始于 16~17 岁（青春期后期）。青少年期最早的几年与幼儿期有类似之处。两岁大的儿童着力于争取身体上的独立，青少年则更多表现在抽象层面上，与家长之间的不同意见和争论增多。在渴望自由的同时，青少年还面临着学习一系列新技能的挑战——新的社会技能、更复杂的学习任务、更多元的人际互动和成为一个成年人身份的需求等。这些变化的、复杂任务使青少年面临着巨大的压力。在巨大的压力下，两岁的儿童把妈妈或其他亲密养育者视为他的安全港湾，以此为根据地探索世界，在他害怕的时候会回到这个港湾；青少年似乎也会做类似的事情，他们在探索世界之余，也会将家庭视为他们安全的港湾。青少年家长需要尝试找到一个介于满足青少年探索欲望和保障青少年安全之间的平衡点。处于青春期早期的青少年必须明确，他的身份应该由一个家庭里的孩子逐渐转变为一个成人。青春期晚期则更多是一个整合的阶段，在这个阶段青少年会逐渐适应，将各方面的变化融合到一起，建立起一个目标明确、角色分明的新身份，一个新的社会关系模式。

在这一阶段，关键的变化过程有：

1. 激素的变化　青春期激素的分泌刺激了性冲动、身体发育，性能力和生育能力在这一时期获得成熟。激素的分泌与青少年发生的家庭矛盾和攻击性行为有着某些密切的关联；更为复杂的是，这些变化会使青少年在心理上承受巨大压力。

2. 认知能力的变化　青少年认知能力的增强使得青少年对自己生活的多个方面进行深入的思考，并促使了其他方面的变化，包括自我意识、自我认同、道德推理等的提升，以及与同龄人的关系改变等。

表 4 为>12~18 岁青少年的主要发展任务。

表 4　>12~18 岁青少年的主要发展任务

<table>
<tr><th rowspan="2">发育及发展</th><th colspan="7">年龄/岁</th></tr>
<tr><th>>12~13</th><th>>13~14</th><th>>14~15</th><th>>15~16</th><th>>16~17</th><th>>17~18</th><th>>18</th></tr>
<tr><td rowspan="3">大脑发育</td><td colspan="7">突触修剪增速</td></tr>
<tr><td colspan="7">网状结构成熟</td></tr>
<tr><td colspan="3">前额叶皮质成熟</td><td colspan="4">复杂脑功能的持续发育</td></tr>
<tr><td rowspan="2">身体发育</td><td colspan="3">男生青春期发育开始</td><td colspan="3">—</td><td>男生青春期发育基本终止</td></tr>
<tr><td colspan="3">女生月经初潮的平均年龄</td><td>—</td><td colspan="2">女生青春期发育基本终止</td><td>—</td></tr>
<tr><td>语言发育</td><td colspan="7">个性化语言出现</td></tr>
<tr><td rowspan="2">认知发展</td><td colspan="7">皮亚杰：形式运算阶段</td></tr>
<tr><td colspan="3">开始思考眼见事实之外的可能性；
早期的形式操作：演绎逻辑</td><td colspan="4">真正进入了形式运思阶段</td></tr>
</table>

续表

<table>
<tr><th rowspan="2">发育及发展</th><th colspan="7">年龄/岁</th></tr>
<tr><th>>12~13</th><th>>13~14</th><th>>14~15</th><th>>15~16</th><th>>16~17</th><th>>17~18</th><th>>18</th></tr>
<tr><td rowspan="5">社会性发展</td><td colspan="7">艾瑞克森:自我同一性对角色混乱</td></tr>
<tr><td colspan="7">弗洛伊德:生殖期</td></tr>
<tr><td colspan="5">角色认同;自尊心增强;自尊分化</td><td colspan="2">半数人明确身份</td></tr>
<tr><td colspan="4">柯尔伯格:社会秩序与个体权利取向阶段</td><td colspan="3">法律与秩序;少数人进入个体内在良心取向的道德阶段</td></tr>
<tr><td>一小群朋友</td><td colspan="2">一大群朋友</td><td colspan="4">小团体或“情侣”</td></tr>
</table>

（侯晓静　楼建华）

主要参考文献

[1] 桑标.儿童发展[M].上海:华东师范大学出版社,2014.

[2] 王卫平,孙锟,常立文.儿科学[M].9版.北京:人民卫生出版社,2018.

[3] 丹尼斯·博伊德.儿童发展心理学[M].13版.夏卫萍,译.北京:电子工业出版社,2016.

[4] 费尔德曼.儿童发展心理学[M].苏彦捷,译.北京:机械工业出版社,2021.

[5] 帕帕拉,奥尔兹,费尔德曼.发展心理学:从生命早期到青春期[M].10版.李西营,译.北京:人民邮电出版社,2013.

[6] 范德赞登,克兰德尔,克兰德尔.人类发展[M].8版.俞国良,黄铮,樊召峰,等译.北京:中国人民大学出版社,2011.

[7] 桑特洛克.儿童发展[M].11版.桑标,王容,邓欣媚,等译.上海:上海人民出版社,2009.

[8] 王天有,申昆玲,沈颖.诸福棠实用儿科学.9版.北京:人民卫生出版社,2022.

[9] 贾建平,陈生弟.神经病学[M].7版.北京:人民卫生出版社,2013.

[10] 库少雄.人类行为与社会环境[M].武汉:华中科技大学出版社,2005.

[11] 黎海芪.实用儿童保健学[M].北京:人民卫生出版社,2016.

[12] 鲁宾逊.0~8岁儿童的脑、认知发展与教育[M].李燕芳,译.上海:上海教育出版社,2019.

[13] 马莹.发展心理学[M].北京:人民卫生出版社,2018.

[14] 崔焱,仰曙芬.儿科护理学[M].6版.北京:人民卫生出版社,2017.

[15] 陈荣华,赵正言,刘湘云.儿童保健学[M].5版.南京:江苏凤凰科学技术出版社,2017.

[16] 杜玉开,张静.妇幼保健学[M].北京:人民卫生出版社,2009.

[17] 林崇德.发展心理学[M].3版.北京:人民教育出版社,2018.

[18] 谢幸,孔北华,段涛.妇产科学[M].9版.北京:人民卫生出版社,2018.

[19] 庞建萍.学前儿童心理学[M].上海:上海交通大学出版社,2018.

[20] 廖雪蓉.学前心理学[M].天津:南开大学出版社,2018.

[21] 钱峰,汪乃铭.学前儿童心理学[M].3版.上海:复旦大学出版社,2021.

中英文名词对照索引

B

编码	coding	76

C

策略构建	strategy construction	77
粗大运动	gross motor	31

D

道德	morality	114
低体重	under weight	50
顶臀长	crown-rump length	43

E

儿童孤独症	childhood autism	37

F

发现感	sense of discovery	217
发育迟缓	stunting	50
发展	development	4
反社会行为	antisocial behavior	118
反射	reflex	138
反向认同	negative identity	220
分化的自我	divided self	218
分离性焦虑	separation anxiety	164
分娩	labor	134
分娩机制	mechanism of labor	134
父母教养方式	parenting style	110
父母教养观念	parenting concept	110

G

赶上生长	catch-up growth	11
感觉	sensation	26
感觉统合	sensory integration, SI	30

感觉统合失调	sensory integrative dysfunction	31
感觉运动阶段	sensorimotor stage	67
个人神话	personal fables	218
孤独症	autism	170
骨龄	bone age,BA	52
关键期	critical period	10

H

后形式思维	postformal thinking	216

J

集中化	centration	183
记忆	memory	77
假设-演绎推理	hypothetical-deductive reasoning	215
健康和疾病的发育起源	developmental origins of adult health and disease,DOHaD	15
脚手架	scaffold	74
紧张性颈反射	tonic neck reflex	25
精细运动	fine motor	32
具体运算阶段	concrete operational stage	70

K

跨通道迁移	cross-aisle transfer	163

L

理想我	ideal me	218
力比多	libido	88
利手	handedness	177
利他行为	altruistic behavior	117

M

觅食反射	rooting reflex	24
敏感期	sensitive period	10
命题思维	propositional thinking	215

N

年龄别身高	height for age,H/A	50
年龄别体重	weight for age,W/A	50

P

胼胝体	corpus callosum	176
平衡化	equilibration	67

Q

气质	temperament	165

前运算阶段	preoperational stage	69
怯生	shy with strangers	107
亲社会行为	prosocial behavior	117
情绪	emotion	100
情绪调节	emotion regulation	108
去习惯化	dishabituation	163

R

认知	cognition	65
认知发展	cognitive development	5

S

上臂围	upper arm circumference, UAC	45
社会性发展	social development	5
身材矮小	short stature	54
身长	body length	41
身高	height	41
身高别体重	weight for height, W/H	50
身体匀称程度	proportion of body	46
神经性厌食	anorexia nervosa	225
生理发育	physical development	5
生物电阻抗法	bioelectrical impedance analysis, BIA	57
生长	growth	4
生长迟缓	growth retardation	54
生长轨迹现象	canalization phenomenon of growth	11
生长水平	growth level	46
生长速度	growth velocity	46
守恒	conservation	70
受精	fertilization	127
吮指症	thumb-sucking	170
顺应	accommodation	66
思维	thinking	78

T

踏步反射	walking reflex	25
体格生长偏离	growth deviation	54
体能	physical fitness	59
体质指数	body mass index, BMI	50
体重	weight	40
同化	assimilation	66
头围	head circumference, HC	44
图式	schema	66

W

微笑	smile	104
握持反射	grasp reflex	24

X

吸吮反射	sucking reflex	24
相融系统	coordinated system	218
想象观众	imaginary audience	218
小于胎龄儿	small for gestational age infant,SGA	54
消瘦	wasting	50
新异偏好	novelty preference	163
信息加工观	view of information processing	75
兴趣	interest	105
形式运思阶段	formal operational stage	215
形式运算	formal operation	71
性别分离	gender separation	98
性别角色	gender role	98
胸围	chest circumference,CC	44

Y

依恋	attachment	105
遗传	heredity	11
印刻	impriting	10
拥抱反射	Moro reflex	24
元认知	metacognition	79
孕前保健	pregestational care	127

Z

早期成长逆境	early life adversity	15
真实我	real me	218
知觉	perception	29
指距	span	45
智力	intelligence	80
智商	intelligence quotient,IQ	83
注意	attention	77
姿势语言	gesture language	158
自动化	automation	77
自我概念	self-concept	94
自我控制	self-control	97
自我认同	self-identification	217
自我实现预言	self-fulfilling prophecy	224
自我同一性	ego-identity	91

自我意识	self consciousness	217
自尊	self-esteem	95
组织	organization	67
最近发展区	zone of proximal development	73
坐高	sitting height	43